Docteur GI

Idées Paramédicales

et

Médicosociales

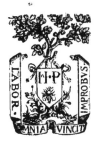

PARIS

LIBRAIRIE PLON

PLON-NOURRIT et Cie, IMPRIMEURS-ÉDITEURS

8, RUE GARANCIÈRE — 6e

—

1912

PARIS. TYP. PLON-NOURRIT ET Cie, 8, RUE GARANCIÈRE. — 17719.

IDÉES PARAMÉDICALES

ET

MÉDICOSOCIALES

DU MÊME AUTEUR, A LA MÊME LIBRAIRIE

Idées médicales. 3e édit. Un volume in-16. .   3 fr. 50

Docteur GRASSET

IDÉES PARAMÉDICALES

ET

MÉDICOSOCIALES

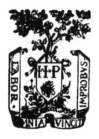

PARIS

LIBRAIRIE PLON

PLON-NOURRIT et Cie, IMPRIMEURS-ÉDITEURS

8, RUE GARANCIÈRE — 6e

1912

Dans un volume précédent, j'ai soumis quelques *idées médicales* à la critique extramédicale, qui leur a fait un bon accueil. Les *idées paramédicales*, exposées dans le présent volume, intéressent beaucoup plus le grand public, parce qu'elles représentent et expriment *l'application* des idées médicales et biologiques aux problèmes sociaux, à la sociologie : ce sont vraiment des idées *médicosociales*.

Ce n'est pas seulement la *question médicosociale* proprement dite, qui y est étudiée avec le mode de recrutement du corps enseignant médical et la querelle du concours d'agrégation. C'est aussi la lutte contre le grand fléau de la société contemporaine : *l'alcoolisme;* c'est *l'organisation de la défense sociale contre les maladies nerveuses*, spécialement les droits et les devoirs de la société vis-à-vis des aliénés et des demifous (dont j'étudie un illustre spécimen dans la personne d'Auguste Comte); c'est donc toute la question, si difficile et si actuelle, de la *responsabilité atténuée*.

Développant ainsi toutes ces idées *d'hygiène sociale*, je suis obligé d'envisager les bases essentielles de cette hygiène sociale ; je les trouve dans la *science* et dans la *morale* et je suis amené à exposer cette idée, qui m'est chère, que la science et la morale sont distinctes, se complètent l'une l'autre, ne peuvent pas se remplacer l'une l'autre, et c'est ainsi que j'expose ce que je crois la vérité sur *la morale scientifique* et *la morale de l'Évangile devant la sociologie ;* montrant que, sur l'Évangile, est aussi le meilleur et le seul terrain possible *d'union et d'action sociales*.

Je m'excuse d'avoir mis, à la fin du volume, une conférence destinée à établir que les faits du *spiritisme*, tant étudiés dans ces dernières années, n'accroissent et ne précisent en rien nos connaissances sur *l'au-delà*.

Montpellier, 15 septembre 1912.

L'ORGANISATION DE LA DÉFENSE SOCIALE
CONTRE LES MALADIES NERVEUSES

PROPHYLAXIE INDIVIDUELLE, FAMILIALE ET SOCIALE (1).

———————

Les maladies du système nerveux, par leur fréquence, leur importance et leur résistance aux médications rationnelles, deviennent ou menacent de devenir un fléau social. Les asiles envahissent ou débordent tous les terrains qu'on leur consacre et il manque beaucoup d'établissements pour traiter les fous criminels et les névropathes à responsabilité limitée qui vivent en liberté, faussent la vie sociale et empoisonnent la vie familiale.

On comprend dès lors l'importance qu'aurait une bonne prophylaxie des maladies du système nerveux, prophylaxie qui partirait de la connaissance exacte des nombreuses causes susceptibles de développer les maladies nerveuses et conclurait aux moyens médicaux à indiquer et à répandre pour *prévenir* le plus grand nombre possible de ces maladies nerveuses, qu'il est si difficile de guérir quand elles se sont développées.

(1) Publié dans la *Revue des Idées*, 15 mars 1906.

Cette entreprise de préservation sociale contre les maladies du système nerveux n'est pas impossible.

Elle est *réalisable* parce qu'aucune des causes de ces maladies, quelque puissante et redoutable qu'elle puisse être, n'est absolue et inéluctable.

L'hérédité elle-même, qui joue un rôle certain, si anciennement (1) et si universellement reconnu dans cette étiologie, qui est « la pierre angulaire de l'édifice » (PAUL RAYMOND), « la grande force qui gouverne le monde » (DUCLAUX) et « la cause des causes » (TRÉLAT), l'hérédité, qui est donc l'exemple le plus démonstratif à choisir, l'hérédité elle-même n'est pas certaine et constante dans ses résultats (2). Le fils d'un épileptique ou d'un aliéné peut échapper à la loi de l'hérédité, qui n'est pas inexorable, et il peut y échapper grâce à des moyens et à des précautions sur lesquels le médecin n'est pas sans action : le croisement des familles, l'éducation, l'hygiène personnelle...

La maladie nerveuse est habituellement une résultante, exigeant pour se développer la collaboration ou la complicité de plusieurs causes, c'est-à-dire qu'aucune des causes habituelles de maladie nerveuse, qu'elle vienne des ancêtres, du milieu ou du sujet lui-même, ne suffit, prise à part et isolément, pour faire naître une maladie du système nerveux. Ainsi l'hérédité a besoin le plus souvent d'une contagion nerveuse, d'une mauvaise hygiène morale ou physique, d'une infection ou d'une intoxication... pour réaliser la maladie.

De plus, ces diverses causes, dont le concours est

(1) LE GENDRE remarque que RENAN, BOUCHARD et BERTHELOT ont cité cette parole de Jérémie : « les pères ont mangé des raisins verts et les dents des enfants en ont été agacées. »
(2) « Les partisans les plus convaincus de l'hérédité morbide reconnaissent que la transmission des caractères pathologiques n'est pas fatale. » (FÉRÉ).

nécessaire, n'agissent pas toutes au même moment. Ainsi l'hérédité est bien antérieure à toutes les autres. Le médecin peut donc, pour chaque sujet donné, connaître, *avant* le développement de la maladie, les causes qui ont agi ou qui agissent déjà pour en préparer le terrain. Il connaît les sujets qu'il doit plus particulièrement surveiller, il sait ceux qu'il faut tâcher de préserver et ce dont il faut les préserver; il pourra ainsi adapter et mesurer son effort dans un sens et avec une énergie, déterminés par chaque cas particulier.

Il est donc permis de concevoir une prophylaxie rationnellement organisée et dirigée pour la triple préservation de l'individu, de la famille et de la société.

Pour exposer la question, je considérerai successivement deux grandes étapes de cette prophylaxie nerveuse et grouperai sous les deux chefs suivants l'ensemble des moyens mis à la disposition du médecin et les circonstances dans lesquelles il peut et doit plus spécialement intervenir :

1° *Mariage :* fondation de la famille ;

2° *Éducation :* formation de l'enfant (*physique, intellectuelle* et *morale*) et formation *sociale* du citoyen.

Je terminerai en indiquant quelques règles d'*hygiène générale* pour les prédisposés aux maladies du système nerveux.

I

Quand je veux décocher la suprême injure à un confrère malade, qui ne sait pas se soigner et ne veut pas se laisser soigner, je lui dis : « ce moment-ci, mon cher, vous raisonnez comme un client ». Le plus souvent, c'est ainsi que le public raisonne, d'une manière lamentable, quand il s'agit du *mariage* et de la *surveillance médicale* du mariage.

Quand un père veut marier sa fille, il s'entoure d'une série de renseignements, d'ailleurs utiles, sur son futur gendre : le notaire, les amis, les patrons... sont consultés. On se préoccupe de la famille, des relations, de la fortune, de la profession, de l'avenir... mais on ne s'occupe aucunement (ou qu'accessoirement) de la santé du fiancé, de la santé de ses parents, de l'avenir des enfants du jeune ménage.

Le côté médical de l'enquête qui précède le mariage est complètement négligé.

Les pères de famille les plus scrupuleux et les plus intelligents font quelques essais timides, demandent à la personne « qui fait le mariage » s'il n'y a pas, dans la famille, quelque grosse tare publiquement connue ; les plus hardis demandent des renseignements confidentiels au médecin du jeune homme qui est lié par le secret professionnel et ne dit rien.

Certes, je le reconnais, cette enquête est fort difficile, dans l'état actuel de notre organisation sociale. Mais elle serait encore possible dans bien des cas où on la croit irréalisable, si tout le monde en comprenait bien l'importance et la nécessité et si on s'y prenait autrement.

Quoi qu'on ait pu en rêver, il est impossible d'agir ici comme au *conseil de revision*. On ne peut pas, pour les épileptiques, faire faire l'enquête par la gendarmerie ; et, au conseil même, l'examen médical, qui ne tient et ne peut tenir compte que de l'état présent, peut certifier que le sujet fera un bon soldat, mais ne peut pas du tout établir qu'il ne fera pas un détestable « semeur ».

La *police d'assurance* (que GILBERT BALLET a déclaré être déjà une bonne garantie) est un document plus important en ce qu'elle tient compte de l'hérédité et des antécédents *avoués*. Mais elle ne tient pas suffisamment compte des antécédents dissimulés, volontairement ou par ignorance de leur importance médicale. Puis elle ne peut guère s'appliquer à la fiancée, dont la « fiche » médicale a au moins autant de valeur que celle du jeune homme.

Il ne me paraît y avoir qu'un moyen, qui n'est certes pas parfait, mais qui semble le moins défectueux : c'est que les deux familles provoquent une conférence de leurs deux médecins, en les déliant du secret professionnel, l'un vis-à-vis de l'autre, et en s'engageant à accepter et à exécuter leur sentence, sans leur demander et sans connaître les motifs de ce jugement.

Les familles ignoreraient ainsi la tare qui empêche *ce* mariage. Car il s'agit toujours d'un cas particulier. A cause des dangers des hérédités convergentes bilatérales, un jeune homme et une jeune fille peuvent voir leur mariage interdit, alors que chacun d'eux pourra se marier, avec l'autorisation médicale, avec un autre conjoint dont l'hérédité, faisant du croisement, diminuera les risques au lieu de les aggraver.

Il va sans dire que cette manière de procéder nécessite l'existence, des deux côtés, du *médecin de famille*, de ce type précieux du médecin qui connaît à fond, depuis plusieurs générations, la famille dont il est le conseiller et l'ami depuis de longues années, type que tend à supprimer l'abus (mal appliqué par les clients) des spécialistes et des consultants ; alors que les spécialistes et les consultants ne peuvent être utiles qu'en collaborant avec le médecin traitant, le vieux médecin de famille.

Cette enquête médicale (la plus discrète et en même temps la plus complète, ce me semble) suppose d'abord évidemment l'*honnêteté* de tous. Hors de cette condition, rien n'est possible.

Voilà pourquoi, tout en proclamant la nécessité de l'enquête biologique et médicale, j'ai toujours soutenu qu'elle ne devait être ni la seule ni la première. Dans les projets de mariage, l'enquête *morale* doit tout précéder. Avant de savoir si le futur gendre est bien portant et si sa famille n'a point de tares morbides, il faut s'assurer que ce futur gendre est un *honnête homme* et que sa famille ne présente pas de tares morales.

Une fois ce point acquis, l'enquête médicale sera facile. Car les médecins n'auront à dépister aucune dissimulation ; ils n'auront qu'à conjurer les dangers que peut entraîner l'ignorance. Et ceci rentre absolument dans leur devoir et dans leur mission.

Ainsi se trouvera réalisé l'idéal, déjà vigoureusement exprimé par TRÉLAT dans ce passage de *la Folie lucide* qui, indiqué par LACASSAGNE à MICHEL CORDAY, a été le point de départ du roman *les Demifous :* « au lieu de vous borner à compter des écus, examinez avec soin la constitution, la santé, l'intelligence, la valeur morale de la famille avec laquelle vous vous proposez de contracter alliance. Que ferez-vous de cette dot, qui n'est que matière, si avec cette matière vous recevez à côté de vous et avec vous un esprit désordonné, insociable, destructeur, qui dérange votre existence, fait de l'association un combat, rend impossible la paix, la tendresse du ménage? Pour que le mariage soit possible, pour qu'il soit prospère, ne mêlez pas la maladie avec la santé, cherchez, avant tout, non une maison riche ou titrée, mais une race pure, une bonne santé physique et une bonne santé morale. »

Rien ne vient mieux illustrer cette conclusion que l'histoire, racontée par le même Trélat, d'une fiancée, qui, comme cela se passe si souvent, n'avait pu voir que la stature élégante de celui dont elle allait prendre le nom titré. Mais on lui avait laissé ignorer l'infirmité de son esprit et la bassesse de ses habitudes. Huit jours ne s'étaient pas entièrement écoulés que la nouvelle épouse, aussi belle, aussi fraîche, aussi spirituelle qu'elle était jeune, avait découvert que Monsieur le comte employait ses matinées et donnait tous ses soins à faire des boulettes avec ses excréments et à les aligner par ordre de grosseur sur le marbre de sa cheminée, devant sa pendule.

Remarquez que la jeune femme aurait pu, avant son mariage, causer longuement avec son fiancé, l'interviewer sérieusement sur toutes les grandes questions politiques, philosophiques et religieuses, sans s'apercevoir de la demifolie de son futur mari. Seule, l'enquête morale et médicale aurait pu conjurer le désastre et empêcher la réalisation d'un de ces enfers conjugaux, comme celui du roman de Michel Corday, enfers d'autant plus douloureux que les amis et les parents ne se rendent pas compte de cette atroce situation et n'ont aucune pitié (quand ils n'ont pas des injures) pour le malheureux forçat rivé à ce boulet. Et on prévoit la famille que le demifou va créer, la terrible hérédité qu'il va léguer aux enfants que la loi lui donne le droit d'avoir (1)!

Je suppose qu'un jour (que je ne crois malheureusement pas prochain) les clients arrivent à raisonner juste et que deux familles provoquent, entre leurs deux médecins, la conférence et la consultation dont je viens

(1) Voir *Idées médicales*, page 95.

de parler. Que doivent faire ces médecins? D'après quelles règles doivent-ils se prononcer?

D'abord j'estime qu'ils devront se garder de toute *intransigeance*. Les lois de l'hérédité ne sont pas absolues, ai-je déjà dit; il n'y a guère de maladie certainement et définitivement incurable (je continue à ne parler que des maladies du système nerveux). Il ne faut donc pas être *absolu* dans un trop grand nombre de cas.

Cependant il y a deux maladies *actuelles* du sujet qui indiquent une *prohibition* absolue du mariage : *l'aliénation mentale* et *l'épilepsie*. Un fou et un épileptique *actuels* ne peuvent absolument pas se marier.

La question est plus délicate pour un fou ou un épileptique *guéris*. Je crois qu'ici encore les médecins doivent interdire le mariage, non pas tant à cause de la possibilité des récidives qu'à cause des dangers de l'hérédité. Amoureux et chevaleresque, un fiancé peut passer sur les dangers de la rechute, promettant de soigner son conjoint s'il redevient malade. Mais il a le devoir de tenir compte des dangers de l'hérédité et n'a pas le droit de procréer des enfants que les médecins lui disent être très menacés par ce lourd héritage.

Bien plus difficile encore est la question si le futur conjoint est hystérique, neurasthénique, tabétique... (je ne parle pas de la paralysie générale, qui est comprise dans l'aliénation mentale).

Je crois que ceci est une question d'*espèce*.

D'abord il y a tels symptômes qui obligent les médecins à ajourner, sinon à défendre le mariage : c'est par exemple l'impuissance (tabes, neurasthénie).

En second lieu, il faut tenir compte de l'intensité de la maladie, de son ancienneté, de l'importance plus ou moins grande de l'hérédité : ceci s'applique surtout à *l'hystérie*.

Pour cette dernière maladie, les médecins doivent d'abord s'élever contre cette maxime qui court les salons (et quelques cabinets de médecin) qu'il faut *prescrire* le mariage aux hystériques pour les guérir. L'effet n'est pas assez certain pour faire passer sur l'immoralité du procédé. Il faut seulement discuter si l'hystérie est ou non une contre-indication au mariage.

Si l'hystérie est récente, peu grave, pas héréditaire, surtout si l'hystérique désire ardemment le mariage sur lequel on est consulté, les médecins peuvent l'autoriser, en prévenant que la vie génitale de la jeune femme et l'éducation des enfants devront être l'objet de soins spéciaux et d'une surveillance médicale très assidue.

Si, au contraire, l'hystérie est grave, ancienne, bien antérieure aux projets actuels de mariage, avec de lourdes racines héréditaires, les médecins devront sinon interdire le mariage, du moins l'ajourner *sine die*, jusqu'à la guérison de l'hystérique.

Dans les cas intermédiaires et douteux, il faut tenir compte du tempérament, de la santé et de l'hérédité de l'autre conjoint : s'il est nerveux aussi, on sera beaucoup plus sévère.

Voilà pour les verdicts à baser sur la santé des conjoints. Les médecins peuvent aussi avoir à se prononcer sur le cas de conjoints bien portants, mais avec une hérédité nerveuse plus ou moins lourde.

Pour trancher la question dans chaque cas particulier, il faut tenir compte : 1º de la nature de l'hérédité (épileptique, mentale ou seulement nerveuse); 2º de son ancienneté et du nombre de cas observés; 3º de la parenté du dernier cas noté avec le futur conjoint; 4º du caractère unilatéral ou bilatéral de l'hérédité; 5º de l'hérédité de l'autre conjoint.

Je crois tout à fait exceptionnel qu'une hérédité soit assez lourde pour interdire absolument tout mariage à un sujet bien portant. Mais, dans ce cas, on ne doit permettre le mariage qu'avec une hérédité de croisement chez l'autre et en prévenant des dangers à courir pour les enfants et des précautions qu'il faudra prendre.

Quelle doit être l'attitude des médecins si on leur soumet un projet de mariage *consanguin?* En principe, ils doivent se montrer peu favorables à cette culture d'une hérédité bilatérale convergente (1). Ils doivent s'opposer absolument au mariage entre cousins germains ou même entre parents plus éloignés s'il y a une tare lourde dans la commune famille.

En somme, et en se basant dans chaque cas particulier sur les considérations que je viens d'énoncer, les médecins pourront se prononcer d'une des quatre manières suivantes (en dehors de l'autorisation pure et simple) : 1° interdire absolument le mariage qui leur est soumis; 2° l'ajourner *sine die;* 3° le déconseiller, en donnant les arguments à l'appui de cette manière de voir, sans l'interdire absolument; 4° le permettre en en montrant les dangers possibles et en demandant pour la vie ultérieure du jeune ménage, des précautions et une surveillance médicale tout à fait particulières.

On a voulu aller plus loin et faire de l'enquête médicale avant le mariage une *obligation légale* (2).

---

(1) « En fait, un mariage entre parents ne saurait être conseillé; car, qui peut prétendre à l'excellence de sa race et se croire à l'abri de l'exaltation d'une tare, aussi minuscule qu'elle paraisse? » (PAUL RAYMOND.)

(2) **Voir** dans la *Chronique médicale* (1903, p. 449) l'enquête à propos d'un roman médicosocial, *la Graine* d'ANDRÉ COUVREUR.

« Pourquoi pas l'enquête sur le mariage? dit un des héros d'ANDRÉ COUVREUR dans *la Graine*... Pourquoi la santé en mariage ne deviendrait-elle pas une obligation comme l'impôt, comme le service militaire, le dû de tout citoyen à la généralité, la soumission aux exigences qui font la force et la sécurité des pays dans lesquels nous vivons, dont nous tirons les profits comme nous devons en subir les rigueurs, pour l'harmonie générale. »

L'idée avait été déjà lancée avec beaucoup de talent par le docteur HENRY CAZALIS (JEAN LAHOR) dans son livre *Science et mariage* : il n'entrevoit d'ailleurs que dans un avenir plus ou moins lointain l'obligation légale de cet examen médical avant le mariage. Mais MAURICE BONIFACE voudrait aller plus vite et verrait « volontiers donner force de loi à une disposition ainsi conçue : article 1er, avant qu'un mariage soit célébré, un médecin, désigné par l'officier de l'état civil, ayant examiné chacun des futurs conjoints, devra certifier... »

J'ai essayé de soutenir un avis complètement opposé. Je crois qu'il ne faut pas demander l'obligation légale de l'enquête médicale parce qu'elle ne donnerait pas les résultats désirés, et serait, en fait, irréalisable.

Comme base à l'examen médical *forcé* du futur conjoint, il faudrait que les médecins formulent, comme on a fait pour le conseil de révision, une liste très précise des maladies et des hérédités qui empêchent d'obtenir le certificat d'aptitude au mariage. Dans l'état actuel de la médecine, j'estime qu'il est, non seulement très difficile, mais même absolument impossible de dresser cette liste certaine, scientifique et indiscutable, des maladies et des hérédités, qui rendent un sujet formellement inapte au service conjugal régulier, comme la société le souhaite.

Supposons cependant cette liste dressée. Comment l'expert diagnostiquera-t-il par exemple l'épilepsie ou même l'aliénation mentale dans une période de rémission sur un sujet qui viendra *Par force*, n'aidant en rien le médecin, faisant au contraire tout son possible pour le dérouter?

De plus, cet examen d'aptitude procréatrice normale devrait être passé toutes les fois que les conjoints décideraient d'avoir un nouvel enfant. L'un d'eux a bien pu devenir épileptique. Et si, malgré la défense du médecin, un enfant survient, la femme, pour sauver son mari coupable, sera obligée de démontrer que cet enfant est d'un autre et que cet autre est bien portant et a son certificat de « semeur ».

Enfin le même examen devrait porter sur la fiancée comme sur le jeune homme (car elle peut être épileptique, elle aussi, et avoir une hérédité névropathique très lourde) et sur la femme mariée avant chaque grossesse... Je n'insiste pas.

Il va sans dire que la loi ne s'appliquerait qu'aux naïfs honnêtes qui voudraient s'y soumettre et se marieraient, mais n'empêcherait nullement les procréations illégitimes, qui empoisonneraient la race plus que jamais.

Donc, l'obligation légale de l'enquête médicale avant et pendant le mariage est irréalisable et serait inefficace. Il ne faut pas y songer.

Dans le même but de préserver la société des mauvaises graines et pour faire de la prophylaxie sociale, on a proposé un autre moyen plus hardi : la *prophylaxie anticonceptionnelle* (1).

Le docteur KLOTZ-FOREST s'est efforcé de justifier

(1) Voir la *Chronique médicale* du 1ᵉʳ novembre 1904 et le n° 4 de 1905, p. 97.

« toutes les mesures préventives employées pour éviter la grossesse, chaque fois que cette grossesse mettait la vie ou la *santé* de la femme en péril; *chaque fois que, par suite d'une tare héréditaire des parents, le produit de la conception était presque fatalement menacé de dégénérescence;* ou que la *misère,* la pire des maladies, vouait des être innocents à une existence lamentable, précaire et douloureuse. »

C'est le médecin n'interdisant plus le mariage des nerveux, mais leur conseillant la stérilité volontaire dans le mariage et leur facilitant même, de son mieux, cette mutilation de la fonction génératrice.

Ici encore j'ai essayé de soutenir un avis entièrement opposé.

Jamais le médecin ne pourra assurer que la santé de la femme ne peut pas être mise en péril par une grossesse. Jamais il ne trouvera deux hérédités assez pures pour qu'il n'y ait aucune chance de voir naître un dégénéré. Jamais surtout il ne pourra garantir aux parents que leurs enfants ne mourront pas de faim...

Donc, il n'y a pas de ménage ne voulant pas avoir d'enfant, qui ne puisse se faire interdire par le médecin d'en avoir. Donc, les gens les mieux portants pourraient, s'ils en avaient envie, se faire ordonner une stérilité légale. Les malades et les tarés se garderaient d'autre part de consulter le médecin sur ces questions et procréeraient à volonté. La race ne bénéficierait donc de rien.

La diffusion de la prophylaxie anticonceptionnelle n'aurait qu'un résultat : encourager et faciliter la stérilité des paresseux, diminuer le nombre des enfants et augmenter la proportion des malingres et des souffreteux.

Je conclurai donc, comme je l'ai fait dans la *Chronique médicale* : si vous voulez combattre la dépopulation, améliorer la race, diminuer notamment les maladies nerveuses, faites de l'hygiène certainement (c'est indispensable), mais faites aussi et surtout de la morale, *moralisez la conception*, au lieu de chercher les moyens de la restreindre.

Enseignez aux pères et mères de famille que c'est un devoir pour eux de consulter le médecin avant de conclure un mariage pour leurs enfants. Que l'enquête médicale se fasse, que le médecin surveille la fondation et le développement de la nouvelle famille. Mais cela sans gendarmes et sans texte de loi. *Qu'on le fasse parce qu'on sait que c'est le devoir!*

II

Médicalement surveillé ou non, le mariage a eu lieu. L'enfant venu au monde n'est pas malade; mais il a une hérédité névropathique lourde ou qui tout au moins attire l'attention sur lui.

Dès lors, son éducation ne doit pas être celle de tous les enfants. Le médecin doit être consulté pour la diriger. Il devra surveiller la formation de cet individu au triple point de vue *physique, intellectuel* et *moral*. Car ces trois points de vue sont du ressort du médecin quand il s'agit de système nerveux.

Pour la *formation physique*, on peut étudier successivement les quatre périodes suivantes : première année, un à sept ans, sept à treize ans, treize à dix-huit ans.

Il faut d'ailleurs se rappeler que la tendance héréditaire doit être particulièrement surveillée aux âges où la maladie nerveuse s'est déclarée chez les ascendants ; ceci à cause de la loi formulée par DARWIN, que « chaque race transmet fidèlement ses caractères à sa descendance, à l'époque correspondante de la vie. C'est ce qu'on a appelé l'hérédité *homochrone* » (PAUL RAYMOND).

La *première année* est l'âge de l'*allaitement*.

Faut-il autoriser une mère nerveuse ou névrosée à allaiter son enfant? Le tempérament nerveux ou la névrose de la nourrice ont-ils quelque influence sur le développement du nervosisme latent du nourrisson? La chose est-elle au contraire indifférente et suffit-il de chercher pour l'enfant prédisposé aux maladies nerveuses une bonne nourrice capable de fortifier l'enfant et de le faire se développer dans de bonnes conditions normales ?

La nourrice n'a aucune part dans l'hérédité : la chose est absolument démontrée. Une mère n'accroît donc pas son influence héréditaire en nourrissant son enfant.

Cependant je crois qu'il vaut mieux qu'une mère névrosée (je ne dis pas nerveuse) ne nourrisse pas son enfant et qu'il vaut mieux ne pas choisir une nourrice névrosée à cet enfant prédisposé. Voici pourquoi.

Comme a bien voulu me le dire mon distingué collègue PUECH, que j'ai consulté sur la question, les troubles d'ordre nerveux ont une influence sur la sécrétion lactée; les émotions, et particulièrement les émotions dépressives, peuvent diminuer ou même tarir (pour un temps tout au moins) la sécrétion du lait. « Il existe quelques observations curieuses, - anciennes à la vérité, concernant des enfants ayant présenté de l'agitation ou même des phénomènes convulsifs, après avoir pris le sein de leur nourrice ou de leur mère qui venaient d'éprouver une émotion vive

ou ayant eu des attaques épileptiformes (MES-
LIER, 1839 (1). »

Il faut donc mettre à l'abri de pareils risques tout
enfant prédisposé d'autre part aux maladies nerveuses.

Après la première année, c'est-à-dire de *un à sept ans*,
un enfant prédisposé aux maladies du système nerveux doit être particulièrement surveillé aux points
de vue suivants : *sevrage, dentition, vers intestinaux,
convulsions.*

Le sevrage et la dentition sont souvent l'occasion de
phénomènes nerveux divers chez l'enfant prédisposé.
Il faut le baigner régulièrement, le lotionner souvent;
traiter dès le début la moindre gastro-entérite, envoyer
l'enfant à la montagne en été...

Si le grand public abuse volontiers des vers intestinaux comme explication pathogénique des maladies
de la première enfance, les médecins ne peuvent nier
ni leur existence ni leur influence étiologique sur le
développement de phénomènes nerveux. Donc, il faut
surveiller les selles et, dès l'apparition d'oxyures ou
d'ascarides, les traiter.

Sans faire ici l'histoire pathologique générale des
convulsions de l'enfance, je peux dire que c'est le
grand, l'incessant danger qui menace tout enfant prédisposé aux maladies nerveuses. Sans dire que les
convulsions sont toujours liées à une comitialité ultérieure (2), sans en faire toujours une hystérie de la
première enfance, sans nier les cas de convulsions
urémiques à cet âge, il est certain que, d'une manière

(1) Voir aussi la thèse de PIERRE LOYER : *les émotions morales
chez les nourrices et leur retentissement sur le nourrisson.* Paris,
1904.
(2) Sur les convulsions infantiles, voir la thèse d'OCTAVE
MONOD (Paris, 1904) et le travail de MOON (*Lancet*, 1904).

générale, les convulsions dénotent chez un enfant une disposition névropathique dont il faut tenir compte pour son avenir et que le médecin doit traiter et prévenir de son mieux, particulièrement dans les périodes les plus favorables à leur éclosion : sevrage, dentition, vers intestinaux, gastro-entérite, début d'une maladie aiguë (fièvre éruptive ou autre).

La période *de sept à treize ans* est spécialement l'âge de la *chorée* (danse de Saint-Guy) qui est, d'une manière générale, une névrose d'évolution, mais plus spécialement de cette phase de l'évolution qui commence à la deuxième dentition (sept ans).

Il faudra craindre et surveiller le début de cette névrose, surtout chez les enfants qui ont une hérédité à la fois névropathique et arthritique.

C'est encore l'âge où il faut le plus surveiller l'invasion des *tics;* on doit prévenir le développement ou enrayer, dès leur première apparition, ces mauvaises habitudes qui deviennent morbides.

C'est aussi l'âge où se pose la question de la part à faire aux *exercices du corps*, au *gymnase* et aux *sports* dans l'éducation des enfants prédisposés aux maladies nerveuses.

On a protesté avec raison contre l'exagération de ces sports dans l'éducation des enfants bien portants. « Dans certaines maisons, dit MAURICE DE FLEURY (*Le corps et l'âme de l'enfant. Nos enfants au collège*), l'éducation physique est à l'excès poussée vers les jeux batailleurs et brutaux un peu; il y a des excès à redouter de ce côté et ce n'est pas une génération de boxeurs que nous aimerions à voir grandir autour de nous... C'est un fait avéré que, dans la plupart des écoles nouvellement instituées en France à la manière anglaise, le temps donné à la vie physique empiète tellement sur

2

les heures consacrées au travail intellectuel que la culture de l'esprit devient insuffisante. Du reste, l'ignorance de la plupart des jeunes adolescents est si criante en Angleterre, que les pouvoirs publics ont fini par s'en émouvoir et qu'une réforme vigoureuse est en train de s'accomplir de l'autre côté de la Manche. »

Ces abus sont encore bien plus à éviter avec des enfants prédisposés aux maladies nerveuses. Le surmenage physique est mauvais, affaiblit le corps au lieu de le fortifier et par conséquent facilite le développement des maladies du système nerveux.

Mais il ne faut pas tomber dans l'excès contraire et il faut se rappeler que l'exercice régulier, modéré, par petites tranches, que l'entraînement aux promenades régulières, progressivement prolongées, que la gymnastique rationnelle, bien surveillée et dirigée, que le jeu dans les récréations, le jeu actif (barres, ballons, tennis...) sont excellents pour les enfants chez lesquels on peut redouter le développement d'une névrose.

Le caractère névrogène de la période de la *puberté (treize à dix-huit ans)* est trop classiquement connu pour que j'aie besoin d'insister sur la prophylaxie spéciale à cet âge chez les enfants prédisposés.

Chez la fillette, c'est le début de la *menstruation;* dans les deux sexes, c'est la puberté. Tous les enfants sont plus ou moins nerveux à ce moment; les prédisposés deviennent souvent alors des névrosés. C'est l'âge d'élection pour le début de l'*hystérie;* l'âge de l'éclosion des *mauvaises habitudes,* qui peuvent être symptômes de la disposition névropathique et causes du développement de la névrose.

Les parents qui savent leurs enfants prédisposés à la névrose, doivent faire très sérieusement surveiller cette période par le médecin : l'hygiène, le régime, l'hydrothérapie, une bonne direction morale seront les moyens prescrits.

Cela dit de la formation physique, je passe à la *formation intellectuelle et morale* de l'enfant prédisposé aux maladies du système nerveux.

Pour la formation physique, le médecin doit avoir l'entière direction et garder toute la responsabilité. Pour la formation intellectuelle et morale, il a des collaborateurs : l'instituteur, le prêtre ou le pasteur, le père et la mère. Mais il n'en a pas moins un rôle important à remplir.

Nous rencontrons tout d'abord la question, rebattue et encore discutée, du *surmenage scolaire* (1).

Charcot a dit : « je ne crois pas beaucoup au surmenage scolaire » et Rabier : « le surmenage proprement dit est, à l'école secondaire, moins fréquent que certains d'entre vous ne paraissent le croire. » Renchérissant encore, avec quelque exagération, Bergson s'écrie : « tendez toujours les ressorts intérieurs, n'hésitez pas à les forcer quand il le faudra et dites-vous bien, quoique le surmenage ne soit pas à la mode, que l'avenir est à ceux qui se surmènent ».

Maurice de Fleury ajoute à ces citations : « c'est mal poser la question que de la traiter sous cet aspect ».

En réalité, on abuse du mot surmenage. L'immense majorité des élèves ne se surmène pas plus au lycée que dans nos facultés. Le surmenage n'est donc pas une conséquence générale de l'étendue et de la surcharge des programmes, de la durée respective des heures de classes et des heures de récréation. Le surmenage est une question de *réaction individuelle*.

_____

(1) Voir le livre, déjà cité, de Maurice de Fleury.

On ne se surmène pas pour telle dose de travail. Le sujet A ne se surmènera pas avec un travail 4, alors qu'un autre sujet B se surmènera avec un travail 1. Cela dépend de la *quantité* et de la *qualité* intellectuelles de ces deux sujets, de leur capacité de travail et de la manière dont ils savent travailler.

C'est donc pour chaque enfant en particulier que le *médecin* décidera s'il est surmené ou non, en tenant compte de son hérédité, de son tempérament, de son état physique actuel...

En d'autres termes, le surmenage n'est pas une question de *pédagogie générale,* mais une question de *médecine individuelle.* Contre la surcharge des programmes la masse des enfants bien portants a une sorte de paresse automatique, de puissance d'abstraction et de distraction, qui est un moyen de défense et préserve la plupart du surmenage.

Le surmenage est une maladie, que seuls contractent les prédisposés.

L'avenir n'est donc pas à ceux qui se surmènent, comme le dit BERGSON, parce que l'avenir ne peut pas être aux malades. L'avenir est aux esprits sains qui ne reculent pas devant l'effort et qui travaillent beaucoup, tant qu'ils peuvent, sans devenir malades, c'est-à-dire sans se surmener.

On comprend dès lors que les prédisposés nerveux sont ceux qu'il faut le plus surveiller, ceux qu'il faut le plus s'efforcer de défendre contre cette maladie du surmenage.

Le médecin doit, dans ces cas, bien démontrer aux parents que ce n'est pas une question de programme et de *cas semblables.* Telle dose et telle durée de travail, qui ne sont en rien préjudiciables à l'enfant de leur voisin, surmènent leur fils, alors même que leur fils est tout aussi intelligent et travailleur que le fils de leur voisin. Ce n'est une question ni d'intelligence ni de travail : c'est une question d'individu et d'hérédité chez l'individu.

C'est ce qui fait que les programmes généraux et les règles générales peuvent être inapplicables aux enfants nerveux et que, dans certains cas à prédisposition lourde, le médecin devra interdire le lycée et prescrira l'enseignement particulier qui, s'il est intelligemment dirigé, proportionne mieux le travail au tempérament particulier de l'enfant et même à sa disposition journalière.

Ce mode d'instruction tiendra bien mieux compte des difficultés qu'a souvent le prédisposé nerveux à *faire attention*, à concentrer son attention sur un sujet donné.

Aux enfants à grosse disposition névropathique le médecin interdira les écoles à concours d'entrée avec limite d'âge et conseillera plutôt la préparation des carrières dans lesquelles, dès le début, le travail cérébral est coupé par une vie physique et active au grand air (écoles d'agriculture, par exemple.)

L'interdiction absolue de tout travail cérébral peut être nécessaire comme traitement chez certains enfants malades (épileptiques, par exemple). Je ne crois pas que ce soit jamais un moyen nécessaire de prophylaxie pour des enfants simplement menacés de maladie nerveuse.

Je serais entraîné trop loin et hors de ma compétence si je cherchais à résumer les principes de la formation *morale* dans l'éducation. Mais il y a deux points particuliers, très médicaux dans leur point de départ, que je dois signaler ici. C'est la tendance au *mensonge* et à l'*égoïsme*, dont il faut garer tous les enfants, mais beaucoup plus spécialement ceux qui sont disposés aux maladies nerveuses.

Tout le monde sait combien les nerveux sont souvent menteurs, inconsciemment d'ailleurs ou tout au moins souvent involontairement. On répète moins classiquement combien ils sont égoïstes et égocentristes; mais c'est une vérité tout aussi cliniquement évidente : l'égoïsme et l'égocentrisme sont symptômes et causes de maladies nerveuses.

Comme d'autre part ces deux défauts sont de ceux dans lesquels l'enfant tombe facilement (1), on comprend combien il faut les combattre chez les prédisposés nerveux.

Plus qu'à tous autres, il faut inculquer à ces enfants prédisposés l'horreur du mensonge et l'amour du prochain. Vous les sauverez de la névrose en en faisant des jeunes gens loyaux et sincères, altruistes et dévoués jusqu'au sacrifice. Vous hâterez, au contraire, le développement de la névrose qui les guette si vous ne les empêchez pas de devenir des arrivistes et des mufles (2).

De la « carotte » et du « chipage » l'enfant prédisposé risque, si on ne l'arrête pas, d'en arriver au faux témoignage et au vol. C'est bien à ces enfants menacés de névrose que s'appliquent ces recommandations de MAURICE DE FLEURY : « sachons enseigner à nos enfants la générosité d'âme... Les enfants ont une tendance naturelle à ne pas dire vrai, et cela simplement parce qu'ils sont imprévoyants... Je suis convaincu que la vitalité d'un peuple se mesure à son horreur pour le mensonge... »

----

(1) Voir le travail du docteur MÉNARD sur les mensonges morbides chez les enfants, *Cosmos*, 1905, p. 121.
(2) Voir les chapitres XXII et XXIII de la troisième partie du livre cité de MAURICE DE FLEURY.

Par cette action sur la formation morale, la prophylaxie des maladies nerveuses devient vraiment la *prophylaxie du crime* et l'importance sociale de la question apparaît de plus en plus grande.

Car, sans rien exagérer, sans admettre que tous les criminels sont des malades et non des coupables et que les asiles doivent partout remplacer les prisons dans la défense de la société, il est certain qu'il y a bien souvent des rapports héréditaires troublants entre les criminels et les névropathes.

Le traitement préventif des maladies nerveuses devient donc un devoir social chez les enfants de criminels et on pourra diminuer le nombre des criminels en traitant énergiquement les enfants prédisposés de névropathes.

D'une manière ou d'une autre, le prédisposé aux maladies nerveuses a terminé ses études secondaires. Dans quel *milieu* va-t-on le placer à sa sortie du lycée ? Question grave que les parents se sont posée et ont ressassée bien souvent depuis le début des humanités de leur fils, mais qu'ils sont incapables de résoudre, malgré toute leur tendresse, sans le conseil et la collaboration active du médecin.

Je crois que tout prédisposé nerveux doit avoir une *carrière,* une *profession.* Rien ne lui serait plus préjudiciable et plus dangereux que l'oisiveté. Donc (ce doit être là la première prescription du médecin), quelle que soit la situation de fortune du jeune homme (je dirais volontiers : surtout s'il est riche), il doit travailler, avoir une carrière.

Il n'y a pas, d'une manière générale, de profession qui dispose plus spécialement aux maladies du système nerveux ou qui en hâte l'éclosion (je ne parle pas des intoxications attachées à certaines professions). Tout dépend de *l'adaptation particulière de chaque profession à chaque individu.*

Cependant on peut dire qu'à un prédisposé il vaut mieux, d'une manière générale, une profession à vie extérieure (agricole), qui ne nécessite pas des efforts intellectuels trop continus et trop intenses, qui n'entraîne pas des responsabilités trop préoccupantes...

Toutes choses égales d'ailleurs, une profession sera surtout dangereuse pour le système nerveux si le travail cérébral n'est pas limité aux heures vraiment professionnelles de la journée, mais poursuit le sujet hors de son bureau, de son laboratoire ou de son chantier, le soir, la nuit, annihile la vie de famille et trouble gravement le sommeil, qui, au lieu d'être un repos, devient une période pénible de rumination intellectuelle.

A un autre point de vue, une profession ou un genre de vie sont beaucoup plus inoffensifs s'ils sont désirés, aimés, librement choisis par le sujet; tandis qu'ils deviennent nocifs pour le système nerveux s'ils sont subis par le sujet, s'ils lui sont imposés par les circonstances, les nécessités de la vie ou la famille.

La même remarque s'applique au genre de vie par rapport à *l'état civil :* le mariage, le célibat, la vie religieuse ne font que du bien s'ils sont dans les goûts et la vocation du sujet et ne font que du mal, s'ils sont imposés ou s'ils ne réalisent pas l'idéal espéré. En ce qui concerne spécialement l'entrée en *vie religieuse* (prêtres, pasteurs, couvents), la question est très délicate et le rôle du médecin difficile. Tout en apportant dans ces sujets une très grande discrétion et beaucoup de prudence, le médecin doit cependant, quand il le juge à propos, dire à la famille, au sujet lui-même ou encore au ministre qui le dirige, les arguments médicaux pour lesquels il permet ou déconseille, dans le cas particulier, le célibat, le ministère sacerdotal, la vie en communauté, le départ pour une mission plus ou moins lointaine, ou seulement l'étude de la haute philosophie et de la théologie et la vie de travail et de lutte qu'entraîne l'apostolat dans toutes les religions.

En tête de toutes les carrières, se pose aujourd'hui pour les jeunes gens la question du *service militaire*.

Nous sommes, à tous moments, consultés et sollicités par les pères, et encore plus les mères, de famille qui viennent implorer un certificat pour faire exempter du service militaire leur fils nerveux ou menacé de maladie nerveuse. Invariablement je leur réponds : « Madame, je crois que rien ne peut être plus profitable à votre fils que le service militaire avec sa vie physique, extérieure, au grand air et disciplinée; je ne vous donnerais donc de certificat que s'il était nécessaire pour faire admettre votre fils au régiment. »

Cependant, si la prédisposition est forte et si les stigmates du nervosisme sont déjà très nets, je ne donne pas ce conseil sans quelque inquiétude. Dans ce cas, je préviens la famille (mais non le jeune homme) et j'écris au médecin militaire en le priant de vouloir bien surveiller cette recrue et en le mettant au courant des points particuliers que je connais. J'ai vu le plus souvent revenir guéris (au moins momentanément) des jeunes gens, chez lesquels la disposition névropathique confinait à la névrose confirmée.

Littéralement inverse est ma prescription si un prédisposé nerveux (ou sa famille) me demande s'il peut entrer dans la *vie politique*. Je le déconseille formellement. Avec ses entraînements de tous genres, avec la fièvre qu'elle développe, les émotions, les déboires et les écœurements qu'elle entraîne, les excès de parole,

de table et d'alcool qu'elle nécessite, avec le surmenage
cérébral qu'elle suppose, la vie politique est le plus
admirable terrain de culture que l'on puisse rêver
pour transformer en névrose une disposition névropathique, même légère.

Je sais qu'il y a aussi l'homme politique froid, tran-
quille et vraiment pratique, qui aime mieux manger
les marrons que les tirer du feu, qui distribue ou s'ad-
juge les places, engraisse et ne se surmène pas. Mais,
quand il fait de la politique, le nerveux ne réalise pas
ce type et, si on a l'imprudence de le lui permettre, il
sera plutôt l'utopiste ardent, qui se dépense nuit et
jour, reçoit des horions de tous les côtés, est rarement
élu et use son système nerveux jusqu'à la corde. Ceci
est détestable pour les prédisposés aux maladies nerveuses.

La *séparation* du milieu familial et social ordinaire et
l'*isolement* dans un établissement de neurothérapie, qui
sont les plus puissants moyens de *traitement* psychique
(psychothérapie) contre les maladies nerveuses confir-
mées, peuvent-ils, dans certains cas, être prescrits
comme moyens de prophylaxie chez des prédisposés
aux maladies nerveuses?

Je crois que oui; mais rarement et en général pour
un temps court. On peut prescrire ce moyen comme,
à l'entrée dans la vie religieuse, on fait faire une *retraite.*

A la sortie du lycée, à l'entrée dans la grande vie
sociale, à certaines étapes de la vie professionnelle,
on peut prescrire aux prédisposés six semaines d'isolement, avec ou sans hydrothérapie, dans un établissement spécial, pour les remettre en forme.

Plus fréquemment, sans avoir besoin d'isoler les
prédisposés dans un établissement spécial, il est bon

de les changer de milieu, de les extraire du milieu nerveux dans lequel ils sont nés. *Les nerveux sont de déplorables éducateurs* et il y a une *contagion* nerveuse indiscutable, contagion mentale et contagion psychique.

Si les phénomènes physiologiques, comme le bâillement, le rire ou les pleurs, sont contagieux, si l'entrainement grégaire des foules ou du public crée une contagion vers des actes d'héroïsme sublime ou de crime odieux, la chose est encore bien plus vraie pour les phénomènes nerveux pathologiques. « Un tousseur continuel irrite mon poumon et mon gosier, » disait MONTAIGNE. L'hystérie, les tics, la chorée... sont éminemment contagieux.

Donc, dans beaucoup de cas, le *changement de milieu* s'imposera comme traitement prophylactique de certains prédisposés aux maladies du système nerveux.

III

En somme, toute la prophylaxie des maladies nerveuses et toute la défense contre l'invasion des névroses dans la société reviennent, comme je l'ai dit en commençant, à bien connaître *ceux qu'il faut tâcher de préserver* et *ce dont il faut tâcher de les préserver*, c'est-à-dire bien analyser et bien faire connaître les *causes* des maladies du système nerveux.

Ces causes se groupent sous trois chefs, suivant qu'elles viennent des *ancêtres* (hérédité), du *milieu* (contagion) ou du *sujet* lui-même.

L'hérédité est *directe* (père ou mère à enfant), *atavique* (directe en sautant une ou plusieurs générations) ou *ancestrale* (directe et collatérale); elle peut aussi être *bilatérale convergente* (consanguinité).

Au point de vue plus particulier de la neuropathologie, on distingue : l'hérédité *nerveuse similaire* (un épileptique engendrant un épileptique...) et l'hérédité *nerveuse non similaire* (un épileptique engendrant un hystérique...). Dans ce dernier groupe, il faut placer la parenté héréditaire des maladies nerveuses avec les vices et la tendance aux crimes d'une part, la supériorité intellectuelle et le génie de l'autre (le génie n'étant pas une manifestation de la névrose, mais se rencontrant souvent dans la même famille et chez le même individu que la névrose, la névrose étant la rançon du génie) (1).

Il faut enfin bien connaître l'hérédité *non nerveuse* ou *dissemblable* : la tuberculose, l'alcoolisme, l'état moral, l'arthritisme et le diabète *des parents* constituent une vraie tare héréditaire, qui prédispose singulièrement aux maladies du système nerveux.

J'ai déjà parlé de l'influence pathogène du *milieu*.

Quant au *sujet*, il faut faire jouer un grand rôle comme causes de maladies nerveuses : 1° au tempérament et au caractère; 2° au sexe, à la vie sexuelle, aux excès; 3° à l'éducation et au surmenage; 4° à la profession et au genre de vie; 5° à la vie morale, aux émotions et aux passions; 6° aux maladies antérieures (infections, intoxications, diathèses et maladies diverses).

Cela dit, ce n'est pas seulement dans les grandes circonstances étudiées plus haut, lors de la fondation

---

(1) Voir le travail d'ÉTIENNE RABAUD sur le génie et les théories de LOMBROSO, *Revue des Idées*, 1905, p. **649**. — Voir aussi *Idées médicales*, p. 247.

de la famille par le mariage, dans l'éducation scolaire ou postscolaire et dans le choix d'une carrière qu'il faut surveiller les prédisposés aux maladies du système nerveux; c'est pendant toute leur vie.

Le médecin doit faire comprendre et souvent répéter à ces prédisposés qu'ils ne peuvent pas vivre comme tout le monde, qu'ils n'ont pas le droit de citer des exemples de bien portants qui ont fait ce qu'ils désirent faire. Les prédisposés ont besoin, toute leur vie, d'une hygiène spéciale.

Ainsi pour l'*alcool* et le *tabac*, les prédisposés ne peuvent pas dire : je bois ou je fume moins qu'un tel qui se porte bien; donc, il n'y a rien à dire. Ce serait une erreur. Aux doses inoffensives pour la plupart, le tabac et l'alcool sont toxiques pour les prédisposés. Et je crois que, d'une manière générale, les nerveux feront bien de s'abstenir de ces deux poisons. Comme le dit Féré, l'alcool est la pierre de touche des fonctions cérébrales.

La *vie génitale* doit également être très surveillée chez les prédisposés.

J'ai parlé de la puberté et des premières règles. Mais chaque période menstruelle, chaque grossesse, la ménopause provoquent normalement des phénomènes nerveux, qui, chez une prédisposée, peuvent se transformer en névrose. Toutes ces périodes doivent donc être tout spécialement surveillées par le médecin chez ces sujets.

Chez l'homme, ce sont les exagérations et les anomalies de la vie génitale qu'il faut surveiller et interdire. Sans accorder à cette cause l'importance qu'on lui attribuait autrefois dans la production du tabes, il est certain que c'est un élément pathogène important pour le tabes, la neurasthénie, etc. Je vise d'ail-

leurs dans les anomalies de la vie génitale, non
seulement les excès, mais aussi les agitations et
secousses morales qu'entraîne le plus souvent la vie
génitale ainsi comprise.

Au point de vue de la *vie professionnelle* et *sociale*, les
prédisposés aux maladies nerveuses doivent être
prévenus du danger qu'ils courraient à affronter cette
vie d'arrivisme, cette vie à outrance, qui risquerait
d'entraîner chez eux les névroses et même les psychoses les plus graves, voire même la paralysie générale progressive.

Dans la profession médicale, par exemple, si entraî-
nante, dans laquelle, dit-on, on meurt de faim ou de
fatigue (quand on ne meurt pas des deux), les uns se
surmènent parce qu'ils prennent tout fiévreusement,
presque avec rage, rêvant de leurs malades, parlant de
leurs opérations même à table, discutant les questions
médicales jusque sur les promenades, tandis que
d'autres, prenant les choses de plus haut, plus tranquillement, plus philosophiquement, ne se surmènent
pas, bien qu'ils produisent plus de travail que les premiers.

Il faut interdire aux prédisposés de s'user par tous
les bouts dans cette agitation fiévreuse qui entraîne
chacun dans ce tourbillon vertigineux de tous les
jours. Et notez que la vie peut être à outrance non
seulement pour le mal (jeu, plaisir), mais aussi pour
le bien : dans l'industrie, dans le commerce, dans la
science même, quand il faut arriver plus tôt et plus haut
que les autres, faire une grosse fortune, faire parler
de soi dans les journaux et se chamarrer de beaucoup
de décorations avant trente ans. S'il n'est pas arrivé
avant cet âge, l'ambitieux devient persécuté : c'est la
neurasthénie, si ce n'est pas pire.

Je terminerai par cette page (citée par CAMPANA) d'ALEXANDRE DUMAS fils sur l'écrivain arriviste, qui veut forcer ses facultés : « le voyez-vous, ce malheureux jeune homme, au visage contracté, aux tempes jaunies, à la bouche grimaçante, aux yeux vagabonds? Il était né pour marcher libre et joyeux derrière une charrue, en semant, avec un geste fier, le grain de la moisson prochaine. Le soir, il eût mangé, devant l'âtre, le pain gagné dans le jour ; chacun de ses pas, de ses mouvements eût donné la vie. Regardez-le dans la grande ville, pressant, le jour et la nuit, sa tête dans ses deux mains, la pétrissant et lui faisant suer des récits, des aventures... Il lui faut des idées, des anecdotes, des mots, du plaisir, de la notoriété, de l'argent. Dépêchons-nous; il s'agit d'être célèbre! une fois célèbre, on est coté! une fois coté, on est riche! une fois riche on est libre!... Nous passerons les nuits! Et la force? Nous prendrons du café! Et l'inspiration? Nous boirons de l'absinthe! Va, cervelle humaine, rends des pages, des phrases, des lignes; retourne-toi cent fois par jour, fais des évolutions sur toi-même, gonfle-toi comme une éponge, pressure-toi comme un citron jusqu'à ce que tu te dessèches subitement, que la folie te secoue comme un arbre dans la plaine, que la paralysie survienne, que l'hébétation arrive et que la mort termine tout! »

Voilà les tableaux que le médecin doit mettre sous les yeux des prédisposés nerveux. Il doit leur démontrer que le surmenage les guette plus que tout autre, mais que d'ailleurs il n'y a pas ou il n'y a que peu de profession qui ne puisse être honnêtement remplie sans entraîner de maladie nerveuse.

LES DEVOIRS
ET LES DROITS DE LA SOCIÉTÉ
VIS-A-VIS DES ALIÉNÉS (1).

1. Voici un sujet qui devrait s'imposer d'urgence à l'attention pratique de la Chambre. C'est là, en effet, une question de la plus haute importance *sociale;* c'est une des formes les plus graves de la *défense sociale contre les maladies nerveuses* (2), en prenant ce mot dans son sens le plus élevé, le seul complet et vrai.

L'expression « défense sociale » ne signifie pas en effet lutte contre les nerveux pour se garantir de leurs coups et de leurs méfaits : la loi de 1838 suffirait bien à cette besogne.

L'idée de *défense* sociale implique nécessairement aujourd'hui l'idée d'*assistance* et l'assistance aux aliénés est bien plus *obligatoire* que la défense contre les aliénés.

Même vis-à-vis des criminels, la société se reconnaît des *devoirs*, en même temps que des droits. A plus forte raison en est-il ainsi vis-à-vis des aliénés, qui sont et

(1) Publié dans la *Revue des Idées*, 15 juillet 1906, cet article est malheureusement aussi actuel qu'en 1906.
(2) Voir l'article précédent sur *l'Organisation de la défense sociale contre les maladies nerveuses.*

restent, toujours et exclusivement, des *malades*, alors même qu'ils *paraissent* criminels.

C'est parce que la loi de 1838 ne répond pas à cette idée qu'il est absolument urgent de la changer. Rien n'est plus douloureusement instructif à ce point de vue que le tableau historique des efforts généreux et intelligents accumulés depuis soixante-dix ans pour modifier cette législation surannée et la constatation de l'inutilité absolue de toutes les tentatives et du néant pratique des résultats obtenus.

2. La loi qui nous régit encore actuellemènt a été promulguée par Louis-Philippe, au palais de Neuilly, le 30 juin 1838 et complétée par une ordonnance royale du 18 décembre 1839 (1). Beaucoup plus tard (14 août 1848 et 20 mars 1857), le Ministre de l'Intérieur a donné des règlements pour le placement des aliénés non dangereux et pour le service intérieur des asiles publics d'aliénés.

Les critiques commencent en 1860, d'abord contre les médecins, puis deviennent plus vives et atteignent l'administration, de 1863 à 1870, à propos de quelques internements arbitraires.

Le Parlement commence à s'occuper de la question en 1867 (Sénat), 1869 et 1870 (Corps législatif), 1872 (Assemblée nationale).

En 1881, un décret nomme une grande Commission extra-parlementaire; un projet de loi est déposé par FALLIÈRES au Sénat, le 25 novembre 1882. Une Commission est nommée, qui consulte l'Académie. Celle-ci nomme une Commission (BAILLARGER, LUYS, BROUARDEL,

(1) On trouvera ces deux documents dans le *Traité de pathologie mentale de Gilbert Ballet*, pages 1367 et 1374. Voir aussi, pour cet historique, le même ouvrage, page 1365, et JEAN CALDAGUÈS, *Contribution à l'étude de la réforme de la loi de 1838*, thèse de Toulouse, 1905, n° 623.

LUNIER, MESNET, BLANCHE rapporteur) qui dépose son Rapport le 22 janvier 1884. Discussion à l'Académie et, la même année, à la Société médico-psychologique.

Le 20 mai 1884, THÉOPHILE ROUSSEL dépose son Rapport au Sénat, qui est distribué le 20 mai 1885. Discussion en 1886. La loi est votée en mars 1887 et déposée à la Chambre en juin 1887 par FALLIÈRES. L'urgence est déclarée. La Commission est nommée le 5 juin 1888. BOURNEVILLE dépose, le 12 juillet 1889, son Rapport qui n'est pas discuté. Le 13 décembre 1890, J. REINACH dépose un projet de loi, la Commission dépose, le 21 décembre 1891, un Rapport qui n'est pas discuté.

La législature suivante, REINACH et LAFONT, LAFONT et GEORGES BERRY déposent un projet. LAFONT dépose un Rapport le 19 févier 1894, puis meurt. DUBIEF, ancien directeur de l'asile de Marseille, présente un nouveau Rapport le 27 novembre 1896, un autre le 23 décembre 1898 et un troisième le 1ᵉʳ avril 1903... et on en est resté là (1).

Les médecins se sont succédés au ministère de l'Intérieur : COMBES, DUBIEF lui-même, CLEMENCEAU (2)... Et nous sommes toujours régis par la loi de 1838, dont personne n'ose cependant prendre la défense.

Il ne faut donc pas se lasser de répéter à tous, électeurs et élus, l'étrangeté et le danger de cette situation. Il ne faut pas se lasser de montrer *ce qu'est* la loi des aliénés et *ce qu'elle devrait être.*

Pour dire ces choses avec méthode, je comparerai la loi de 1838 d'une part, la loi votée par le Sénat et le

---

(1) Depuis cette époque (1906), la loi Dubief a été votée par la Chambre en janvier 1907; mais elle attend toujours le votr du Sénat. Voir l'article sur *la Responsabilité atténuée* (page 72).

(2) CLEMENCEAU a repris la question de l'internement dans son projet de loi sur les garanties de la liberté individuelle, déposé au Sénat le 16 décembre 1904 et pris en considération le 7 mars 1905.

projet Dubief (1) de l'autre. Nous verrons ainsi facilement les progrès qui seraient immédiatement réalisés si on votait ces projets de loi et ceux qui resteraient encore à réaliser. En tout cas, nous aurons, une fois de plus, démontré au grand public la nécessité et l'urgence de faire quelque chose.

3. Dans les nouveaux projets de loi, surtout dans le projet Dubief, apparaissent deux idées nouvelles et nécessaires, qui manquent totalement dans la loi de 1838 : l'idée d'*assistance sociale* et l'idée de *traitement médical* des aliénés.

Le premier article du projet Dubief est ainsi conçu :

L'assistance et les soins nécessaires aux aliénés sont obligatoires.

Ceci paraît très simple, mais est aussi nouveau que grave.

Certes la loi de 1838 (2) constituait, à l'époque, un très réel progrès. C'était la première réglementation *législative* remplaçant une réglementation purement *administrative* et de police (ordonnance du 9 août 1828). Il y avait un « hommage rendu aux principes de la liberté individuelle » dans cette loi « qui était alors en avance sur la plupart des législations de l'Europe, dont plusieurs se hâtèrent de l'imiter ».

Mais ce n'en était pas moins uniquement une « loi de sûreté », une « loi de police ». Le comte Portalis disait même : « nous ne faisons pas une loi pour la guérison des personnes menacées ou atteintes d'aliéna-

(1) On trouvera ces deux documents dans le *Bulletin de la Société d'études législatives*, 1903, tome II, page 393.
(2) Voir le rapport de Larnaude : *Bulletin de la Société d'études législatives*, 1904, tome III, page 25.

tion mentale ». Et DE GASPARIN, ministre de l'Intérieur, parlait de « mesures de sûreté publique, d'ordre public » contre des accidents analogues aux « inondations », « aux dangers qui menacent la salubrité publique ou même le repos des citoyens ».

Depuis lors, la science médicale et la science sociale ont marché et alors apparaissent dans les projets l'idée d'*assistance* et de *soins* nécessaires aux aliénés, cette assistance et ces soins étant *obligatoires*.

Et l'idée n'est pas seulement énoncée théoriquement en tête; elle se retrouve appliquée, dans divers points du projet Dubief;

Ainsi (article 14), les personnes admises dans les établissements d'aliénés sont placées d'abord, et provisoirement, à l'infirmerie de l'asile et y sont maintenues autant que les *exigences du traitement* le permettent.

Quand un ayant droit demande la sortie d'un aliéné interné, le médecin peut s'y opposer, dans de certaines conditions, quand il est d'avis que l'état mental du malade pourrait compromettre : l'ordre public ou la sûreté des personnes (dit la loi de 1838), la sécurité, la décence ou la tranquillité publiques, sa propre sûreté (dit la loi du Sénat), ou sa *guérison* (ajoute le projet Dubief, article 23).

De même (article 33), le préfet peut empêcher la sortie des personnes dont l'état mental pourrait compromettre... leur *guérison*. Et encore (article 27) les préfets peuvent ordonner d'office l'internement de toute personne dont l'état d'aliénation, dûment constaté par un certificat médical, compromettrait... sa *guérison*...

Ces exemples suffisent à prouver que le projet Dubief accepte l'idée, essentiellement médicale, que l'asile n'est pas seulement un lieu d'internement et un moyen de défense de la Société *contre* les aliénés; c'est un lieu de traitement et un moyen de thérapeutique *pour* les aliénés. C'est la consécration par la loi de ce principe posé par P. GARNIER au Congrès de Nancy (1896) que « c'est un devoir d'assistance d'hospitaliser des aliénés indigents qui, pour n'avoir pas troublé l'ordre dans la rue ou menacé la vie des personnes, n'en ont pas moins besoin de ces soins spéciaux sans lesquels leur maladie s'établit le plus souvent à l'état chronique ».

Le traitement, la guérison, l'*intérêt médical* de l'aliéné doivent intervenir dans les décisions relatives à l'aliéné. La loi de 1838 n'en tient aucun compte.

Le progrès réalisé sur ce point par le projet Dubief montre bien que, s'il faut réformer la loi de 1838, ce n'est pas parce que cette loi laisse trop de liberté et d'autorité au médecin. La réforme de la loi de 1838 ne doit pas être faite CONTRE le médecin, mais *par* et *pour* le médecin.

4. Cette dernière proposition pourra paraître étrange et je dois une fois de plus réfuter cet éternel argument que la loi de 1838 doit être réformée parce qu'elle facilite les séquestrations arbitraires.

Je crois pour ma part (et je suis loin d'être seul de mon avis) qu'il y a plus de dangers aux internements *tardifs* qu'aux internements *hâtifs*.

Je ne nie certes pas les séquestrations arbitraires, pas plus que je ne nie les crimes dans toutes les professions et dans toutes les classes de la société; mais ces crimes sont beaucoup moins fréquents qu'on ne croit. La loi de 1838 est déjà très bien armée pour les réprimer et pour les punir; les criminels passeront toujours à travers la loi la plus sévère. C'est d'ailleurs une question de Code pénal et de droit commun, et non une question de législation spéciale pour les aliénés.

Ce qu'il faut au contraire combattre dans le grand public, c'est la méfiance et la crainte de l'asile, qui est un hôpital comme les autres, sauf qu'on y entre moins facilement. L'asile est le seul traitement à essayer dans certains cas d'aliénation mentale et il y a des aliénés dont on compromet gravement la guérison en retardant leur internement.

Les asiles ne sont ni des « oubliettes éternelles », ni des prisons. Ce sont des hôpitaux où l'on guérit et d'où l'on sort.

Au rapport de CALDAGUÈS, l'asile de Pierrefeu, qui a été ouvert en 1887, a reçu, depuis cette époque, 3 632 malades. Sur ce nombre, 1 111 ont été rendus à la liberté, soit le trente pour cent.

De plus, l'internement hâtif est le seul moyen de prévenir le plus possible les crimes commis par des aliénés, laissés en liberté, crimes dont le nombre va sans cesse en grandissant (1).

« Un individu, dit MAGNAN, a tué sa femme, frappé ses voisins, jeté son mobilier par la fenêtre, incendié la maison ; quelques heures d'avance (dans l'internement) auraient évité ces accidents. »

Et PARANT : « une statistique, très imparfaite, que je relève d'après le *Petit Journal,* indique pour un laps de temps d'un mois quatorze tentatives de meurtre (plusieurs avec succès) et quinze suicides (dont douze morts) que le journaliste, *Vox populi,* attribue à la folie. D'autre part, le registre d'entrée de Sainte-Anne porte mention, sur 278 entrées en janvier dernier, de 65 précédées « de tentative de meurtre, violences, menaces

---

(1) Voir le *Bulletin* déjà cité de la *Société d'études législatives,* passim, 1903, 1904 et 1905 : et KÉRAVAL, Rapport au Congrès de Pau (1904) sur les *Mesures à prendre à l'égard des aliénés criminels.*

de mort, incendie, tentative de suicide, vols, attentats à la pudeur, vagabondage inconscient ».

Voici enfin une statistique de Ritti sur les aliénés en liberté : « sur 421 cas d'aliénés criminels pour la période quinquennale de 1898-1902, Ritti a noté 27,55 pour cent d'homicides, agressions ou menaces de mort; 20,66 de tentatives de suicide ou suicides; 16,39 d'homicides ou suicides; 15 d'aliénés excentriques ou ayant commis des actes délictueux; 6,41 d'incendiaires. Ces malades ont, en cinq années, fait quatre cent dix victimes. La grande majorité de ces crimes ou délits ont été exécutés par *des aliénés qui, pour la plupart, étaient malades depuis fort longtemps.* »

Comme le dit très bien Keraval, « le remède est facile à appliquer, il est dans la séquestration hâtive (1) ».

Il ne faut donc pas laisser mal poser la question : la réforme de la loi de 1838 n'est pas nécessitée par un sentiment de méfiance vis-à-vis des médecins et par un besoin de mesures nouvelles de coercition ou de contrôle à prendre contre eux; ce qui nécessite cette réforme, c'est qu'il est indispensable d'introduire dorénavant dans la loi deux idées qui ne sont pas dans la loi de 1838 : l'idée d'assistance obligatoire et l'idée de traitement médical des aliénés.

Ces deux idées sont affirmées et appliquées dans les articles cités plus haut du projet Dubief. Elles le sont aussi en d'autres endroits.

5. Ne se préoccupant que de garantir la société contre les fous et nullement de traiter les fous, la loi de 1838 ne prévoyait que l'internement et ne prévoyait

(1) Voir aussi Ramadier et Fenayrou : De la criminalité chez les aliénés du département de l'Aveyron, *Annales médicopsychologiques*, 1898, tome VII, page 63.

pas le traitement *à domicile*, qui est cependant un traitement médicalement permis ou prescrit dans certains cas de psychose.

« Il est, dit CHARLES VALLON, des variétés d'aliénation mentale, comme la manie aiguë, le délire de persécution, pour lesquelles l'internement s'impose le plus souvent; il en est d'autres, comme la mélancolie, qui peuvent être soignées dans la famille (1). »

Seulement il faut que le médecin juge à ce point de vue chaque cas particulier, en tenant compte de la situation, matérielle, intellectuelle et morale, de la famille... De plus, même dans les conditions les plus favorables, l'aliéné est toujours un malade différent des autres. Par conséquent, la société peut permettre le traitement dans la famille, mais elle ne peut pas s'en désintéresser entièrement. Voici les dispositions de la loi du Sénat et du projet Dubief à cet égard.

Loi du Sénat.	*Projet Dubief.*
Article 7.	*Article. 8.*

Nul en dehors des personnes ci-dessous exceptées par l'article suivant, ne peut

soigner un aliéné	recevoir ni retenir une personne atteinte de maladie mentale

dans un domicile privé sans qu'il en ait fait la déclaration écrite dans le délai

d'un mois à partir de la mise en traitement de la personne malade au procureur de la République du domicile de cette personne et au procureur de la République du domicile où elle est soignée.	de quinze jours au procureur de la République du domicile où elle est reçue.

Il est joint à cette déclaration un rapport dressé par un

(1) Voir FÉRÉ, *Du traitement des aliénés dans les familles,* Paris, 1889.

docteur en médecine, conformément aux prescriptions des paragraphes 5 et 6 de l'article 14. Si la personne qui traite | reçoit et retient ainsi un aliéné dans son domicile privé est médecin, elle ne peut dresser elle-même le rapport médical joint à la déclaration.

Tout aliéné traité dans un domicile privé, comme il vient d'être dit, est placé sous la surveillance instituée en exécution des articles 9 et 10 (ou 11).

A défaut de déclaration, il peut être pourvu au placement de l'aliéné conformément à l'article 27.

Article 8. | *Article 9.*

Un aliéné peut être traité dans un domicile privé sans déclaration, lorsque le tuteur, autorisé par le conseil de famille à se charger du traitement, le conjoint, l'un des ascendants ou l'un des descendants, le frère ou la sœur, l'oncle ou la tante | réside dans le domicile et préside personnellement aux soins qui lui sont donnés.

Si la nécessité de tenir le malade enfermé a duré trois mois, le tuteur, conjoint ou parent qui préside au traitement, est tenu d'en faire la déclaration et de fournir le rapport médical, prescrit par l'article précédent.

Le procureur de la République peut, sur l'avis du médecin-inspecteur institué en vertu de l'article suivant, toutes les fois qu'il le juge nécessaire, demander qu'un nouveau rapport médical lui soit fourni.

Dans le cas où il serait reconnu que l'aliéné ne reçoit pas les soins suffisants, le tribunal, à la demande du procureur de la République ou d'un délégué spécial nommé par le conseil de famille, pourra ordonner qu'il sera confié à un autre parent ou même placé dans un asile.

La décision est prise en présence du tuteur ou parent qui soigne le malade ou après qu'il aura été mis en demeure d'intervenir.

Voilà d'excellentes dispositions toutes nouvelles, absolument inconnues de la loi de 1838, qui (quand elles seront votées) empêcheront certaines séquestrations barbares dans les familles et surtout permettront la cure médicale régulière de certains aliénés soit dans leur domicile privé, soit dans des établissements de neurothérapie autre que les asiles d'aliénés proprement dits.

A cette même question se rattache celle du traitement des aliénés assistés à domicile et dans les colonies familiales. Voici, sur ce point, l'article 2 du projet Dubief :

> Les départements sont autorisés à créer, suivant les besoins, des colonies familiales pour les aliénés qui y seront envoyés après un séjour d'observation dans les asiles.
>
> Ces colonies familiales seront confiées aux soins des médecins appartenant au service des aliénés.
>
> Les départements pourront organiser l'assistance à domicile des aliénés sous les conditions de placement prévues par la présente loi.

6. Je passe maintenant à l'*admission de l'aliéné dans un asile*.

Cette opération comprend deux étapes : une première exclusivement *médicale*, une seconde *médico-administrative*.

a) La première est de pure conscience et science *médicales*. Le médecin doit tout d'abord juger si le malade doit ou non être interné dans un asile.

Il posera son diagnostic et, vu les circonstances du cas, décidera s'il y a lieu de provoquer l'internement.

S'il décide qu'il faut interner, il prévient la famille, fait décider par elle l'asile qu'elle préfère. Puis alors commence la deuxième question médico-administrative.

b) La question *médico-administrative* comprend deux

choses : le certificat que le médecin doit fournir et les formalités administratives.

α Les textes suivants feront saisir immédiatement ce qu'est le certificat *médical* d'après la loi de 1838 et ce qu'il deviendrait d'après la loi du Sénat et le projet Dubief :

Pour faire un placement dans un asile, il faut fournir :

Loi de 1838.	*Loi du Sénat.* | *Projet Dubief.*
Article 8.	*Article 14.*
2° Un certificat de médecin constatant l'état mental de la personne à placer et indiquant les particularités de la maladie et la nécessité de faire traiter la personne désignée dans un établissement d'aliénés et de l'y tenir renfermée.	2° Un rapport au procureur de la République sur l'état mental de la personne à placer, signé d'un docteur en médecine | et dûment légalisé. Ce rapport doit être circonstancié; il doit indiquer notamment : la date de la dernière visite faite au malade par le signataire | et qui aura été notifiée au juge de paix ou au maire sans que cette date puisse remonter à plus de huit jours; les symptômes observés et les preuves de folie constatées personnellement par le signataire, la marche de la maladie, | les symptômes et les faits observés personnellement par le signataire et constituant la preuve de la folie; ainsi que les motifs d'où résulte la nécessité de faire traiter le malade dans un établissement d'aliénés et de l'y faire tenir enfermé.
Ce certificat ne pourra être admis, s'il a été délivré plus de quinze jours avant sa remise au chef ou directeur,	Ce rapport ne peut être admis, s'il a été dressé plus de huit jours avant la remise au chef responsable de l'établissement;

s'il est signé d'un médecin attaché à l'établissement ou si le médecin signataire est parent ou allié, au second degré inclusivement, des chefs ou propriétaires de l'établissement ou de la personne qui fera effectuer le placement.

En cas d'urgence, les chefs des établissements publics pourront se dispenser d'exiger le certificat du médecin.	En cas d'urgence, l'admission peut avoir lieu sur la présentation d'un rapport médical sommaire; mais le médecin certificateur doit, dans le délai de deux jours, produire un rapport détaillé, conformément aux dispositions ci-dessus, sous l'une des peines portées à l'article 63.

Pour les placements ordonnés par l'autorité publique, il faut établir que l'état d'aliénation, dûment constaté, compromettrait

l'ordre public ou la sûreté des personnes.	la sécurité, la décence ou la tranquillité publiques, sa propre sûreté
	ou sa guérison.

β Quant aux formalités *administratives*, ce qui différencie essentiellement les projets actuels de la loi de 1838, c'est la diminution du rôle des préfets et l'augmentation du rôle des tribunaux.

Dans la discussion au Sénat, Combes avait voulu réduire encore beaucoup plus le rôle de l'administration, de manière à faire de l'internement une question purement et exclusivement médicale. Ceci a été repoussé et était une exagération.

Certes l'appréciation médicale doit être la base absolue de toutes les décisions à prendre pour les aliénés, mais il y a en même temps trop de questions de droit (administration des biens, capacité légale, interdiction, liberté individuelle...) pour que les tribunaux ne soient pas appelés à donner leur avis.

Pour les placements faits sur la demande des particuliers, les trois textes demandent :

1° Une demande d'admission formulée par une personne qui indique son degré de parenté ou, à défaut, la nature des relations qui l'unissent au malade ;

2° Le passeport ou toute autre pièce propre à constater l'individualité de la personne à placer (dit la loi de 1838), l'acte de naissance ou de mariage de la personne à placer ou toute autre pièce propre à établir l'identité de cette personne (disent la loi du Sénat et le projet Dubief).

Ces pièces me paraissent insuffisantes pour établir que la personne examinée par le médecin et visée par le certificat et la personne amenée à l'asile avec le certificat sont bien les mêmes. J'ai essayé ailleurs (1) de montrer la possibilité et le danger d'une substitution de personnes dans ces conditions.

Voici maintenant la suite des formalités administratives ordonnées par les trois textes :

Article 8. — Il sera fait mention de toutes les pièces produites dans un bulletin d'entrée, qui sera renvoyé dans les vingt-quatre heures, avec un certificat du médecin de l'établissement et la copie de celui ci-dessus mentionné, au préfet de police à Paris, au préfet ou au sous-préfet dans les communes, chefs-lieux de département ou

Article 18. — Dans les vingt-quatre heures qui suivent l'admission de la personne présentée comme atteinte d'aliénation mentale, le directeur de l'établissement adresse le bulletin d'entrée du malade, accompagné de la copie de la demande d'admission, de celle du rapport prescrit à l'article 14 et de celle du certificat du médecin de l'établissement, dit certificat de vingt-quatre heures : 1° au préfet du département où l'établissement est situé, qui transmet sur-le-champ ces pièces au médecin inspecteur des aliénés ;

(1) *Dans un cabinet de médecine, Chronique médicale,* 15 avril 1905, p. 241.

d'arrondissement et aux maires dans les autres communes. Le sous-préfet ou le maire en fera immédiatement l'envoi au préfet.

Article 9. — Si le placement est fait dans un établissement privé, le préfet, dans les trois jours de la réception du bulletin, chargera un ou plusieurs hommes de l'art de visiter la personne désignée dans ce bulletin, à l'effet de constater son état mental et d'en faire rapport sur-le-champ. Il pourra leur adjoindre telle autre personne qu'il désignera.

Article 10. — Dans le même délai, le préfet notifiera administrativement les noms, profession et domicile, tant de la personne placée que de celle qui aura demandé le placement et les causes du placement : 1° au procureur du Roi de l'arrondissement du do-2° au procureur de la République de l'arrondissement du domicile de la personne placée ; 3° au procureur de la République de l'arrondissement où l'établissement est situé.

Dans les cinq jours de la réception de ces pièces, le médecin-inspecteur et le curateur à la personne doivent visiter la personne placée. Le médecin-inspecteur adresse, sans délai, son avis motivé au préfet et au procureur de la République.

Quinze jours après ce placement, il est adressé au préfet et au procureur de la République un nouveau certificat circonstancié du médecin de l'établissement.

Ce certificat confirmera ou rectifiera, s'il y a lieu, les observations contenues dans le premier certificat, en indiquant le retour plus ou moins fréquent des accès ou des actes de démence.

Article 19. — Aussitôt après les formalités prescrites à l'article précédent, le procureur de la République adresse ses réquisitions écrites, avec le rapport médical d'admission, les rapports médicaux de vingt-quatre micile de la personne placée; 2° au procureur du Roi de l'arrondissement de la situation de l'établissement. Ces dispositions seront communes aux établissements publics et privés.

Article 11. — Quinze jours après le placement d'une personne dans un établissement public ou privé, il sera adressé au préfet un nouveau certificat du médecin de l'établissement; ce certificat confirmera ou rectifiera, s'il y a lieu, les observations contenues dans le premier certificat en indiquant le retour plus ou moins fréquent des accès ou des actes de démence.

heures et de quinzaine du médecin de l'établissement et l'avis du médecin-inspecteur au tribunal de l'arrondissement où l'établissement est situé.

Le tribunal statue d'urgence, en chambre du conseil, sur la maintenue ou la sortie de la personne placée.

Le président statue par simple ordonnance; néanmoins, lorsque le président a des doutes, lorsqu'une opposition à l'internement a été formulée par l'aliéné, le conjoint, un membre de la famille, un ami, le tribunal statuera d'urgence en chambre du conseil, sur la maintenue ou la sortie de la personne placée.

Toutes les fois que le tribunal ne croit pas devoir statuer définitivement, il ordonne, sous la réserve de tous autres moyens d'information, une expertise médicale une expertise qui sera faite contradictoirement par deux médecins, dont l'un sera désigné par l'aliéné ou son représentant.

Voilà les modifications apportées par les nouveaux projets de loi aux formalités médico-administratives nécessaires pour le placement, *sur la demande des particuliers*, d'un aliéné dans un asile.

Elles sont sages et appliquent trois idées nouvelles et bonnes : l'impossibilité d'interner sans un certificat de médecin, l'intervention du tribunal (président ou chambre du conseil) et la possibilité d'une expertise médicale, que le projet Dubief demande contradictoire.

Pour les placements ordonnés par l'autorité publique, ou *placements d'office*, les préfets restent munis des mêmes pouvoirs qu'autrefois; seulement le certificat médical, qui est nécessaire, doit constater que l'état d'aliénation du sujet compromettrait :

l'ordre public ou la sûreté des personnes. | la sécurité, la décence ou la tranquillité publiques, sa propre sûreté | ou sa guérison.

L'addition du projet Dubief a une grande importance et devra être votée.

Les dispositions de la loi de 1838 ne sont pas modifiées pour les cas de « danger imminent, attesté par le certificat d'un médecin ou *par la notoriété publique* » : les commissaires de police et les maires ordonnent toutes les mesures provisoires nécessaires, à la condition d'en référer dans les vingt-quatre heures au préfet, qui statue sans délai.

Pour atténuer la gravité de cet article, dans lequel ce certificat par la notoriété publique reste assez inquiétant, les projets de loi ajoutent (ce qui n'est pas dans la loi de 1838) :

Ces personnes doivent être envoyées directement | et immédiatement dans l'asile qui reçoit les aliénés du département toutes les fois que le transport peut s'effectuer dans la même journée.

Il y a enfin deux autres points sur lesquels la loi de 1838 avait le tort d'être muette : c'est l'internement à l'étranger et des étrangers (article 17 des projets) et l'internement *volontaire* (article 16) d'une personne majeure, ayant conscience de son état d'aliénation mentale et voulant se faire interner.

Dans l'acceptation par la loi de cette dernière question, il y a la consécration nouvelle d'une idée médicale très juste : cela doit heurter bien des idées extra-médicales que de voir un sujet qui a conscience de son aliénation mentale et qui va volontairement dans un asile pour y trouver la guérison (1).

7. A cette question des internements et des précautions médico-administratives dont il est nécessaire de les entourer, s'en rattache une autre dont les projets de loi récents n'ont pas suffisamment tenu compte : c'est la question des *services* ou *quartiers d'observation* pour les sujets soupçonnés, mais non encore pleinement convaincus, d'aliénation mentale.

Dans beaucoup de cas, et pour des raisons multiples, le médecin peut être embarrassé et hésiter avant de signer le rapport qui va faire interner un malade. Il peut avoir besoin d'un supplément d'information, d'une observation médicale plus assidue, plus pro-

(1) Voici le texte de l'article 16, commun à la loi du Sénat et au projet Dubief :
« Toute personne majeure, qui, ayant conscience de son aliénation mentale, demande à être placée dans un établissement d'aliénés, peut y être admise sans les formalités prescrites par l'article 14. Une demande signée par elle et la production d'une pièce propre à constater son identité sont suffisantes. Si elle ne sait pas écrire, la demande est reçue conformément aux prescriptions du paragraphe 3 de l'article 14. La personne ainsi admise est soumise aux prescriptions de l'article 18 [ou 17] ci-après et aux autres dispositions de la présente loi concernant les placements faits sur demandes des particuliers. »

longée, dans de meilleures conditions. Et cependant le
malade ne doit pas rester dans sa famille où il serait
une cause de danger et où il ne peut pas être soigné.
On perd là un temps précieux, on encourt des responsabilités en ajournant l'internement... Que de fois le
médecin traitant envoie alors le malade à un consultant, qui, dans une seule visite, ne peut pas non plus
se prononcer et voudrait une observation sérieuse et
scientifique, dans un service d'*observation* et de *traitement provisoires* que les nouveaux projets de loi ont
insuffisamment prévus et organisés.

La préoccupation en est cependant ancienne.

Déjà, dans la discussion de la loi de 1838(1), la question avait été soulevée et on avait essayé de montrer
l'utilité d'une période intermédiaire et d'attente pour
la protection de la liberté individuelle. Le projet présenté par le gouvernement en 1882 (article 15) et celui
de la Commission du Sénat (article 20) prévoient ces
quartiers d'observation dans les asiles.

Mais tout cela a disparu et ne reparaît ni dans la loi de
1884 ni dans le projet Dubief, du moins bien clairement.

La loi de 1838 ordonne seulement (article 24) que les
hospices et hôpitaux civils seront tenus de recevoir
provisoirement les personnes qui leur seront adressées
en vertu des articles 18 et 19 (placements d'office) jusqu'à ce qu'elles soient dirigées sur l'établissement spécial destiné à les recevoir, aux termes de l'article 1er,
ou pendant le trajet qu'elles feront pour s'y rendre ; et
défend de mettre jamais les aliénés dans des prisons,
avec des condamnés ou des prévenus.

Les nouveaux projets de loi reproduisent ces dispositions et le projet Dubief ajoute :

(1) **Voir** le Rapport de LARNAUDE, déjà cité, 1905, page 113.

Article 29. — Dans tout chef-lieu judiciaire où il n'existe pas d'établissement public d'aliénés, l'hospice ou l'hôpital civil, qui doit recevoir provisoirement les personnes qui lui sont adressées en vertu des article 27 et 28 [placements d'office], est tenu d'établir et d'approprier un local d'observation et de dépôt destiné à recevoir provisoirement les aliénés non encore internés, avant ou pendant leur voyage de transport à l'asile, et à recevoir les inculpés présumés aliénés qui seraient soumis par décision de la justice à une expertise médicolégale.

Article 30 (1). — Les aliénés ne doivent être retenus en observation dans les hôpitaux et hospices civils ordinaires que le temps nécessaire pour

constater leur état d'aliéna-tion mentale et
pourvoir à leur transfèrement dans l'asile.

Jamais ils ne peuvent être conservés dans un établissement qui n'est pas spécialement consacré à leur traitement pendant plus de quinze jours, à moins d'une autorisation particulière et motivée du préfet.

Il est impossible de voir dans ces articles la suffisante réalisation de l'idée que j'ai exposée plus haut et dont Maurice Hauriou (2) s'est fait le défenseur autorisé, en demandant même que cette procédure devienne obligatoire dans chaque internement.

A la création des services d'observation on objecte, dit Larnaude, que cette idée a soulevé les protestations à peu près unanimes du Corps médical spécial parce que, avec ce système, les malades seraient sacrifiés, que le traitement serait dangereusement retardé

(1) Cet article appartient aussi à la loi du Sénat sous le n° 35.
(2) Maurice Hauriou : Note relative à la réforme des lois concernant les aliénés, *Bulletin de la Société d'études législatives*, 1904, tome III, page 171.

et que, pour ces raisons, l'Académie de médecine a, en 1884, sur un rapport de BLANCHE, repoussé cette disposition.

Je crois que si, en effet, la majorité des aliénistes est opposée à la création de services d'observation, c'est parce que la question a été mal posée et qu'on n'a pas suffisamment défini ce que devraient être ces quartiers spéciaux.

Je comprendrais, pour ma part, dans les chefs-lieux de département, mieux dans les chefs-lieux de Cour d'appel, encore mieux dans les villes ayant une Faculté de médecine et un enseignement de clinique mentale, un service spécial, annexé à l'asile ou à l'hôpital (plutôt à ce dernier), très bien organisé avec un médecin spécialisé, un interne ou deux et des infirmiers exercés. Là, on ferait de l'isolement et on pourrait donner des bains, des douches et quelques médicaments : où serait le temps perdu pour le traitement? En tout cas, le diagnostic serait fait sérieusement et complètement.

N'est-ce pas là le meilleur moyen d'éviter, je ne dis pas les crimes des médecins, mais leurs *erreurs involontaires*, qu'on ne peut souvent attribuer ni à leur incompétence ni à leur moralité, mais qui sont uniquement dues aux déplorables conditions dans lesquelles ils sont obligés de faire leurs observations?

Pour organiser très solidement ces services, il n'y aurait qu'à développer et à préciser l'article 29 (cité ci-dessus) du projet Dubief (1).

(1) KERAVAL parle déjà des « quartiers ou asiles d'observation et dépôts provisoires établis aux hôpitaux et hospices prévus par l'article 29 du projet de loi Dubief que A. MARIE vient de remettre en mémoire ». Cet article 29 ne peut être indiqué que comme un embryon de l'idée à développer dans une loi plus complète.

On discuterait pour savoir si le passage dans ces services devrait être obligatoire. Je crois que cela vaudrait mieux et (avantage accessoire, mais réel) ce service constituerait alors une magnifique école pratique de clinique mentale : les médecins ayant beaucoup plus besoin de savoir diagnostiquer que de savoir traiter les aliénés; pour cette dernière tâche, les aliénistes suffisent; à la première aucun médecin ne peut se dérober.

Il va sans dire que certains malades ne feraient, en tout cas, qu'un très court séjour dans le service, tandis que d'autres y seraient retenus plus longtemps. De ce service même, on pourrait essayer quelques congés, quelques mises en liberté provisoires... avant de prononcer l'internement définitif.

Dans ces conditions, je ne crois pas que ce projet puisse soulever contre lui un grand nombre d'aliénistes.

En fait, à Paris, il y a un premier internement dans un asile comme Sainte-Anne et ensuite un transfert dans un asile définitif. Quels inconvénients a-t-on reconnus à ce système?

TOULOUSE, dans la Commission mixte nommée par le Conseil général, a demandé la création d'un hôpital d'observation. LARNAUDE ajoute alors : « mais est-ce possible ailleurs qu'à Paris? » Certainement, c'est possible et c'est facile dans toutes les villes où il y a une faculté de médecine.

Dans la thèse déjà citée de CALDAGUÈS on trouvera d'intéressants détails sur la clinique d'observation de maladies mentales que le professeur RÉMOND a fondée à Toulouse, « la première et la seule qui existe encore en France ».

8. On peut être bref, dans un article comme celui-ci,

sur le *séjour de l'aliéné dans l'asile* et la *surveillance mé-dico-administrative* dont il doit y être l'objet. Les projets de loi n'ajoutent rien de fondamental à la loi de 1838.

Voici seulement un article qui appartient à la seule loi du Sénat :

Article 9. — Dans chaque département, un ou plusieurs docteurs en médecine, nommés par le ministre de l'Intérieur, sur une liste de présentation dressée par le Comité supérieur des aliénés, sont chargés, chacun dans sa circonscription, de surveiller, sous l'autorité du préfet, l'exécution de la présente loi et des règlements relatifs aux aliénés, de contrôler leur déplacement et leur maintenue dans les établissements publics et privés, de veiller à leur sortie et à la protection de leur personne, de concert avec l'inspecteur et le curateur en vertu de l'article suivant.

L'article 13 de la même loi institue un Comité supérieur des aliénés, tandis que l'article 12 du projet Dubief charge des mêmes fonctions le Conseil supérieur de l'assistance publique, dont feront partie de droit les inspecteurs généraux des services d'aliénés.

En dehors de cela, rien n'est modifié à la loi de 1838 pour le registre à tenir, les visites, etc.

Au même paragraphe peuvent se rattacher les *pénalités* contre les directeurs et médecins d'asiles (comme dans la loi de 1838), et aussi contre les employés auxquels s'applique l'article suivant des lois nouvelles :

Article 64 (ou 66). — Tout individu employé dans un établissement privé d'aliénés qui, volontairement, s'est rendu coupable de sévices ou voies de fait sur la personne d'un malade, est puni... — Tout gardien et infirmier qui, par négligence ou inobservation des règlements, a compromis la santé ou la vie d'un malade confié à ses soins, est puni... — Le tout sans préjudice de l'application, s'il y a lieu, des peines édictées dans les articles 309, 311, 319 et 320 du Code pénal.

Ceci est parfait et pourrait être étendu à tous les hôpitaux. La non-résistance physique est aussi intéressante que la non-résistance psychique chez un malade en face d'un infirmier.

9. Sur le *régime des sorties* de l'asile, les améliorations apportées à la loi de 1838 par les projets de loi sont de trois ordres.

a) J'ai déjà indiqué que, quand la sortie d'un malade est régulièrement demandée, un sursis provisoire peut être ordonné par le maire (loi de 1838) ou par le chef responsable de l'asile (projets récents), si le médecin traitant (ou le médecin inspecteur des aliénés, ajoute la loi du Sénat) est d'avi que l'état mental du malade pourrait compromettre.

l'ordre public ou la sûreté des personnes.	la sécurité, la décence ou la tranquillité publiques, sa propre sûreté
	ou sa *guérison*.

Les mêmes formules sont employées dans le cas où le préfet peut s'opposer à la sortie d'un malade placé volontairement ou sur la demande des particuliers. La *considération de la guérison* est encore notée dans le projet Dubief.

b) La loi de 1838 dit (article 16) que le préfet peut toujours ordonner la sortie des personnes placées volontairement dans les établissements d'aliénés.

Les projets actuels ajoutent : après avoir pris l'avis du médecin traitant (et du médecin inspecteur des aliénés, dit la loi du Sénat). Ces mêmes projets disent aussi (article 25) : cet ordre (préfectoral de sortie) est notifié à la personne qui a signé la demande d'admission, laquelle peut former opposition dans les vingt-quatre heures de la notification. L'opposition est jugée par le tribunal civil en chambre du Conseil (l'opposant entendu, s'il y a lieu, ajoute le projet Dubief). Ces mêmes ordres sont aussi (article 32 ou 34) notifiés administrativement, dans un délai de trois jours, au maire du domicile des personnes qui sont soumises au placement, qui en donne immédiatement avis aux familles.

c) Voici enfin de nouvelles dispositions des projets de loi, relatives aux *libérations provisoires* ou *congés* et à la réintégration des *évadés*.

Article 49 (ou 51). — Les médecins des établissements autres que les asiles d'aliénés criminels peuvent, pour la durée d'un mois, autoriser la sortie, à titre d'essai, des malades (à l'exception des condamnés reconnus aliénés et des aliénés criminels). Les sorties de plus d'un mois doivent être autorisées par le préfet, après avis du médecin inspecteur. Mention de ces mesures est faite sur le registre et notification en est adressée au préfet, au procureur de la République et au maire de la commune. Ce dernier, en cas de rechute du malade pendant son congé, doit veiller à sa prompte réintégration dans l'asile.

C'est là encore une idée d'origine médicale (1) qu'il est nécessaire d'ajouter à la loi de 1838.

Article 50 (ou 52). — Lorsqu'un aliéné s'est évadé d'un asile public ou privé, sa réintégration peut s'accomplir sans formalité, si elle a lieu dans un délai de quinze jours. Passé ce délai, il ne peut être réadmis dans un asile qu'à la condition qu'il soit procédé à son placement, soit volontaire, soit d'office, conformément aux prescriptions de la présente loi.

_____

(1) Depuis 1899, le docteur BELLETRUD a obtenu l'autorisation préfectorale permanente de donner des congés d'un mois à ses malades. Voir la thèse déjà citée de CALDAGUÈS, page 67. Voir aussi BELLETRUD, le Régime de la vie normale à l'hôpital des maladies mentales du Var, *Revue de psychiatrie*, 1905, t. IX, p. 237.

10. Aucune des lois anciennes ou nouvelles n'aborde la question des *demifous* (1).

Mais les projets de loi s'occupent nommément des *épileptiques*, des *alcooliques*, des *idiots* et des *crétins*, que la loi de 1838 ignorait absolument.

Article premier. — Les aliénés réputés incurables, les épileptiques, les idiots et les crétins peuvent être admis dans ces établissements (asiles publics ou privés, exclusivement consacrés au traitement de l'aliénation mentale) tant qu'il n'a pas été pourvu à leur placement dans des maisons de refuge, des colonies ou dans des établissements appropriés spécialement à l'isolement et au traitement des épileptiques et à l'isolement ou à l'éducation des idiots et des crétins.

Article 2. — Les asiles publics doivent comprendre, à défaut et dans l'attente d'asiles spéciaux, des quartiers annexés ou des divisions pour les épileptiques, les alcooliques, les idiots et les crétins.

(Ces malades) continueront à être admis dans les asiles d'aliénés en attendant l'ouverture d'asiles spéciaux

Dans un délai de dix ans, les départements devront ouvrir des établissements spéciaux ou des sections spéciales destinés au traitement et à l'éducation des enfants idiots, arriérés, crétins ou épileptiques et au traitement des buveurs.

Les établissements prévus au paragraphe précédent seront soumis à la surveillance instituée par la présente loi, dans la mesure déterminée par un règlement d'administration publique.

L'idée commune aux deux projets est excellente. Mais la rédaction du projet Dubief est infiniment supérieure à celle de la loi du Sénat.

11. Reste la question des *aliénés criminels* (2).

(1) Cette question de la responsabilité atténuée est étudiée plus loin page 72.
(2) Voir, pour tout ce paragraphe, le Rapport déjà cité de KERAVAL.

Je ne m'arrête pas à la contradiction certaine qu'il y a entre les deux mots *aliénés* et *criminels*. Il est évident que, par définition, un aliéné ne peut pas être criminel, puisqu'il est *irresponsable*. Mais je groupe sous ce titre, admis dans le langage courant, une série de questions graves, sur lesquelles la loi de 1838 est absolument muette et sur lesquelles il est indispensable que la loi nouvelle donne quelques précisions.

J'étudierai successivement : les inculpés présumés aliénés et soumis à une expertise médicolégale, les inculpés reconnus aliénés par le médecin avant le jugement, les condamnés reconnus aliénés après le jugement, les aliénés qui commettent un crime alors qu'ils sont déjà en traitement, les asiles spéciaux pour criminels, la sortie des aliénés criminels.

a) Inculpés présumés aliénés et soumis à une expertise médicolégale. — L'expertise médicolégale d'un inculpé au point de vue mental ne peut être faite que dans un asile ou tout au moins dans un hôpital convenablement aménagé pour cela avec une surveillance assidue et intelligente par des infirmiers exercés, par exemple dans un service d'observation comme celui que j'ai rêvé plus haut (paragraphe 7, page 49).

Actuellement, quand les experts demandent qu'un inculpé soit transféré hors de la prison, dans un asile par exemple, pour la durée de l'expertise, ils l'obtiennent quelquefois ; mais, comme la loi de 1838 est muette sur ce point, on le leur refuse souvent ; même quand le président des assises et le procureur général le demandent, le préfet ou le secrétaire général peuvent le refuser.

Très heureuses seront donc les dispositions sui-

vantes (communes à la loi du Sénat et au projet Dubief) (1) :

Article 10 (ou 12). — Lorsqu'un inculpé est présumé aliéné,
l'expertise (contradictoire) prescrite en vue de déterminer
son état mental peut avoir lieu soit dans le quartier ou
local d'observation et dépôt provisoire établi à l'hôpital ou
hospice (article 34 ou 29), soit dans un établissement public
d'aliénés ou dans un établissement privé faisant fonctions
d'établissement public, si l'expert ou l'un des experts désignés est médecin de cet établissement. — L'admission de
la personne présumée aliénée a lieu en vertu d'un arrêté
du préfet, pris sur les conclusions de l'autorité judiciaire.
— Si l'expertise a lieu dans un établissement d'aliénés, la
personne présumée aliénée peut être réintégrée dans la
prison par ordre du préfet aussitôt que le chef responsable
en fait la demande au préfet, pour motif de sécurité ou
autre motif valable.

Il n'y a que l'arrêté préfectoral d'admission qui me
paraît une complication sans utilité : l'autorité judiciaire pourrait bien suffire à cette décision.

b) Inculpés reconnus aliénés avant le jugement. — Voici
une grave question. L'inculpé est déclaré, par l'expert,
irresponsable; il est acquitté. Que doit-on en faire?
Doit-il être rendu à la liberté, interné par le tribunal
même, par l'autorité administrative?

Lors de la discussion de la loi de 1838, BOYARD
demanda « d'annexer à l'article 12 un article permettant au ministère public de faire transférer dans une
maison d'aliénés la personne qui, par suite de débats
criminels ou correctionnels, avait été considérée comme
en état de démence au moment de l'action pour la-

_____

(1) Toute la partie du projet Dubief qui a trait aux aliénés
criminels avait été détachée en 1900 et transformée en une
proposition de loi spéciale. Cela n'a pas abouti. (Voir LE POIT-
TEVIN, *Bulletin de la Société d'études législatives*, 1905, page 263.)

quelle elle aurait été poursuivie ». Le président
DUFAURE fit observer que « l'arrêt criminel ne déclare
pas le fait d'aliénation mentale, l'aliénation mentale
peut avoir cessé au moment du jugement; la séquestration incombe à l'autorité administrative ; le ministère public n'a pas qualité pour déclarer la nature de
l'aliénation mentale ». BOYARD et DE GOBERY demandent
alors que « le ministère public puisse, si cet état de
démence existe encore au moment de l'acquittement,
provoquer dans les vingt-quatre heures un ordre de
placement de cet individu dans une maison d'aliénés ».
L'amendement fut repoussé, et un amendement analogue présenté par DE PERRY à la Chambre des pairs
fut également repoussé.

En 1878, à la *Société médico-psychologique*, une discussion s'engage et BILLOD penche « pour les conclusions
de MAXIME DU CAMP dans son livre sur *Paris ;* les
aliénés dits criminels pouvant, aux termes de la loi de
1838, sortir de l'asile après guérison malgré les chances
qu'ils ont de redevenir malades, il semblerait naturel
que le pouvoir d'ordonner leur internement fût attri-
bué à l'autorité judiciaire ; un pareil ordre ne devrait
être, en l'espèce, que le corollaire de l'ordonnance de
non lieu ou de l'acquittement ».

En 1880, à la *Société générale. des prisons*, le rapporteur PROUST propose d'ajouter l'article suivant à la loi
de 1838 : « toutes les fois que l'état de démence d'un
individu inculpé d'un fait qualifié crime ou délit par
la loi aura motivé en sa faveur, soit une ordonnance
de non-lieu, soit un jugement ou un arrêt d'acquittement, le ministère public aura le droit de requérir sa
translation dans un asile, lorsque cet état de démence
sera de nature à compromettre l'ordre public ou la
sécurité des personnes. »

De même la Commission extra-parlementaire nommée pour réviser la loi de 1838 avait proposé l'article suivant : « tout inculpé poursuivi pour crime ou délit qui a été relâché ou acquitté comme irresponsable de l'acte imputé à raison de son état mental, sera interné dans un établissement d'aliénés par mesure administrative (1). »

Voici maintenant les dispositions proposées par la loi du Sénat et par le projet Dubief :

Article 37.

Est mis à la disposition de l'autorité administrative, pour être placé dans un établissement d'aliénés, dans le cas où son état mental compromettrait la sécurité, la décence ou la tranquillité publiques ou sa propre sûreté et après de nouvelles vérifications, si elles sont jugées nécessaires :

Est envoyé devant le tribunal en chambre du Conseil, qui, après avoir entendu le procureur de la République, ordonnera son internement dans un asile ou quartier de sûreté, si son état est de nature à compromettre la sécurité, la décence ou la tranquillité publiques, sa propre sûreté ou sa guérison :

1° Tout inculpé qui, par suite de son état mental, a été considéré comme irresponsable et a été l'objet d'une ordonnance ou d'un arrêté de non-lieu ;

2° Tout prévenu poursuivi en police correctionnelle qui a été acquitté comme irresponsable à raison de son état mental ;

3° Tout accusé ou prévenu poursuivi en cour d'assises ou en conseil de guerre qui a été l'objet d'un verdict de non-culpabilité, s'il résulte des débats qu'il était irres-

3° Tout accusé qui, par suite de son état mental, a été déclaré irresponsable et acquitté par le conseil de guerre ;

4° Tout accusé, traduit

(1) Voir encore le rapport de Gilbert-Ballet au cinquième Congrès pénitentiaire international de Paris (1895), celui de Ch. Constant à la Société générale des prisons (1897), etc., dans le Rapport déjà cité de Keraval.

ponsable à raison de son état mental.

Dans ces cas, l'ordonnance, le jugement ou l'arrêt qui prononce le non-lieu ou l'acquittement et, en cas de verdict de non-culpabilité, la cour d'assises, par un arrêt spécial, renvoie l'inculpé, le prévenu ou l'accusé devant le tribunal en Chambre du conseil qui statue (paragraphe 2 de l'article 19).

Jusqu'à la décision du tribunal, l'individu présumé aliéné est retenu dans l'un des locaux ou établissements prévus à l'article 40.

devant la cour d'assises, que le jury a déclaré irresponsable.

Le tribunal est saisi par l'ordonnance, le jugement ou l'arrêt qui prononce le non-lieu ou l'acquittement ou par un arrêt de la Cour d'assises, rendu en conformité du verdict déclarant l'irresponsabilité.

Le tribunal, avant de statuer, est tenu d'ordonner une nouvelle expertise qui doit être contradictoire.

La décision par laquelle le prévenu ou l'accusé déclaré irresponsable est renvoyé devant le tribunal en chambre du conseil, interdit sa mise en liberté et ordonne qu'il sera retenu dans l'un des locaux ou établissements prévus à l'article 39, jusqu'à la décision du tribunal.

On aura remarqué dans ce dernier article du projet Dubief qu'il y est question de *verdict d'irresponsabilité* : ceci est encore une grosse innovation.

Jusqu'ici un jury, convaincu par les experts de l'irresponsabilité de l'accusé, acquittait comme s'il avait été démontré que l'accusé n'avait pas commis l'acte reproché. Quand le projet Dubief sera voté, on posera la question d'irresponsabilité en se conformant à l'article suivant :

Article 38. — En toute matière criminelle, le président, après avoir posé les questions résultant de l'acte d'accusation et des débats, avertit le jury, à peine de nullité, que, s'il pense, à la majorité, que l'accusé ou l'un des accusés est irresponsable, il doit en faire la déclaration en ces termes : à la majorité l'accusé est irresponsable.

L'idée est excellente. Mais, tel qu'il est rédigé, l'article est dangereux. Si la question d'irresponsabilité est posée au jury sans qu'il y ait eu d'expertise médicale dans l'instruction, ce verdict d'irresponsabilité manquera de bases. Quand il n'y a pas eu déjà d'expertise concluant à l'irresponsabilité, la question posée au jury devrait être celle-ci : l'accusé est-il responsable de l'acte qui lui est imputé ou est-il soupçonné d'irresponsabilité et devrait-il par suite être soumis à une expertise médicale ?

c) Condamnés reconnus aliénés après le jugement.

Article 36. — Les individus de l'un et l'autre sexe, condamnés à des peines afflictives et infamantes ou à des peines correctionnelles de plus d'une année d'emprisonnement, qui sont reconnus épileptiques ou aliénés pendant qu'ils subissent leur peine et dont l'état d'aliénation a été constaté par un certificat du médecin de l'établissement pénitentiaire,

peuvent être, après avis du médecin inspecteur du département dans lequel l'établissement pénitentiaire est situé, conduits dans des quartiers spéciaux d'aliénés annexés à des établissements pénitentiaires et y être retenus jusqu'à leur guérison ou jusqu'à l'expiration de leur peine.

sont, après avis du médecin désigné par le procureur de la République, retenus jusqu'à leur guérison ou jusqu'à l'expiration de leur peine dans les asiles ou quartiers de sûreté. Les autres condamnés aliénés sont dirigés sur l'asile départemental, en vertu d'une décision du ministre de l'Intérieur.

D'un mot, les condamnés qui sont reconnus épileptiques ou aliénés *doivent* être immédiatement extraits de la prison et soignés comme les non-condamnés atteints des mêmes maladies. C'est la même règle que pour la pneumonie ou pour la fièvre typhoïde.

Ce même article soulève la question des asiles de criminels que je préfère traiter plus loin (e) dans son ensemble.

d) Aliénés qui commettent des crimes, alors qu'ils sont déjà dans l'asile. — Rien de spécial à dire. On continue à les soigner : ce sont toujours des malades, plus dangereux que les autres; pour eux, comme pour les précédents, se pose la question des asiles spéciaux.

e) Asiles spéciaux pour criminels. — Dès 1845, BRIERRE DE BOISMONT a proposé de créer des établissements spéciaux pour fous vagabonds et criminels. On trouvera dans le Rapport de KERAVAL le compte-rendu de nombreuses discussions sur les aliénés dangereux, à la *Société médico-psychologique* (1868, 1869, 1878, 1881, 1882), à la *Société générale des prisons* (1880), etc.

La Commission extra-parlementaire, déjà citée, propose un asile spécial ou des quartiers spéciaux d'aliénés pour : 1° les condamnés, qui, au cours de leur peine, sont atteints d'aliénation mentale; 2° ceux qui, antérieurement à l'époque où la folie se déclare, ont été condamnés à une peine afflictive et infamante; 3° ceux qui ont commis dans l'asile où ils sont placés un acte qualifié crime; 4° ceux qui, ayant commis des crimes passibles d'une peine afflictive ou infamante, ont été relevés ou acquittés comme irresponsables à raison de leur état mental.

En 1901, REGNARD concluait ainsi son rapport au *Conseil supérieur de l'Assistance publique* sur la création d'asiles spéciaux pour les aliénés criminels : I. Il sera créé sur le territoire de la République, au fur et à mesure des besoins, des asiles spéciaux pour l'internement et le traitement des aliénés criminels. — II. Ces établissements seront dénommés asiles d'État pour les aliénés criminels... — III. La population de ces asiles comprendra : 1° les individus condamnés et devenus aliénés pendant l'accomplissement de leur peine; 2° ceux qui auront été reconnus aliénés au cours de l'instruction et du procès et relevés ou acquittés comme tels; 3° exceptionnellement, des individus signalés comme spécialement dangereux par les médecins des asiles ordinaires. — IV. Les condamnés devenus aliénés dans les prisons seront placés dans l'asile spécial par ordre du ministre de l'Intérieur. — Le Conseil vote ces conclusions sous la réserve que l'autorité judiciaire sera chargée de diriger sur les asiles spéciaux des aliénés relaxés comme irresponsables ou acquittés comme tels par le jury et reconnus dangereux après une expertise contradictoire (réforme CRUPPI; vœu FERDINAND DREYFUS).

Voici maintenant les dispositions, sur ce point, de la loi du Sénat et du projet Dubief :

Article 38.

L'État fera construire ou approprier un asile spécial ou plusieurs asiles spéciaux pour les aliénés dits criminels de seront conduits et retenus, en vertu d'une décision du ministre de l'Intérieur, les aliénés mis à la disposition de l'autorité administrative, en exécution de l'article 37.

Article 39.

un ou plusieurs asiles ou quartiers de sûreté l'un et de l'autre sexe, où par les soins du ministre de l'Intérieur, les aliénés dont l'internement aura été décidé par le tribunal en chambre du Conseil, statuant en conformité de l'article 37.

Article 40.

Pourront également être conduits et retenus dans ces asiles, en vertu d'une décision du ministre de l'Intérieur, sur la proposition du Comité supérieur des aliénés,

1° Les aliénés, qui, placés dans un asile, y auront commis un acte qualifié crime ou délit contre les personnes;

2° Les condamnés à une peine de plus d'un an d'emprisonnement qui deviennent aliénés pendant qu'ils subissent leur peine;

2°

3° Les condamnés reconnus aliénés dont il a été parlé à l'article 36, lorsqu'à l'expiration de leur peine le ministre de l'Intérieur aura reconnu dangereux, soit de les remettre en liberté, soit de les transférer dans l'asile de leur département.

Les aliénés dont il est question dans les deux paragraphes précédents seront immédiatement renvoyés devant le tribunal en chambre du Conseil, qui statuera dans les formes prévues à l'article 37 sur leur maintien dans l'asile ou le quartier de sûreté.

Tout aliéné traité dans l'asile ou les asiles spéciaux créés en vertu du présent article peut être transféré dans l'asile de son département en vertu d'une décision du ministre de l'Intérieur, rendue sur la proposition motivée du médecin traitant et après avis du Comité supérieur

Le 24 décembre 1901, la Chambre, « considérant que tous les aliénés, criminels ou non, sont des malades et relèvent de l'asile, non de la prison, décide la désaffectation de l'infirmerie pénitentiaire de Gaillon (1) et invite le gouvernement à étudier un projet de construction à Gaillon ou ailleurs d'un double asile de sûreté pour aliénés des deux sexes particulièrement

(1) Sur l'asile-prison de Gaillon (Eure), voir KERAVAL, *loco cit* , pages 57 et 107, et CHARLES VALLON, *loco cit.*, pages 1411 et 1586.

dangereux dont la présence dans les asiles départementaux est une cause de gêne, de trouble, d'insécurité. Sur la proposition DELBET, la Chambre invite le gouvernement à désaffecter la maison centrale de Gaillon, qui prendra le nom d'asile central des aliénés criminels. Le ministre de l'Intérieur est chargé de l'organisation d'un service médical et d'un service de surveillance en rapport avec cette destination nouvelle. » « Depuis le 1ᵉʳ janvier 1903, par décision du ministre de l'Intérieur, le quartier spécial d'aliénés et épileptiques (de Gaillon) a cessé de faire partie des services de l'assistance et de l'hygiène publique (1). »

« D'après le règlement provisoire du 20 janvier 1902, Gaillon est dénommé *asile spécial de condamnés aliénés et épileptiques*... Il reçoit, comme en 1876, les condamnés aliénés et épileptiques des maisons centrales de France (dont la peine dépasse un an de prison). Les condamnés à moins d'un an font leur peine dans les prisons départementales et sont, s'ils deviennent aliénés, placés à l'asile du département correspondant... Gaillon semble l'embryon tout indiqué du futur asile d'aliénés criminels... Il y a à Gaillon la place suffisante pour hospitaliser trois cents malades environ... Un asile de trois cents malades au maximum est seul désirable, parce qu'il faut éviter l'agglomération des aliénés dangereux et qu'en outre le médecin doit consacrer un temps très long à sa visite...

» Gaillon ainsi compris se composerait : α de l'asile *pénitentiaire* destiné aux condamnés aliénés, à discipline stricte sauf régimes médicaux spéciaux; β de

_____

(1) En mars 1904, RAOUL LEROY, chef médical de Gaillon, écrit cependant encore à KERAVAL : « les malades de Gaillon sont considérés comme en cours de peine, *l'asile de Gaillon relevant jusqu'ici directement de l'Administration pénitentiaire.* »

l'asile *de sûreté* à discipline moins sévère, à nourriture meilleure. A cet asile de sûreté on placerait : les aliénés condamnés ayant fini leur peine, au lieu de les transférer dans les asiles départementaux; tous les aliénés criminels et vicieux nécessitant une surveillance spéciale (fous moraux, débiles, pervers, évadés récidivistes, épileptiques dangereux, persécutés persécuteurs, certains persécutés à réactions dangereuses); les inculpés irresponsables mais dangereux pour la sécurité publique, à raison de leurs assassinats, de leurs impulsions homicides ou autres, de viols, de vagabondages et vols, d'incendies (1).

f) La *sortie des aliénés criminels* doit naturellement être entourée de précautions toutes spéciales.

Voici ce qu'avait proposé la commission extra-parlementaire : « si sa sortie est demandée à une époque quelconque pour cause de guérison, elle ne pourra être ordonnée qu'après examen de son état mental par la commission instituée par l'article 40, assistée du médecin en chef de l'asile et d'un avocat inscrit au tableau des avocats près la cour ou le tribunal du lieu de situation de l'asile et élu par les membres de cet ordre. Si la Commission est d'avis, à la majorité des voix, qu'il n'y a pas lieu d'autoriser la sortie, il y sera sursis pendant six mois pour la première fois et pendant un an pour les fois suivantes. »

Voici enfin, sur ce point, les dispositions des projets de loi.

Article 39.	*Article 41.*

Lorsque la sortie d'un des aliénés internés en vertu des articles 36, 37 (ou 40) est demandée, le médecin traitant doit

(1) Voir aussi PAUL SÉRIEUX : les Asiles spéciaux pour les condamnés-aliénés et les psychophates dangereux, *Revue de psychiatrie*, 1905, page 265.

déclarer si l'interné est ou non guéri et, en cas de guérison, s'il est ou non suspect de rechute. d'une rechute de nature à compromettre la sécurité, la décence ou la tranquillité publiques et sa propre sûreté.

La demande et la déclaration susdites accompagnées de l'avis motivé du médecin inspecteur, sont déférées de droit au tribunal qui statue en chambre du conseil.

Si la sortie n'est pas accordée, la chambre du conseil peut décider qu'il ne sera procédé à un nouvel examen qu'à l'expiration d'un sursis (ou délai) qui ne peut se prolonger au delà d'une année.

La sortie accordée est révocable et peut n'être que conditionnelle. Elle est alors soumise à des mesures de surveillance réglées par la chambre du conseil d'après les circonstances de chaque cas particulier. Si ces conditions ne sont pas remplies ou s'il se produit des menaces de rechute, la réintégration immédiate à l'asile doit être effectuée.

CONCLUSIONS. — Aux *aliénés,* comme aux autres malades, la Société *doit assistance* et *traitement.* La loi de 1838 ignore ces idées. Il est *urgent* de la remplacer par une loi qui tienne compte des progrès faits dans les soixante-dix dernières années par les *sciences médicale* et *sociale.*

Il est profondément regrettable que les efforts intelligents qui ont été accumulés depuis trente ans dans les Parlements et les Académies n'aient encore abouti à aucune espèce de résultat. La législation nouvelle devra s'inspirer des principes suivants :

1° Les aliénés doivent pouvoir être soignés *à domicile* dans certains cas fixés par le médecin et dans des conditions fixées par la loi (pour éviter les douloureux effets du mauvais vouloir ou de l'ignorance des familles);

2° Dans la plupart des cas, le traitement n'est possible qu'*à l'asile*. Il y a beaucoup plus de danger, pour les aliénés et pour la société, aux internements *tardifs* qu'aux internements *hâtifs*. Les asiles ne sont pas des oubliettes; ce sont des *hôpitaux;* une fraction importante de malades en sort guérie ou très améliorée; les autres s'y trouvent en tout cas infiniment mieux que chez eux;

3° L'*entrée*, le *séjour* et la *sortie* d'un aliéné interné doivent être soumis à une réglementation précise à point de départ *médical*, avec surveillance et contrôle *judiciaires* et *administratifs;* le *souci de la guérison* de l'aliéné devant désormais intervenir dans les décisions à prendre;

4° Pour éviter les erreurs involontaires de diagnostic médical et ne pas retarder cependant l'isolement des aliénés (qui est leur salut), il serait bon que dans chaque ville dotée d'une faculté de médecine et d'une clinique mentale, il y ait un *service d'observation* bien dirigé et bien organisé, dans lequel serait posé le diagnostic définitif et serait formulée la nécessité de l'internement, sans qu'il y ait eu de temps perdu au point de vue médical et thérapeutique;

5° Pendant le cours de l'internement, le médecin doit pouvoir prescrire des *congés* et des sorties *provisoires;*

6° Les *expertises* médicolégales sur l'état mental d'un inculpé doivent toujours être faites, hors de la prison dans un service spécial;

7° Quand un accusé est acquitté pour *irresponsabilité*, il doit être, *ipso facto*, déclaré aliéné par l'autorité judiciaire et traité médicalement comme tel. La surveillance dans l'asile et la sortie de ces aliénés doivent être soumises à une réglementation spéciale;

8° Les *épileptiques, alcooliques, idiots* et *crétins* doivent être soignés dans des asiles ou des quartiers spéciaux, de même que les établissements publics devront se multiplier pour l'éducation des enfants arriérés et idiots.

La plus grande partie de ces principes restant ignorés de la loi de 1838 et étant au contraire visés et appliqués dans la loi votée par le Sénat en 1887 et soumise à la Chambre sous la forme du projet Dubief (1896), il est *nécessaire* que, dès le début de la prochaine législature et *sans retarder encore la solution par la recherche d'une meilleure formule*, la loi de 1838 soit abrogée et remplacée par le projet Dubief ou tout autre projet analogue consacrant les mêmes principes de médecine et de sociologie.

LA RESPONSABILITÉ ATTÉNUÉE (1)

Au mois d'août 1910, au Congrès international de médecine légale de Bruxelles, la question de la responsabilité atténuée a été très soigneusement discutée ; des rapports très documentés ont montré l'importance sociale de cette question, ont conclu à l'existence des criminels à demiresponsabilité et ont indiqué les efforts faits dans les différents pays pour faire entrer dans le Code pénal cette notion, scientifiquement indiscutable

Cette étude des législations comparées a montré clairement aussi que tout reste à faire en France sur ce sujet ; les mots de responsabilité et d'irresponsabilité ne sont prononcés nulle part dans notre Code pénal. La nouvelle loi sur les aliénés, votée par la Chambre en janvier 1907 et non encore votée par le Sénat, parle de responsabilité et d'irresponsabilité,

(1) Publié dans la *Revue des Deux Mondes*, 15 juin 1911. Les idées exposées dans cet article ont été énoncées dans une conférence, faite à Valence, le 21 octobre 1910, au *Congrès des jurisconsultes catholiques*, sous la présidence de M. le sénateur de Lamarzelle, en présence de Mgr de Cabrières, évêque de Montpellier, Mgr Chesnelong, évêque de Valence, et Mgr Henry, évêque de Grenoble. Cette conférence a été publiée dans la *Revue catholique des institutions et du droit* sous le titre : « Les criminels à responsabilité atténuée ».

prévoit et ordonne un verdict de responsabilité ou d'irresponsabilité et règle le sort des criminels déclarés irresponsables. Mais nulle part il n'est question des criminels à responsabilité atténuée.

Le moment semble donc opportun, en France, pour bien mettre au point les termes du problème discuté. Car ce projet de loi doit être maintenant discuté par le Sénat, et si, comme je le crois, il est nécessaire d'introduire la notion de demiresponsabilité dans le Code, c'est certainement à ce moment-là qu'il faudra essayer un grand effort dans ce sens.

Il est donc utile d'indiquer rapidement où en est, au point de vue scientifique et au point de vue social, cette grave question de la responsabilité atténuée, qui a été si longuement discutée de divers côtés et sur laquelle j'estime cependant qu'il serait facile de s'entendre.

Je crois d'abord que l'existence de la responsabilité atténuée ne peut pas être *médicalement* niée ni contestée : entre les criminels bien portants à responsabilité totale et les criminels fous à irresponsabilité avérée, il y a tout un groupe, très considérable, de criminels dont la responsabilité est atténuée, ceux que, pour abréger, j'appelle des demifous demiresponsables (1).

Il va sans dire que je ne veux rouvrir aucune discussion philosophique sur le sens du mot « responsabilité ». Le mot est peut-être mauvais; mais, tant qu'on n'en a pas fait accepter un meilleur, il faut s'en servir dans le sens que lui donnent les magistrats quand ils chargent un médecin expert d'examiner un

_____

(1) Voir *Idées médicales*, page 95.

inculpé et de dire s'il est ou non responsable de l'acte
pour lequel il est poursuivi.

L'emploi du mot responsabilité n'implique aucun
acte de foi dans l'existence du libre arbitre, ni de la
part des magistrats, ni de la part des médecins.

Qu'on admette ou non l'existence d'une âme spirituelle et libre, il est indiscutable que, dans la vie
actuelle telle que nous l'observons, l'homme ne peut
sentir, penser et vouloir normalement que si son corps
matériel est intact et normal; plus spécialement encore,
si, dans le cerveau, les cellules ou neurones, que nous
appelons psychiques, sont intacts et normaux.

Dans certaines maladies, dont la lésion est bien
connue et bien localisée dans le cerveau (et dans l'écorce
du cerveau), comme la paralysie générale, la pensée
du sujet est troublée par des idées de grandeur ou de
persécution, sa sensibilité est abolie ou pervertie, sa
volonté est faussée par des impulsions et des hallucinations; il est évident que, dans ces conditions, sa responsabilité est abolie ou tout au moins profondément
modifiée.

D'une manière générale, la folie, qui est une maladie
du cerveau (ou plutôt la tête de chapitre d'un grand
nombre de maladies du cerveau), la folie trouble la
responsabilité.

Donc, quelle que soit la doctrine philosophique que
l'on professe sur la responsabilité morale, on est bien
obligé d'admettre qu'il y a des facteurs organiques,
corporels, médicaux de la responsabilité sociale.

C'est dans ce sens médical que je prendrai toujours
le mot « responsabilité »; je ne parlerai jamais que
d'une responsabilité dont l'appréciation et la mensura-
tion appartiennent au seul médecin; c'est la responsabilité dont on peut dire sans offusquer ni heurter per-

sonne qu'elle est *fonction de la normalité des neurones psychiques*.

Cette formule synthétique veut dire que, pour qu'un sujet soit entièrement responsable de ses actes, il faut que ses neurones psychiques soient tout à fait normaux.

On comprend dès lors que, quand ces mêmes cellules cérébrales sont tout à fait malades, le sujet n'est pas responsable du tout ; c'est ce qui arrive par exemple dans le cas cité plus haut de paralysie générale. Mais on comprend aussi que ces neurones peuvent être partiellement et plus ou moins profondément atteints, que, dans ces cas, leur fonction responsabilité, sans être abolie, est altérée : le sujet n'est pas alors irresponsable, mais il n'est pas normalement responsable : il a une *responsabilité atténuée*.

Ceci bien compris, il paraît facile de montrer qu'*en fait*, la responsabilité atténuée existe : il y a des criminels dont la responsabilité n'est ni normale, ni abolie ; il y a des criminels demifous.

Comme exemple et démonstration, je citerai tous les débiles mentaux, qui apparaissent d'abord inéducables, puis insociables, souvent antisociaux, amoraux, qui passent leur jeunesse à faire le malheur de leur famille, qui désertent le régiment et oscillent, toute leur vie, entre la prison, l'hôpital, l'asile et les pires sociétés.

Ces débiles mentaux sont en général des héréditaires, mais des causes multiples, la plupart évitables, en font des criminels.

Naturellement, ils sont paresseux, inattentifs, ont de mauvais instincts, « chapardent » volontiers, se font renvoyer de toutes les écoles, sont rebelles à toute éducation et à toute discipline. Mais ils sont très suggestibles et se laissent facilement influencer par les bons ou les mauvais conseillers.

Si alors la famille ne donne pas de bons exemples et ne fait pas donner de bons principes, si le père est un ivrogne et un paresseux, si la mère se conduit mal, si le ménage est divorcé ou se querelle, l'enfant débile, livré aux promiscuités les plus malsaines, à l'âge où les passions s'éveillent et se manifestent brutalement, ne trouve dans son esprit aucun contrepoids, dans son cœur aucun frein : pour satisfaire ses passions obsédantes, il vole et, si la victime est récalcitrante, il assassine.

S'il franchit les premiers âges avec de simples peccadilles, il va à l'armée, ne comprend ni le drapeau, ni la patrie, échappe à toute discipline, manque de respect à ses chefs ou vole ses camarades, déserte ou passe en conseil de guerre et va finir dans les compagnies de discipline.

D'autres, dans le monde, prennent la passion du jeu, — où ils trichent, — ou du poison, avec lequel ils s'enivrent : ils boivent de l'alcool, de l'absinthe, toute la gamme des apéritifs; dans une catégorie sociale plus élevée, ils se piquent à la morphine ou fument de l'opium; ou ils respirent de l'éther et arrivent à le boire, à plein verre, tous les jours... Pour se procurer leur poison coûteux, ils se privent de tout, et, comme cela ne suffit pas, ils aboutissent encore au vol et à l'assassinat.

D'autres vivent plus longtemps dans le monde régulier et peuvent ne pas laisser soupçonner à d'autres qu'à leurs familiers les lacunes de leur organisation mentale et morale; ils parviennent à se marier et font le malheur de la femme qui les épouse sans les connaître. Ils fondent une famille de dégénérés qu'ils torturent et qu'ils ruinent par leur inconduite, leurs débauches ou seulement par leur défaut de bon sens, la mauvaise administration de leurs affaires, souvent aussi une série d'inventions saugrenues, qui auraient dû révolutionner le monde, mais qui, en réalité, acculent leur auteur au crime pour réparer la ruine de sa fortune.

Tous ces sujets ne sont certes pas irresponsables; ce ne sont pas des aliénés; il est impossible de les faire admettre et soigner dans un asile de fous. Quand ils commettent un crime, ce crime est bien combiné : ils attirent la victime dans un guet-apens, à un moment où ils savent qu'elle portera une sacoche bien garnie; ou bien ils vont voler et assassiner une vieille femme, qu'ils savent seule, dans une maison écartée et sans secours. Ils n'assassinent même que si leur intérêt immédiat et leur sécurité ultérieure le conseillent. Il est donc impossible de les assimiler au paralytique général dont je parlais plus haut ou à l'épileptique qui tue dans une crise de fureur inconsciente.

Ils ne sont pas irresponsables.

Mais ils ne sont pas non plus responsables comme tout le monde; ils n'ont pas leurs neurones psychiques normaux. L'hérédité, les poisons, la mauvaise éducation, les maladies antérieures ont altéré leurs cellules cérébrales : leur responsabilité est atténuée.

Quels sont, au fond, les éléments constitutifs de ce lamentable état psychique?

D'un mot, ces sujets sont, comme je l'ai dit, des *débiles mentaux;* leur psychisme est débile sous toutes ses formes : intelligence, sensibilité et volonté.

D'abord, leur intelligence est bornée : même quand ils ont fait des inventions [ou combiné [un crime, ils

montrent une intelligence remplie de lacunes, sans
équilibre et surtout dépourvue de bon sens : les illo-
gismes et les contradictions fourmillent dans leurs
actes. Ils désertent bêtement pour un but futile ou
sans but, sachant qu'ils encourent la prison et le conseil de guerre; ils vont dépenser l'argent du vol dans
la maison publique la plus voisine où la police les
attend comme dans une souricière, ou s'affichent sans
même se grimer dans les *music halls* les plus étroite-
ment surveillés. Quand ils font des raisonnements logiques, ce sont des raisonnements d'enfant. Ils présentent toute leur vie ce que Duprat a appelé « l'infanti-
lisme pervers » ; ils restent puérils à tout âge, mentent
niaisement et le plus souvent, s'ils savent lire et écrire,
ils n'ont réussi à recevoir qu'une instruction des plus
élémentaires, sauf parfois sur un tout petit point pour
lequel ils sont extrordinairement précoces et bril-
lants.

Leur débilité sensitive et affective est encore plus
marquée : très égoïstes, ils ont des sentiments familiaux tout à fait rudimentaires, abandonnent facilement la maison paternelle, font de longues fugues sans
donner de leurs nouvelles et sans souffrir de n'en point
recevoir. Ils n'ont de pitié ni pour les gens ni pour
les bêtes, ou bien ils ont une sensibilité pervertie qui
les fera plus souffrir devant un chien écrasé que devant une femme qui agonise. Certains éprouvent même
de la jouissance à voir souffrir les autres.

Absurdement fanfarons, ils n'ont pas peur de ce qui
les menace réellement et ont des phobies ridicules de
choses insignifiantes. Ils ont des manies, des tics psychiques. Négateurs de toute religion, ils ont souvent
mille superstitions, reçoivent volontiers les conseils
des esprits par l'intermédiaire d'un pied de table, ou

font une prière avant d'aller commettre un crime.

La débilité de la volonté est ce qui domine le plus leur existence. Ceci éclate dans tous leurs actes.

Dans la vie normale, nos décisions sont ordinairement le résultat d'un jugement, plus ou moins rapidement porté par l'esprit, après examen comparatif et raisonné des divers motifs et mobiles; dans cette décision apparaît la force de volonté du sujet.

Chez nos demifous, cette force de volonté est nulle ou très faible; ce qui ne les empêche pas d'être têtus. Ils ne savent pas ce qu'ils veulent, mais ils le veulent bien; ou plutôt, ils veulent avec obstination ce que leur a suggéré la plus récente et la plus insignifiante impression, ce que le dernier conseil leur a inspiré, ce que l'instinct ou le besoin actuel les incite à faire. Personnellement, ils ne discutent pas, n'essaient pas de contre-balancer les tentations et les insinuations du mal par une force personnelle de volonté.

D'ailleurs, non seulement ils n'ont aucun principe religieux élevé et réel; mais ils n'ont même aucun principe de morale naturelle : ce sont des amoraux ou, comme on l'a dit, « des invalides moraux. »

Ils hésitent avant de voler ou de tuer parce qu'ils ont peur d'être découverts et mis en prison; ils délibèrent sur les précautions à prendre pour éviter le gendarme et le bagne ou la guillotine. Mais l'idée du préjudice causé à autrui ou du mal en soi n'a aucune prise sur eux : un crime, resté caché et impuni, n'est pas un crime à leurs yeux. Et comme, au moment de commettre un crime, on espère toujours avoir assez bien arrangé les choses pour échapper à la justice humaine, il n'y a plus, chez les demifous, aucun motif de ne pas le commettre.

J'insiste sur ce point, sur lequel je reviendrai dans

la seconde partie de cet article, que ces sujets *comprennent* le gendarme et la prison. Ils savent si, au moment présent, on guillotine ou si on gracie les assassins; ils savent qu'on est bien logé à la prison de Fresnes et qu'on peut se marier à la Guyane... Ils se distinguent ainsi complètement du fou irresponsable qui, lui, ignore toutes ces choses, ne doit pas être mis en prison et n'a besoin que des soins médicaux immédiats dans un asile d'aliénés.

Nos criminels à responsabilité atténuée doivent donc être jugés et condamnés et aller en prison, puisqu'ils comprennent toutes ces choses. La société a le droit et le devoir d'employer, vis-à-vis d'eux, ses moyens de coercition et d'intimidation, puisque ce sont des moyens d'agir sur leur cerveau et, dans une certaine mesure, de les empêcher de recommencer.

Mais, en les punissant comme les bien portants, la société remplit-elle et épuise-t-elle tous ses devoirs vis-à-vis d'eux? Faut-il traiter ces malades comme s'ils ne l'étaient pas? La société ne doit-elle considérer que le crime commis et le préjudice causé sans se préoccuper de savoir si l'auteur de ce préjudice était malade ou sain d'esprit, avait ou non ses neurones psychiques normaux?

Beaucoup de très bons esprits répondent à cette question par l'affirmative et pensent qu'on ne doit faire aucune différence entre les deux catégories de criminels.

« Quant à aller rechercher, dit ÉMILE FAGUET, des demiresponsabilités, des responsabilités plus ou moins atténuées, c'est une pure chinoiserie ». Il ne faut parler ni de *responsabilité*, ni même de *culpabilité*, on n'a à rechercher que la *nocivité* de l'accusé. Quel péril

cet homme, coupable ou fou, fait-il courir à ses semblables par sa manière d'être? Voilà la seule question
à poser. — Mais, alors il faut se défendre contre les
fous et les criminels de la même manière? — « Absolument de la même manière », conclut FAGUET.

Dans un autre article plus récent, mon éminent et
toujours très aimable contradicteur rapporte (ou suppose) la conversation suivante entre un médecin et le
chef du jury qui condamna Menesclou.

« Quelques jours après l'exécution, le médecin vint
trouver son ami, le chef du jury, et tout pâle, il lui
dit : Vous savez, Menesclou? — Eh bien? — Eh bien!
vous l'avez tué! — Oui. Eh bien? — Eh bien, on l'a
autopsié, *c'était un fou!!!* — Ah! répondit le chef du
jury, vous m'ôtez un poids. — Hein? — Oui, vous
m'ôtez un poids. Je suis soulagé. Je craignais qu'il
ne fût pas fou. Du moment que c'était un fou dont la
folie était d'assassiner, il est excellent de l'avoir sup-
primé. »

« Vous frémissez, âmes sensibles, continue ÉMILE
FAGUET; mais ce chef de jury a pourtant raison. Quand
il s'agit de malades, de pauvres malades, bien dignes
de pitié, certes, mais dont la maladie consiste à égor-
ger leurs semblables, je ne vois pas du tout pourquoi
on ne s'appliquerait qu'à prolonger leur existence. »

PIERRE BAUDIN soutient, de même, que la thèse
de la responsabilité atténuée « ne saurait avoir aucune conséquence au point de vue pénal; » il serait
même tenté d'ouvrir les asiles, non aux aliénés criminels, mais aux aliénistes qui soutiennent ces doctrines
subversives. « Nous avons, dit-il encore, un meilleur
emploi à faire de notre argent et de notre philosophie
médicale que d'immuniser et d'hospitaliser des détra-
qués coupables. »

6

C'est l'idée exprimée par un journal lors d'une affaire célèbre : « pourquoi dépenser l'argent des contribuables à nourrir des monstres pareils? Quand un chien est enragé, on le tue. »

A propos du même criminel (d'ailleurs peu intéressant et déclaré responsable par les experts), le docteur MAURICE DE FLEURY voulait bien qu'il fût soumis à l'examen des médecins légistes, pourvu que, quel que fût le diagnostic, les décisions du jury n'en fussent pas influencées. D'après le même auteur, la santé psychique des criminels peut les rendre plus ou moins « sympathiques » ou « antipathiques », rien de plus. Et il ajoute : « on a certainement eu tort d'écarteler Damiens, fou notoire, qui voulut poignarder Louis XV ; mais, en supprimant la torture, nous avons fait l'essentiel et tout en moi ne se révolte pas à la pensée qu'on pourrait éliminer, par un procédé très rapide et point trop hideux, si possible, un aliéné très dangereux. »

Dans la constatation, par le médecin, chez le criminel, d'une santé psychique plus ou moins altérée, REMY DE GOURMONT ne veut, lui aussi, voir qu'un *fait* sans application légale ou sociale, comme dans la chute d'un arbre plus ou moins bien protégé par un rideau de pins. « C'est un fait, et l'on en tiendra compte dans l'estimation des arbres comme dans celle des hommes. C'est **un fait et voilà tout**... Quand nous aurons bien disputé... quand nous aurons épuisé tous les arguments pour ou contre toutes les nuances de la responsabilité que l'on peut découvrir dans un homme sain ou malade, nous nous trouverons d'accord avec les bûcherons sociaux, avec les magistrats, sur la nécessité d'enlever l'homme et d'en débarrasser à jamais la société... Ne parlons même pas de crime, parlons de

danger... L'idée de crime est une idée métaphysique;
l'idée de danger est une idée sociale. Les opinions de
PIERRE BAUDIN, FAGUET, DE FLEURY, qui effraient M. GRASSET,
sont en principe fort acceptables ... Il y a d'un côté
les assassins et de l'autre les assassinés. Que m'importe
que celui qui me cassera la tête soit un apache ou un
fou furieux? Ce qui m'importe, c'est de vivre. J'ai
grand'pitié des malades, mais je prie qu'on enferme
soigneusement ceux qui sont en état de fièvre chaude. »

Je n'ai pas cherché à dissimuler la manière de voir
opposée à la mienne, ni à amoindrir la valeur des
hommes qui la défendent. Mais je me permets de maintenir, contre de telles autorités, l'opinion du médecin
pitoyable qui ne peut pas se désintéresser et qui ne
comprend pas que la société puisse se désintéresser
du malade, même quand celui-ci est nuisible, dangereux, même quand sa maladie est d'assassiner.

Je ne referai pas d'ailleurs, ici, le plaidoyer que j'ai
fait si souvent déjà, et si vainement d'ailleurs. Mais je
peux bien répéter que si l'un de mes lecteurs était, un
jour, blessé par un criminel, je suis sûr qu'il ne resterait pas indifférent, — et que, si cela arrivait à REMY
DE GOURMONT, l'éminent psychologue ne resterait pas
indifférent — à la question de savoir si son assassin était
un apache ou un fou et ne demanderait pas la même
peine dans les deux cas. Je suis certain qu'ils deman-
deraient la guillotine pour l'apache et l'asile pour le fou.

Je suis également certain que mes lecteurs ne
pensent pas comme mon spirituel confrère, MAURICE
DE FLEURY, et qu'au contraire tout en eux se révolte à
la pensée que la société pourrait faire disparaître un
fou dangereux, alors même que le procédé d'exécution
serait rapide et élégant.

Qui voudrait sérieusement admettre la comparaison du criminel avec le chien enragé? Oui ; quand un chien est enragé, on le tue; tandis que, quand un homme est enragé, on le soigne, même s'il a déjà mordu et au risque de se faire mordre soi-même.

La société a le devoir de soigner ses malades : on peut bien dire que cette vieille formule de nos ancêtres s'impose, de plus en plus victorieuse, à toutes nos sociétés contemporaines. Ce devoir est aussi strict vis-à-vis des malades du psychisme que vis-à-vis des victimes des accidents du travail ou des tuberculeux ; et le devoir ne disparaît pas parce que le malade psychique aura commis un crime ou un délit.

Il est inadmissible qu'un homme de cœur et de bon sens veuille assimiler un malade nocif à un animal nuisible.

Si l'on ne prenait en considération que la nocivité ou l'utilité sociales des hommes, pourquoi ne pas revenir aux usages des sauvages et des barbares? Pourquoi ne pas sacrifier tous les vieillards devenus des bouches inutiles et ne pas jeter à l'Eurotas tous les enfants souffreteux qui ne seront qu'une charge pour la société? Pourquoi soigner les lépreux et les tuberculeux qui sont un danger social par la contagion? Pourquoi ne pas supprimer toutes ces traditions médiévales des époques théocratiques?

Quand le crime est patent et que l'auteur a été pris en flagrant délit, pourquoi faire des instructions et des enquêtes? Il est bien plus simple et plus expéditif de livrer le criminel à la foule qui le lynchera, après l'avoir convenablement torturé (c'est la plus efficace, et la plus radicale des peines corporelles qui doivent sauver la société), sans nommer des experts pour savoir s'il était fou ou non.

Tout cela n'est pas défendable dans une société régulièrement organisée, comprenant ses devoirs.

D'ailleurs, quoique très critiquée de divers côtés, la notion de responsabilité atténuée s'impose de plus en plus à tous comme un fait scientifique, indiscutable et définitivement démontré.

Après avoir énergiquement combattu toute ma conception des demifous et des demiresponsables dans son livre sur *Le Régime des aliénsé*, le docteur Dubief (auteur et rapporteur du projet de loi, dont j'ai parlé plus haut page 35) dit : « si certains aliénés, du fait de la maladie dont ils sont atteints, sont toujours irresponsables, d'autres peuvent, au moment de l'action, être demeurés responsables, et, de même que les conditions de l'acte incriminé peuvent justifier le bénéfice des circonstances atténuantes, de même, au point de vue criminel, peut-on trouver dans son état psychique des atténuations à sa responsabilité. »

Devant la faculté de droit de Lyon, Michelon a fait tout une thèse de doctorat contre « les demifous et la responsabilité dite atténuée ». Mais son argumentation est fondée sur les conséquences légales que cette notion entraîne dans la pratique judiciaire. Il admet très bien, comme fait, l'existence des demifous qui sont en même temps des demicriminels et étudie avec grand soin le sort qui leur est réservé dans la législation actuelle.

Devant la faculté de droit de Toulouse, Eydoux soutient aussi une thèse de doctorat, également consacrée aux demifous et à la responsabilité atténuée, et conclut : « en l'état actuel de la psychologie et de la psychiatrie, les demifous doivent avoir leur place entre les irresponsables et les hommes sains d'esprit jouissant de leur libre arbitre. »

Après les juristes, voici l'opinion de quelques aliénistes.

Le docteur CHARLES VALLON, médecin en chef des asiles de la Seine, écrit : « entre l'intégrité des facultés intellectuelles et l'aliénation mentale complète, il y a des degrés presque infinis ; il est donc de toute logique d'admettre également des degrés entre la responsabilité complète et l'irresponsabilité. Cette manière d'apprécier la responsabilité légale » est « tout à fait conforme aux données de la science... Il est des inculpés qui, tout en n'étant pas aliénés et par suite irresponsables, présentent un état mental particulier dont il est juste de tenir compte dans l'appréciation de leur responsabilité... En dehors de l'aliénation mentale qui supprime toute responsabilité, nombreux sont les troubles de la santé cérébrale, les insuffisances intellectuelles de nature à constituer une excuse, une circonstance atténuante, en d'autres termes à atténuer la responsabilité d'un délinquant ou d'un criminel... Il n'est pas possible d'indiquer mathématiquement la mesure de l'atténuation ; mais on peut employer des expressions de ce genre : atténuer sa responsabilité dans une *certaine* mesure, dans une *large* mesure, dans une *très large* mesure, dans une mesure qu'il appartient aux magistrats de fixer, dans une mesure dont les magistrats, dans leur sagesse, sauront fixer l'étendue. »

Le professeur de clinique mentale de la Faculté de Paris, GILBERT BALLET, avec qui nous avons amicalement bataillé bien souvent sur toutes ces questions, cite l'exemple de l'épileptique commettant un crime en dehors de ses crises et ajoute : « je considère que, dans une telle situation, on est en droit de dire que sa responsabilité est atténuée, ce qui veut dire : le malade que vous me présentez est un malade qui a commis un

crime ou un délit, non pas sous l'influence d'un mobile pathologique mais sous l'influence d'un mobile
ordinaire. Seulement, en vertu de son état pathologique, il présente une puissance de résistance
moindre. Voilà une situation qui me paraît particulière,
très différente de la situation des criminels que j'appe-
lais tout à l'heure irresponsables, bien différente aussi
de celle des responsables. A côté de l'épileptique, je
pourrais placer l'alcoolique agissant, non pas sous
l'influence de l'hallucination, mais recevant par
exemple une injure de son voisin et ripostant avec plus
de véhémence et de vivacité, précisément parce que
les habitudes alcooliques ont engendré chez lui une
certaine irritabilité... Voilà des cas qu'il faut placer
dans une catégorie intermédiaire entre ce que nous
qualifions de pleine responsabilité et d'irresponsabilité. »

De même, le professeur de clinique mentale de la
faculté de Bordeaux, REGIS écrit : « les partisans les
plus convaincus de l'irresponsabilité absolue des
aliénés ont admis eux-mêmes, en termes formels, la
responsabilité simplement atténuée des demialiénés et
J. FALRET a dit à cet égard : ce sont là des états mixtes,
intermédiaires entre la raison et la folie, dans lesquels
il est permis de discuter le degré de responsabilité,
d'admettre la responsabilité entière ou la responsabilité
atténuée selon les cas et où il n'y a pas lieu d'appliquer le critérium de l'irresponsabilité absolue... Il
nous semble difficile de ne pas se rallier à l'opinion si
juste de FALRET. » Et REGIS continue : « l'humanité,
disais-je aux jurés dans un procès récent, ne se divise
malheureusement pas, psychologiquement, en deux
catégories tout à fait distinctes : d'un côté, les sains
d'esprit entièrement responsables; de l'autre, les alié-

nés entièrement irresponsables. Entre les deux, existe
une vaste province, dite zone frontière ou mitoyenne,
peuplée d'individualités tarées à divers degrés et comportant, par suite, des responsabilités très différentes.
Bien qu'on ne puisse pas mesurer le degré de responsabilité de ces intermédiaires au millimètre, on
peut cependant établir pour eux, à ce point de vue,
comme une échelle proportionnelle, en se servant
d'une notation assez précise pour marquer trois
degrés progressifs dans l'atténuation : atténuation
légère, atténuation assez large, très large atténuation. Ce sont, en effet, les trois termes dont on se
sert habituellement. Cette connaissance de la responsabilité atténuée et de son mode d'application en
pratique a d'autant plus d'importance pour le médecin expert que, dans un grand nombre de cas soumis
à son examen, dans le plus grand nombre pourrait-on
dire, il s'agit d'états pathologiques incomplets, intermédiaires, comportant, non une irresponsabilité absolue, mais une responsabilité atténuée. »

De même encore, MAIRET, professeur de clinique
mentale à la faculté de Montpellier, écrit : « le temps
n'est plus où l'on pouvait diviser les hommes en deux
groupes au point de vue de la responsabilité : les responsables et les irresponsables ; la science a progressé.
Elle montre qu'il est des individus dont le fonctionnement psychique se fait mal ; or, quoique ces individus
ne soient pas des aliénés, le fonctionnement de leur
activité est cependant troublé, rendu anormal et par
suite leur responsabilité est plus ou moins diminuée,
atténuée. C'est là un fait aujourd'hui communément
admis. »

Et, dans le livre plus récent fait avec EUZIÈRE sur
les Invalides moraux, MAIRET cite une série de types

cliniques qui entraînent, non l'irresponsabilité, mais la responsabilité atténuée.

Enfin, au mois d'août 1910, au Congrès international de médecine légale à Bruxelles dont je parle en tête de cette étude, la question de l'existence ou de la non-existence de la responsabilité atténuée, très nettement posée par les rapporteurs, a été résolue par l'affirmative.

« Il y a évidemment, dit le docteur DE BOECK, non seulement des malades psychiques, mais des demi-malades de cette catégorie, dont la situation correspond à une demi-invalidité cérébrale, que nous traduisons par l'expression de responsabilité atténuée... En tout cas, j'estime que, comme médecins légistes, nous avons à envisager la responsabilité dans tous ses degrés : complète, atténuée, nulle. »

Et, dans un autre rapport très étudié (auquel nous emprunterons plusieurs documents utiles), le docteur MATHÉ (1) dit : « Il y a des sujets que leur état psychique oblige à considérer comme irresponsables et d'autres qui présentent des troubles empêchant d'en faire des responsables, mais ne suffisant pas pour permettre de les considérer comme irresponsables... La responsabilité atténuée est une altération de la santé cérébrale; c'est l'état d'un individu qui présente un affaiblissement, une diminution de l'intégrité de ses fonctions psychiques. Celui dont la responsabilité est atténuée est un débile psychique. »

Au point de vue de la doctrine médicale, la cause

(1) MATHÉ. La responsabilité atténuée, préface de JOSEPH REINACH, député. 1911. Rendant compte de ce livre, le professeur JEAN LÉPINE veut bien dire : « l'auteur prend pour point de départ la théorie si juste de M. GRASSET, dont la valeur s'affirme chaque jour en dépit des malentendus trop nombreux auxquels elle a donné lieu jusqu'ici ». (Revue de Médecine, 1912.)

paraît donc définitivement entendue : les demifous existent; parmi les criminels il y en a dont la responsabilité est médicalement atténuée.

Nous sommes donc scientifiquement loin de l'époque où l'on considérait la notion de responsabilité atténuée comme « une façon commode de déguiser notre ignorance » (docteur LEGRAIN), comme un moyen pour les experts d'atténuer leur propre responsabilité (professeur GARRAUD), comme « un simple expédient pratique n'ayant aucune valeur scientifique » (docteur MICHELON) (1)...

Nous n'avons plus à nous occuper des plaisanteries faciles sur les mots « demiresponsables » et « demifous », qui s'inspirent toutes de la boutade d'ANATOLE FRANCE (dans l'*Histoire comique*) « sur les médecins qui distinguent des moitiés de responsabilité, des tiers de responsabilité et des quarts de responsabilité et qui coupent la responsabilité par tranches comme la galette du Gymnase, discutant cependant entre eux quelquefois pour savoir s'il faut attribuer à un tel un douzième de responsabilité ou un dixième, comme on

---

(1) Les aliénistes, qui ne veulent pas prononcer le mot « responsabilité atténuée », concluent à la responsabilité, mais en ajoutant « avec indulgence » ou « digne de pitié », « digne d'intérêt » (DUBUISSON et VIGOUROUX. *Responsabilité pénale et folie. Étude médicolégale*, préface de LACASSAGNE, 1911). L'idée est la même qu'avec « responsabilité atténuée » et l'expression est pire, parce que l'indulgence est l'affaire des juges qui apprécient la culpabilité, tandis que la responsabilité est l'affaire des médecins qui apprécient la normalité des neurones psychiques. VALLON, DUPRÉ et CLAUDE ont dit, de même, récemment : « en raison de son état de débilité et de déséquilibration mentale, sa conduite pourra être appréciée avec indulgence ». L'avocat général PÉAN n'a d'ailleurs pas été plus satisfait de cette conclusion et s'est écrié : « je ne comprends rien, en ce qui me concerne, à certaine métaphysique médicolégale » (!!!) Il n'y a là aucune métaphysique à comprendre; il n'y a qu'un *fait*, dont il faut reconnaître l'existence, en médecine scientifique : c'est celui de la responsabilité atténuée.

attribue un douzième de part ou seulement un demi-douzième aux sociétaires de la Comédie-Française ». Et les journalistes d'ajouter : « dans quelle balance pèsera-t-on ces questions de responsabilité, ces culpabilités fragmentaires? Et décidera-t-on, quand il s'agira de l'application de la peine, que le condamné sera guillotiné par moitié seulement? »

Plus dangereuse (à cause de son origine) est l'argumentation, encore ironique, du professeur GILBERT BALLET quand il dit : « si je ne m'abuse, la tendance des cliniciens est aujourd'hui d'éliminer du vocabulaire psychiatrique ce terme des premiers âges de la médecine mentale : *Fou!* Et voilà qu'on nous apporte maintenant des *demifous*, en attendant les *quarts* et les *tiers* de fous. Qu'est-ce qu'un fou? Personnellement je ne saurais le dire. M. GRASSET, non plus, je pense... » Et les journalistes de proclamer « la faillite de la justice scientifique : les médecins avouent qu'ils ignorent si les criminels sont ou non responsables ».

Voilà le danger qu'il y a à jouer sur les mots ou avec les mots.

Il est certain que les mots « demifous » et « demiresponsables » n'ont nullement le sens d'une fraction 1/2; de même le mot « fou » n'a pas une valeur scientifique. Mais il n'en est pas moins vrai que : 1° les médecins savent reconnaître les sujets qui ont toute leur raison et par suite sont responsables en justice, et ceux qui ont une maladie des fonctions psychiques qui les rend irresponsables en justice; *pour abréger,* j'appelle (avec beaucoup de gens) ces derniers des *fous;* 2° les médecins savent reconnaître, entre les bien portants et les fous, des sujets dont les neurones psychiques sont assez malades pour que leur responsabilité ne soit pas entière et ne sont pas assez malades

pour que cela entraîne leur irresponsabilité ; chez ces
sujets la responsabilité est atténuée. C'est à ces malades
que, *encore pour abréger*, je donne le nom de *demifous*
et de *demiresponsables*.

Je pense qu'après ces explications sur les *mots* et
l'exposé ci-dessus sur le *fond* de la question, je peux
dire qu'aujourd'hui tous les psychiatres (GILBERT
BALLET compris) admettent l'existence des sujets à responsabilité atténuée, c'est-à-dire des sujets que j'appelle demifous et demiresponsables.

De plus, après ces précisions, il me paraît indiscutable que, *seul, le médecin est qualifié pour apprécier et
mesurer la responsabilité d'un criminel.*

Le problème de l'appréciation de la responsabilité
d'un sujet revient au problème de l'appréciation de
la normalité ou de la non-normalité de ses neurones
psychiques. Ce n'est pas un problème de métaphysique
comme on l'a dit ; c'est un problème de médecine.

Il est impossible d'accepter cette idée de REMY
DE GOURMONT : « depuis quelque temps, on ne demande
plus aux jurés leur opinion sur la matérialité d'un fait,
on les interroge sur le programme de l'agrégation de
philosophie. C'est ridicule. » Il serait, en effet, profondément ridicule de poser aux jurés des problèmes de
philosophie. Mais, pour résoudre les problèmes de
responsabilité ou d'irresponsabilité, c'est le programme
de l'agrégation de médecine qu'il faut connaître plutôt
que celui de philosophie. Il faut donc que les magistrats s'éclairent dans chaque cas, auprès des médecins, sur le degré de responsabilité de l'inculpé. Ceci
n'est nullement ridicule, et laisse au contraire chacun
dans son rôle naturel.

Donc, c'est un fait scientifiquement acquis : il existe

des criminels dont la responsabilité est médicalement atténuée. Ce sont des malades vis-à-vis desquels la société garde le *droit* de se préserver et de se défendre, mais qu'elle a en même temps le *devoir* de soigner.

Par conséquent, la société n'a pas le droit de se désintéresser de la question de la responsabilité atténuée. Comment peut-elle résoudre cette question en pratique?

Ceci est hérissé de difficultés.

Pour les bien portants responsables et pour les fous irresponsables, la chose est très simple : aux premiers (criminels ordinaires) on applique la loi, on les emprisonne ou on les guillotine; aux seconds, on applique l'article 64 du Code pénal qui est ainsi conçu : « il n'y a ni crime ni délit, lorsque le prévenu était en état de démence au temps de l'action ou lorsqu'il a été contraint par une force à laquelle il n'a pu résister. » On étend ce mot de démence à tous les cas de folie avec irresponsabilité et on envoie ces criminels à l'asile d'aliénés où ils sont soignés.

Mais pour les criminels à responsabilité atténuée, la question est actuellement insoluble. Les magistrats admettent leur existence et il n'y a rien dans la loi qui leur soit applicable.

Le 12 décembre 1905, M. CHAUMIÉ, ministre de la Justice, a adressé aux procureurs généraux une circulaire où on lit : « A côté des aliénés proprement dits, on rencontre des dégénérés, des individus sujets à des impulsions morbides momentanées ou atteints d'anomalies mentales... il importe que l'expert soit mis en demeure d'indiquer avec la plus grande netteté possible *dans quelle mesure* l'inculpé était, au moment de l'infraction, responsable de l'acte qui lui est imputé. Pour atteindre ce résultat, j'estime que la commission rogatoire devra toujours contenir et poser d'office, en toute matière, les deux questions suivantes : 1° dire si l'inculpé était en état de démence au moment de l'acte, dans le sens de l'article 64 du Code pénal; 2° dire si l'examen psychiatrique et biologique ne révèle point chez lui des anomalies mentales ou psychiques de nature à *atténuer*, dans une certaine mesure, sa responsabilité. »

La question de la responsabilité atténuée nous est donc posée, en fait, dans toutes les expertises, devant les tribunaux criminels et devant les conseils de guerre. Mais, quand nous avons répondu par l'affirmative à cette seconde question, l'embarras des magistrats est extrême pour tenir pratiquement compte de cette conclusion du rapport médicolégal. Comme je l'ai dit dès le début de ce travail, il n'y a aucun article du Code qui soit applicable aux demifous demiresponsables.

Alors, en présence d'un criminel dont la responsabilité a été déclarée atténuée, les magistrats, n'ayant aucun texte de loi à lui appliquer, adoptent l'une ou l'autre des solutions suivantes (s'ils veulent tenir compte des conclusions du rapport médicolégal qu'ils ont provoqué) : ou déclarer le criminel irresponsable et le faire placer dans un asile d'aliénés, ou lui appliquer l'article 463 sur les circonstances atténuantes.

Il est facile de montrer que ces solutions sont, l'une et l'autre, détestables.

D'abord la première solution est *illégale*.

On ne peut en effet faire interner un criminel demifou qu'en lui appliquant l'article 64 et en le comprenant dans la catégorie des « déments » ou des « contraints ». Or, la Cour de Cassation a décidé que l'on ne peut pas appliquer l'article 64 à un criminel dont la responsabilité a été déclarée seulement atténuée.

Pour une dame S..., les médecins experts (BERNHEIM, PARISOT et AIMÉ) avaient déclaré qu'elle appartenait à la catégorie des délinquants impulsifs qui ne sauraient être internés dans un asile d'aliénés, et ne devaient pas être davantage enfermés dans une prison, leur responsabilité étant atténuée. La Cour de Nancy crut pouvoir appliquer l'article 64 à cette inculpée, en étendant le sens du mot « contrainte ». Mais, par arrêt du 11 avril 1908, la Cour de Cassation a cassé l'arrêt de Nancy et déclaré que l'article 64 ne peut pas être appliqué aux demifous à responsabilité atténuée, dont l'arrêt d'ailleurs reconnaît et consacre l'existence, sans indiquer d'autre article qui leur soit applicable.

Si on passe outre à cette illégalité et si on applique l'article 64 au demifou criminel, on rend une ordonnance de non-lieu et on enferme l'inculpé dans un asile. Mais, comme les médecins n'ont le droit de garder dans les asiles que les aliénés, ils font bientôt sortir le demifou qui reprend la vie libre dans la société et y recommence la série de ses méfaits et de ses crimes.

Au mois de juin 1907, à Béziers, un individu est arrêté pour avoir donné des coups de couteau à deux personnes dans la rue; après expertise médicale, on rend une ordonnance de non-lieu et le criminel est interné à l'asile d'aliénés de Montpellier. Quinze jours après, il est déclaré guéri par le médecin en chef et remis en liberté. Au mois d'avril suivant, c'est à coups de revolver qu'il blesse gravement un individu. Que pouvions-nous conclure de pratique dans la nouvelle expertise dont nous avons été chargé, quand nous eûmes reconnu que c'était un demifou à responsabilité atténuée, sinon que sa crise de folie aiguë était guérie, mais que la demifolie chronique ne l'était pas quand on l'avait fait sortir de l'asile et rendu à la liberté sociale?

La question se pose ainsi, angoissante, pour les fous intermittents, qui restent demifous dans l'intervalle de leurs accès (tel a été probablement le cas de l'ogresse Jeanne Weber), pour les épileptiques, qui sont irresponsables dans l'attaque, mais seulement demiresponsables en dehors et dans l'intervalle de leurs attaques.

Un alcoolique, après quelques méfaits, est examiné par un médecin, qui ne peut pas le faire interner parce qu'il est seulement demifou. Peu de temps après, il donne des coups de couteau à une jeune fille. On l'interne. Actuellement, il est guéri de sa crise, et la famille de la victime est terrorisée à la pensée qu'il va être rendu à la liberté.

L'internement du demifou criminel est donc irréalisable, illégal, inefficace. C'est une solution qui ne protège ni le malade ni la société.

On a alors voulu considérer la responsabilité atténuée comme une circonstance atténuante et appliquer à ces criminels demifous l'article 463 du Code pénal.

Ceci n'est pas illégal.

Il faut lire dans le beau livre de SALEILLES l'histoire de la naissance et du développement progressif de l'idée d'*individualisation de la peine.*

Primitivement et longtemps, le droit pénal était resté purement objectif : on ne tenait compte que du fait réalisé, on ignorait la personnalité de l'agent qui restait indifférente; comme le père ignorant qui ne tient compte pour la punition de l'enfant que de la valeur de l'objet brisé, « on ne s'attachait qu'au résultat ».

L'apparition de l'article 64, due aux progrès de la neurobiologie à la fin du dix-huitième siècle (époque

que synthétise et personnifie le nom de Pinel), marque en 1810 un progrès, en consacrant l'inégalité des accusés au point de vue pathologique ou médical.

C'est ensuite le principe des « peines variables à limites fixes, c'est-à-dire variables entre deux limites fixées par la loi » ; c'est « l'élasticité » des peines avec « un maximum et un minimum entre lesquels le juge peut se mouvoir ».

Enfin le mot de « circonstances atténuantes » est prononcé dans l'article 463. Le droit de les appliquer, donné aux seuls tribunaux en 1810, est étendu aux jurys, « en 1824, d'une façon partielle, puis en 1832 d'une façon générale ».

Et alors s'est développée la pensée que l'atténuation de la peine pouvait aussi bien être conditionnée par la santé psychique du criminel que par les circonstances du crime. On a admis, pour l'atténuation de la peine, les circonstances intérieures au sujet, endogènes (l'état de ses neurones psychiques, par exemple), aussi bien que les circonstances extérieures ou exogènes.

En France, on a pris l'habitude d'atténuer la peine dans les cas de responsabilité atténuée, sans que cela fût inscrit dans la loi ; et, dans les pays qui ont inscrit la responsabilité atténuée dans leur code, c'est toujours à une atténuation de la peine, à une peine plus courte, que, dans ces cas, aboutit cette disposition de la loi.

Ainsi (1), le Code danois dit, dès 1847 : une peine *amoindrie* sera appliquée aux personnes n'ayant pas complètement conscience de leurs actes ; le Code suédois prévoit un *adoucissement* de la peine dans ces cas ; le Code italien de 1889 *diminue* la peine ; il en est de

(1) Tous nos renseignements sur les législations étrangères sont empruntés au rapport du docteur Mathé.

même dans le Code japonais, qui est le plus récent des codes en vigueur.

Cette seconde solution du problème légal de la responsabilité atténuée par les *peines courtes* ou *raccourcies* est aussi mauvais que celle de l'internement, soit pour la société qu'elle ne défend pas, soit pour le demifou qu'elle ne traite pas.

Il semble démontré, en effet, que le régime des courtes peines n'arrive qu'à « aggraver, sans profit pour la société, le cas du malheureux auquel il serait appliqué, au lieu d'améliorer ses conditions de vie et de conduite ». On attribue à l'abus des courtes peines le déplorable accroissement des récidives : on y voit « la plaie de notre système judiciaire ».

Au fond, c'est là le grand cheval de bataille des adversaires irréductibles de la responsabilité atténuée : la notion de responsabilité atténuée ne peut, dit-on, aboutir qu'à une atténuation de la peine; ce résultat est déplorable; donc, il faut abandonner cette notion dangereuse de la responsabilité atténuée. Ainsi raisonnent MICHELON dans sa thèse, citée plus haut, et MAXWELL, dans son livre *le Crime et la Société.*

« La conséquence forcée de la notion psychiatrique de la responsabilité atténuée, dit ce dernier auteur (magistrat et docteur en médecine), aboutit à celle de l'atténuation de la punition; cette conséquence est irréprochable au point de vue théorique; elle est funeste dans la pratique »; et alors, la « théorie de la responsabilité atténuée comme cause de l'atténuation de la peine » devient « une des plus graves erreurs de la pratique contemporaine ».

On arrive ainsi à repousser complètement la doctrine de la responsabilité atténuée, qui n'a que des inconvénients, qui est un fléau pour la société, qui est la cause

de cette déplorable marche croissante de la crimiɴa-
lité, dont on ne peut contester la réalité et la gravité.

C'est en s'appuyant sur cet argument des déplorables
conséquences sociales de la responsabilité atténuée que
Gilbert Ballet a énergiquement combattu, à la Société
générale des prisons et au Congrès de Genève de 1907,
cette notion de la responsabilité atténuée, dont nous
l'avons vu proclamer l'existence médicale et scientifique dans un passage cité plus haut (page 86).

Je n'ai naturellement pas l'intention de contester ce
fait qui semble ressortir nettement de l'expérience
judiciaire, que les peines raccourcies sont un déplorable système pour traiter le demifou et pour garantir
la société contre les méfaits de ce demiresponsable.
J'accepte cette conclusion comme j'ai accepté cette autre
que l'internement du demifou par application de l'article 64 étendu constitue également une solution déplorable pour la société et pour le demifou.

Que conclure de cela? uniquement ceci : que, *dans
l'état actuel de notre législation*, la notion de responsabilité atténuée ne peut pas être appliquée d'une manière
utile et efficace pour la société et pour le demifou.
Mais il serait illogique et antiscientifique de condamner
la notion même de responsabilité atténuée, pour le
seul motif que la loi actuelle ne permet pas de l'appliquer utilement. Pour rester dans la logique, il faut
conclure, non que la responsabilité atténuée n'existe
pas, mais que *la loi* est mauvaise ou incomplète et *doit
être* modifiée ou *complétée*.

Alors même, il faut bien le reconnaître, que la notion de responsabilité atténuée ne pourrait conduire
qu'à l'une des deux solutions également fâcheuses
dont j'ai parlé : court internement ou peine courte,
cela ne suffirait pas à faire disparaître les devoirs de

la société vis-à-vis de ces demifous. Nous devons assister nos malades, même quand cette assistance est préjudiciable à nos intérêts.

De tout ce qui précède on peut seulement conclure que : 1° il y a des criminels dont la responsabilité est atténuée; 2° la société a le devoir de soigner ces demifous, en même temps qu'elle a le droit de se défendre contre leurs méfaits; 3° l'internement dans un asile par application de l'article 64 ou l'atténuation de la peine par application de l'article 463 sont des solutions inacceptables, puisqu'il n'y a, dans ces solutions, ni garantie pour la société, ni traitement pour le malade.

Que faut-il donc organiser, quelle modification faut-il apporter au Code pénal pour que la société ne laisse pas ces malheureux hors la loi et puisse simultanément remplir ses devoirs à leur sujet et user de ses droits?

1° Puisque le fait de la responsabilité atténuée est scientifiquement démontré, la loi doit le reconnaître.

La loi votée par la Chambre en janvier 1907 prévoit et ordonne (dans ses articles 36 et 37) un verdict de responsabilité ou d'irresponsabilité et règle le sort des criminels irresponsables. (Voir plus haut page 62.)

Il faut organiser une campagne pour que le Sénat vote ces articles et ajoute à cette loi un article visant le verdict de responsabilité atténuée.

2° Cela fait, et pour régler le sort de ces demifous, le jugement doit décider qu'ils seront *punis* et *traités* : punis comme les bien portants psychiquement, puisqu'ils comprennent, eux aussi, le gendarme et la prison; traités comme les malades de l'esprit, puisqu'ils ont besoin du médecin et de l'infirmier.

Il faut donc créer des *asiles-prisons* dans lesquels

seront enfermés, traités et légalement retenus ces criminels demifous.

3° La loi devra rendre obligatoire cet internement du demiresponsable dans un asile spécial, *dès son premier méfait social,* et permettre de l'y retenir en traitement, non jusqu'à l'expiration d'une peine, plus ou moins raccourcie, mais jusqu'à la guérison; et *jusqu'à la guérison,* non de la crise aiguë, mais de la maladie psychique elle-même, c'est-à-dire *de sa demifolie.*

Il est urgent qu'on s'occupe en France de cette question des criminels à responsabilité atténuée. Car dans tous les autres pays, elle est déjà à l'ordre du jour.

En ouvrant le Congrès d'Amsterdam, M. VAN RAALTE, ministre de la Justice de Hollande, disait (1907) : « en ce qui concerne le traitement par le législateur national des criminels adultes, les débats de ce Congrès seront d'une grande actualité. Je pense à la procédure à l'égard des personnes de responsabilité atténuée qu'un auteur français, dans un ouvrage récent, comprend sous le terme général de *demifous demiresponsables,* sujet qui récemment entre les jurisconsultes néerlandais a donné lieu à d'intéressantes discussions. Et ce n'est pas un secret que le ministre de la Justice s'occupe en ce moment des études préparatoires nécessaires pour que la législation, en se conformant aux idées modernes sur le traitement des *aliénés dangereux,* reconnaisse, dans l'intérêt de la société, que pour les malheureux la solution du problème doit être cherchée dans l'assistance plutôt que dans la peine. »

L'effort dans le même sens s'est concrété déjà dans certains pays, notamment en Allemagne et en Suisse.

Dans le projet de loi en étude en Allemagne, on prévoit la responsabilité atténuée et l'application, à ces criminels, d'une peine d'abord, d'un traitement ensuite. Le projet de loi suisse admet les mêmes principes, mais en renversant l'ordre d'application : l'exécution de la peine est suspendue jusqu'au moment de la guérison du demifou (le temps du traitement étant compté comme peine).

Voilà la double notion à introduire dans le Code pénal français : 1° la notion légale de la responsabilité atténuée ; 2° la nécessité d'appliquer obligatoirement à ces demiresponsables une peine plus ou moins raccourcie et un traitement plus ou moins prolongé, dans un asile spécial, jusqu'à guérison de leur demifolie.

Si on accepte cette solution, il n'est plus possible de faire à la notion de responsabilité atténuée les objections formulées tout à l'heure, qui font la base de l'opposition de Michelon, de Maxwell et de la plupart des orateurs de la *Société générale des prisons* : en traitant ainsi les criminels demifous par l'asile-prison, nous ne désarmons pas la société, nous n'énervons pas son action de défense et de protection. Au contraire, nous prévenons beaucoup de crimes, puisque, dès son premier méfait, nous enfermons le demiresponsable, le traitons obligatoirement et l'empêchons de commettre de nouveaux méfaits. Nous ne lui rendons la liberté que quand il est jugé guéri, c'est-à-dire responsable, et justiciable par suite, pour l'avenir, des lois ordinaires.

En même temps, avec cette solution, la société, non seulement exerce pleinement et efficacement son droit de défense, mais encore remplit complètement son devoir de traitement vis-à-vis de ces criminels malades (1).

___

(1) Voir : Auguste Forel et Albert Mahaim. *Crime et anomalies mentales constitutionnelles. La plaie sociale des déséquilibrés à responsabilité diminuée*, 1902, page 293 ; Sérieux et Capgras. *Les folies raisonnantes*, page 349 ; Paul Sérieux et Lucien Libert. La Bastille, asile de sûreté. *Congrès d'Amiens*, 1911

Y a-t-il donc un traitement possible de ces malades? C'est la dernière question à résoudre, et elle est grave entre toutes; car, s'il n'y a pas de traitement des demifous, tout ce qui précède est presque inutile, ou tout au moins très peu utile et peu pratique.

En réalité, il y a un traitement possible de ces malades, ce qui justifie tous les développements qui précèdent et aussi, d'avance, la campagne que je voudrais voir faire devant le Sénat : il y a un traitement utile, soit prophylactique, soit curatif, de beaucoup de cas de demifolie : on peut rendre à la société un certain nombre de ces demiresponsables, devenus inoffensifs et pouvant même encore, dans certains cas, rendre service à leurs semblables.

Un exemple démontrera immédiatement l'exactitude de cette thèse : c'est l'exemple de l'alcoolique.

L'alcoolique est très souvent le type de ces demifous qui commettent un crime dans un accès d'inconscience ou de demiconscience, sont internés, guérissent rapidement, sortent de l'asile et recommencent. Si, dans l'asile spécial, dont je demande la création, on leur applique un traitement psychique convenable, on peut les guérir, non plus seulement de leur accès de délirium, mais de leur dipsomanie, de leur manie de boire; comme on guérit un morphinomane ou un éthéromane.

C'est ainsi que, commentant la loi suisse dont je parlais plus haut, M. STOOS écrit : « je suis convaincu qu'il vaut mieux traiter les buveurs que les punir... C'est pourquoi le projet suisse réserve l'internement dans un asile pour les buveurs qui ont commis un délit, exigeant comme tels une peine d'une durée restreinte. »

On remarquera qu'en traitant ainsi un alcoolique, non seulement on traite sa demifolie, mais on agit préventivement sur la demifolie de ses enfants. Car l'hérédité alcoolique est une des causes certainement les plus puissantes de ces dégénérescences qui entraînent la responsabilité atténuée.

Donc, le traitement, que la société doit à ses demifous criminels, existe; il est possible.

Ce n'est pas le lieu de développer les éléments médicaux de ce traitement, qui doit surtout être psychique. Je dois seulement indiquer, en terminant, le rôle considérable que l'éducation et la rééducation *morales* doivent y jouer pour qu'il soit vraiment efficace.

Le demifou est un débile égoïste, réduit pour étayer ses décisions aux impressions corporelles du moment; il n'a, par lui-même, ni l'intelligence, ni la sensibilité, ni la volonté suffisantes pour connaître spontanément ses devoirs envers ses semblables, pour comprendre, sans qu'on le lui apprenne, que la liberté des autres doit souvent limiter la sienne; il ne sait pas les lois de la vie en société, il ignore la plupart des lois morales qui sont indispensables au développement et à la vie d'une société.

Mais cette débilité, qui le livre sans défense aux suggestions de ses sensations et de ses passions, le livre aussi sans résistance aux conseils et aux leçons de ceux qui l'entourent. Si ces conseils sont mauvais, sa maladie s'aggravera rapidement, deviendra incurable et il n'y aura plus rien à espérer. Si ces leçons sont bonnes, bien adaptées à son état d'esprit, au degré de son intelligence et à la force de ses facultés, il pourra, au moins dans beaucoup de cas, montrer que, s'il est *insocial*, il n'est pas irréductiblement *antisocial* ni définitivement *insociable* (1); s'il est *iné-*

(1) Voir JOSEPH BONHOMME. *Les déséquilibrés insociables à inter-*

duqué, il n'est pas *inéducable*; s'il est *amoral*, il n'est pas nécessairement *immoral* et peut être encore *moralisé*.

Mais, pour obtenir ce résultat, il ne faut pas seulement entourer le demifou ou le candidat à la demifolie d'une atmosphère de très haute moralité; il ne suffit pas de lui enseigner la morale élevée *sans obligation ni sanction* qui suffit à faire vivre honnêtement les hommes à l'esprit élevé et fort, pénétrés de l'importance et de la valeur de l'idée du bien en soi.

A nos pauvres malades débiles du psychisme, il faut enseigner des règles et des lois de morale extrêmement précises. Il faut surtout leur en montrer et leur en faire comprendre le caractère hautement *obligatoire*, en dehors de toute sanction *judiciaire*. Il faut leur donner l'idée de *devoir*.

Il ne suffit pas de leur enseigner ce qui leur est *utile*, ce qu'ils doivent faire dans leur propre intérêt bien compris, dans l'intérêt de leur famille ou de leur pays ou même dans l'intérêt de l'espèce. Ces considérations, comme les règles d'une saine hygiène, ne seraient pas suffisantes pour entraîner et déterminer les actes d'un demifou.

A ce débile, que la passion sollicite avec fureur, qu'importe l'intérêt de la patrie ou de l'humanité? Pourquoi aurait-il le respect du drapeau ou de la vie humaine? Il désertera ou assassinera, plutôt que de se priver d'une jouissance immédiate, s'il se croit assuré d'échapper à la répression.

A ces malheureux il faut enseigner des lois morales qui apportent avec elles les idées d'obligation et de sanction autres que l'obligation par le gendarme et la

nements discontinus et la section des aliénés difficiles à l'asile de Villejuif. Thèse de Montpellier, 1911.

sanction par la prison (alors même que celle-ci serait agrémentée de peines corporelles).

A ces malades, si on veut les guérir, il faut donner une haute idée de la dignité humaine, du respect qui est dû à la vie humaine chez eux et chez tous les hommes et à la propriété et aux biens de chacun; il faut leur montrer qu'ils doivent protéger leur famille et défendre leur patrie; qu'ils doivent d'abord ne jamais faire à autrui ce qu'ils ne voudraient pas qu'on leur fît à eux-mêmes; que cela ne suffit pas; qu'ils doivent faire à leur prochain ce qu'ils voudraient que le prochain leur fît; qu'ils doivent aimer les autres hommes, les secourir, les aider, se dévouer et se sacrifier pour eux...

D'un mot, *il faut, de ces malades égoïstes, faire des altruistes bien portants.*

J'ai dépassé les limites fixées à cet article et suis sorti de ma compétence par ces derniers développements qui appartiennent plus au moraliste et à l'instituteur qu'au médecin. Mais le corps et l'esprit sont si inextricablement liés que l'enseignement ou l'éducation et la médecine collaborent intimement au point de souvent se confondre dans la formation d'une société bien organisée.

Une saine et sage médecine est indispensable au plein développement de l'âme humaine et un enseignement moral élevé est la condition d'une bonne et solide santé, comme nous la souhaitons à tous les enfants de France!

L'HYGIÈNE SOCIALE

ŒUVRE DE SCIENCE ET ŒUVRE DE MORALE (1)

Cette séance clôture l'important Congrès dont notre distingué et infatigable Secrétaire général, qui est vraiment l'âme de notre œuvre, vient de nous rendre compte et qui restera certainement comme une grave contribution à l'hygiène sociale, grâce au zèle, au talent et à la compétence des Rapporteurs, des Conférenciers et de tous les orateurs qui ont successivement pris la parole.

Je n'ai pas de qualité pour les remercier et pour leur dire tout le profit que notre œuvre tirera de leurs travaux.

Mais cette séance inaugure en même temps le Comité de l'Hérault de l'Alliance d'Hygiène sociale, et c'est pour cela que vous voyez, un peu confus, à cette place, obligé de prendre la parole au milieu de tant d'hommes plus compétents, un vieux médecin, provincial enraciné, qui n'a de titre à cet honneur que son inaltérable et croissante affection pour Montpellier et pour son Université.

(1) Discours prononcé, le 21 mai 1905, à la séance de clôture du deuxième Congrès de l'Alliance d'Hygiène sociale, tenu à Montpellier sous la présidence de M. le député SIEGFRIED, remplaçant M. le président CASIMIR-PERIER.

Vous comprendrez qu'à une séance d'inauguration un comité ne puisse pas rendre compte des travaux déjà accomplis par lui ou sous sa direction.

Plein de bonnes intentions, le département n'a guère posé encore, en hygiène sociale, que des premières pierres.

Il m'est donc impossible de faire, comme l'a si brillamment fait à Bordeaux mon collègue DE NABIAS, le tableau des œuvres déjà accomplies.

Ce bilan du bien déjà fait et du bien à faire dans le département a d'ailleurs été supérieurement établi ce matin dans des rapports, que chacune de nos Sections a présentés au Congrès et qui ont été le point de départ d'intéressantes discussions.

Notre passé est donc trop court pour que j'aie rien à vous en dire.

Mais j'ai le devoir de vous dire quelques mots de l'avenir, d'essayer de préciser comment nous comprenons l'œuvre d'hygiène sociale à laquelle nous vous convions.

Je ne veux certes pas, dans une assemblée comme celle-ci, préciser le détail des œuvres à accomplir : vous les connaissez d'ailleurs, hélas ! elles ne s'imposent que trop tous les jours à votre attention compatissante.

Mais je dois, élevant autant que possible la question, vous dire les principes qui nous guideront dans l'étude de ces angoissants problèmes.

L'Hygiène sociale est une œuvre de Science et une œuvre de Morale.

Voilà l'idée simple que je voudrais développer rapidement, trop heureux si vous la trouvez banale, à force de vérité.

Longtemps le peuple et les savants se sont mutuellement ignorés, quand ils ne se traitaient pas en ennemis.

Les moins éclairés accusaient les médecins d'empoisonner les sources, de créer les épidémies et d'étouffer les enragés.

Les plus éclairés considéraient tout au moins les savants comme des hommes peu pratiques, distraits et peu utiles à la société.

On les apercevait, de loin,

Sur la plus haute tour du Temple aux sept étages

debout, contemplant « la nuit sacrée », mais ne regardant pas « en bas » (1).

Ou, si on admettait qu'ils descendissent parfois de leur tour d'ivoire, on se les imaginait volontiers : tombant dans les puits de la route, pour ne pas perdre les astres de vue.

La Science apparaissait comme un noble et haut délassement. Mais la théorie et la pratique restaient bizarrement opposées, comme on distinguait malicieusement les savants et les médecins.

Que ces temps nous paraissent loin et comme ils sont changés !

La Science s'est graduellement imposée à l'attention des foules par l'importance croissante de ses innombrables applications.

On a compris qu'un médecin pouvait sans inconvénient être et était parfois un savant, que la Science ne l'empêchait pas d'être un praticien, que la Science aidait parfois l'organisme à se débarrasser des maladies,

(1) Sébastien Charles Leconte.

plus souvent encore à en prévenir le développement.

Cette entrée de la Science dans la vie pratique ne s'est d'abord appliquée qu'à l'hygiène individuelle. Aujourd'hui, *il faut que la Science inspire, fonde et dirige l'Hygiène sociale.*

Si la Science est devenue la « Nouvelle Idole », il ne faut plus qu'elle soit l'idole mystérieuse adorée sous ses voiles inpénétrables, encore moins l'idole cruelle qui ne se montre au peuple qu'en écrasant ses fidèles sous les roues de son char, pas même l'idole qui se dévoile dans l'oratoire privé de l'individu.

Loin d'exiger des sacrifices humains, la Science doit être aujourd'hui la divinité bienfaisante, qui répand sur l'humanité entière et accroît : la lumière, la santé et la vie.

C'est ainsi que l'hygiène est devenue un chapitre important de la *Science sociale.* C'est ainsi qu'est née l'*Hygiène sociale.*

Si cette nouvelle science est sortie des travaux accumulés sur la biologie humaine dans le monde entier, nous avons bien le droit de souligner avec orgueil la part immense qui revient à l'École française du dix-neuvième siècle, que symbolisent si merveilleusement les noms de CLAUDE BERNARD et de PASTEUR.

Comment la société n'aurait-elle pas compris l'utilité pratique de la Science, quand elle l'a vue prévenir la variole, empêcher la rage, guérir la diphtérie, limiter la peste ou le choléra, préciser les causes de la fièvre typhoïde, démasquer les complices de la tuberculose?

Les services rendus par la Science au peuple sont indiscutables, innombrables, et de plus en plus unanimement reconnus.

Il reste peut-être quelque chose à faire cependant encore à ce point de vue.

La société ne marchande pas son admiration et ses applaudissements à la Science. Elle lui demande des conseils et reconnaît qu'en hygiène elle ne peut les demander qu'à elle.

Mais... elle met peut-être parfois encore quelque lenteur à exécuter ces conseils, à les mettre en œuvre, à les appliquer.

La voix de la Science dans les grandes assemblées est encore trop souvent purement consultative.

Les grandes armées mutualistes qui couvrent la France doivent voir dans le médecin, non l'ennemi à combattre, mais le conseiller et l'ami, qui fera faire à leurs associations de grandes économies, en leur indiquant les moyens d'éviter et de raccourcir les maladies, de restreindre le nombre des invalides.

Les Bureaux et les Conseils d'hygiène, puisant leur force et leur documentation dans la Science, doivent souverainement inspirer l'administration et *imposer* leurs décisions.

Tous ceux qui détiennent ou exercent l'autorité publique, à un titre quelconque, doivent constamment s'appuyer sur la Science, qui d'ailleurs ne leur fera pas défaut et ne leur marchandera pas son concours.

Car les savants se sont rapprochés du peuple en même temps que le peuple s'éloignait moins des savants.

De ce côté aussi, l'évolution est relativement récente.

Si le savant a toujours considéré l'application comme le but suprême et le couronnement de la Science, il négligeait un peu de suivre par lui-même l'ultérieure destinée de ses découvertes.

De même qu'autrefois le médecin laissait l'œuvre manuelle au chirurgien-barbier, plus récemment le chimiste laissait à d'autres le soin de dire au paysan l'art des fumures et des assolements.

Aujourd'hui il en est heureusement tout autrement.

Nous avons vu les plus hautes carrières scientifiques commencer par des conseils sauveurs pour l'éducation des vers à soie ou la fabrication de la bière, de même que les plus grands savants sont des praticiens éminents et opèrent eux-mêmes pour le plus grand bien de leurs malades.

Le chef respecté et aimé de notre Université de Montpellier nous l'a excellemment dit dans une de nos séances de rentrée : il faut que les Universités aillent au peuple, reconnaissent les sacrifices incessants de la société en sortant de leurs laboratoires pour enseigner la société, en élargissant leurs amphithéâtres et le rayonnement de leur enseignement, en dirigeant, du haut de leurs chaires, l'entier mouvement social.

En un mot, il faut que le savant,

S'il lève encor les yeux au ciel... regarde en bas,

de temps en temps, se rappelant que « l'homme est là ».

Voilà pourquoi, Messieurs, vous avez vu l'Université de Montpellier envahir, si nombreuse et si empressée, l'Alliance d'Hygiène sociale.

Voilà pourquoi vous nous voyez tous ici, tous. Car l'œuvre est assez vaste pour que chacune de nos Facultés puisse utilement fournir des ouvriers.

Si les *Facultés de médecine et de pharmacie* semblent

plus particulièrement désignées pour parler hygiène, la *Faculté des sciences* formule les plus nécessaires conseils pour la vie industrielle et la vie agricole, qui sont la base même de l'Hygiène sociale ; — la *Faculté de droit* explique la pratique des lois faites et discute la rédaction des lois à faire, pour que cette Hygiène sociale ne reste pas comme une lettre morte ; — et enfin c'est à la *Faculté des lettres* qu'on enseigne la Sociologie, l'entière Science dont l'Hygiène sociale n'est qu'un chapitre ; c'est à la Faculté des lettres qu'on enseigne à la fois l'histoire et la philosophie, ces deux grandes bases de la Sociologie, puisque (c'est là ma seconde thèse) l'Hygiène sociale n'est pas seulement une *œuvre de Science*, mais, comme toute étude sociale, est aussi une *œuvre de Morale*.

D'après beaucoup d'esprits, d'ailleurs très éclairés et très modernes, la démonstration de ma deuxième thèse est superflue pour ceux qui admettent la première.

Pour eux, la Morale et la Science se confondent ; la Morale n'existe pas en dehors de la Science ; puisque l'hygiène sociale est œuvre de science, il est au moins inutile d'essayer de montrer maintenant que l'Hygiène sociale est aussi œuvre de Morale.

J'avoue — et je crois pouvoir répéter publiquement ici, sans blesser personne, — que je suis d'un avis opposé.

Je respecte profondément toutes les opinions ; mais je me reconnais le droit de discuter celles qui ne me paraissent pas démontrées ; et je reste de ces vieux retardataires, qui séparent la Morale de la Science, au sens où nous la prenons ici, c'est-à-dire de la Science expérimentale, de la biologie positive, comme ils séparent de cette même Science la métaphysique et les religions.

8

La Science ne connaît, n'étudie et ne démontre que *la Vrai*. Elle ignore le *Bien*. Elle n'est certes pas immorale; mais elle est *amorale*.

La Morale est une Science, si on veut, mais une Science tout à fait à part et distincte.

Son objet est la pratique du Bien.

Quoi qu'en ait brillamment dit JEAN GUYAU, l'élève préféré de mon Maître ALFRED FOUILLÉE. la Morale a pour base le sentiment intime de l'*obligation*, avec lequel nous naissons tous, de faire le bien et d'éviter le mal; pour couronnement et pour *sanction*, la joie que nous donnent le bien accompli et la tristesse du mal commis.

Que serait l'Hygiène sociale, envisagée au seul point de vue scientifique, basée exclusivement sur la Science?

Elle serait une magnifique nomenclature des moyens de préserver et d'accroître la vie de l'individu et de la société. Nous aurions là un merveilleux arsenal des armes nécessaires à l'Hygiène sociale; mais nous n'aurions pas une Hygiène sociale.

L'Hygiène sociale ne peut exister qu'avec la notion et l'idée du *devoir*, que la Science ignore et que la Morale seule peut donner.

Pour constituer une Hygiène sociale il faut poser, comme axiome fondamental, que, si l'individu a le *droit* de protéger sa santé contre les attentats de ses voisins et de demander à la société son aide active pour cette protection, il a, tout aussi obligatoirement, le *devoir* de respecter la santé de son voisin, d'aider son voisin à accroître sa propre santé et de collaborer activement à l'œuvre de protection hygiénique de la collectivité.

· *La santé est un droit fait de devoirs corrélatifs.* Voilà la base essentielle, nécessaire, de l'Hygiène sociale, que la Morale peut seule lui donner.

Vous ne comprendrez toutes les grandes questions qui nous préoccupent et que nous vous convions à étudier avec nous que si vous les envisagez, de haut, au point de vue moral, aussi bien qu'au point de vue scientifique.

Si nous combattons l'alcoolisme, ce n'est pas pour ruiner les marchands d'alcool ni pour priver l'ouvrier des seules satisfactions qu'il puisse souvent s'offrir, c'est parce que nous voulons écarter le peuple de tout ce qui l'amoindrit et le dégrade, de tout ce qui, diminuant sa vie, est mal au point de vue moral.

Si nous combattons les logements insalubres, ce n'est pas seulement pour qu'il y ait moins d'odeurs pestilentielles dans certains quartiers, mais pour enseigner au peuple que la propreté est une vertu et pour l'aider à posséder cette qualité morale, source de beaucoup d'autres.

Si nous combattons la mortalité infantile, ce n'est pas seulement afin de multiplier les individus fortement armés dans la lutte pour la vie, afin de faire des athlètes et des lutteurs. L'Eurotas vaudrait mieux si nous ne poursuivions que ce but et nous l'atteindrions encore bien mieux en sacrifiant aussi les infirmes et les vieux, toutes les bouches inutiles, sans rendement social.

En réalité, c'est au nom du respect de la vie humaine que nous luttons pour faire vivre plus d'enfants, que nous combattons ce qu'on appelle la prophylaxie anti-conceptionnelle, que nous surveillons l'allaitement, que nous envoyons les souffreteux à la mer ou à la montagne... au risque de conserver des êtres qui, avec un corps chétif, feront de détestables soldats, mais pourront avoir une âme vaillante, répandront le bien autour d'eux et rendront des services moraux à la société qui les a sauvés.

La Morale nous oblige à nous rappeler que l'homme complet est à la fois physique et psychique, que le développement n'est pas nécessairement parallèle du corps et de l'âme et que le *mens sana in corpore sano* est un idéal rarement réalisé.

Qui eût dit, à la naissance de Voltaire, que l'histoire de l'esprit humain gagnerait à la prolongation de la vie de cet avorton?

Sans dire avec Tchekhov que « les hommes ordinaires sont les seuls qui jouissent d'une santé normale », il est certain qu'un grand nombre d'hommes supérieurs montre un contraste étonnant entre un corps chétif et un esprit de premier ordre (1).

Si, comme la Science le proposerait peut-être, la loi interdisait aux tarés, spécialement aux névrosés, d'avoir des enfants, nous n'aurions eu ni Jean-Jacques Rousseau, ni Baudelaire, ni bien d'autres...

Le point de vue moral peut seul nous permettre d'envisager et de concilier des intérêts, souvent contradictoires, comme la vie de l'individu et la vie de la société.

Également condamnables, parce qu'immorales, seraient, dans la lutte contre la tuberculose et les maladies infectieuses en général : une Hygiène sociale qui, par la considération exclusive de la liberté individuelle, ne prescrirait et n'imposerait aucune mesure de préservation et de désinfection, et une Hygiène sociale qui, par la considération exclusive du danger collectif, traiterait les tuberculeux et tous les contagieux comme les parias de l'Inde ou les lépreux du moyen âge et mettrait en fuite la famille et les amis qui ont le devoir de les soigner et de les consoler.

_____

(1) Voir *Idées médicales*, p. 247.

En hygiène, plus qu'en toute autre matière, que seraient les lois sans les mœurs?

Seule, la Morale doit présider à la rédaction et à l'application des lois d'Hygiène sociale.

Au nom de la Morale et de la Morale seule, l'Hygiène sociale peut demander aux *individus* les sacrifices nécessaires à la santé de tous et demander à la *société* de ne pas sacrifier au salut public les droits imprescriptibles de la liberté individuelle.

En d'autres termes, il n'y a pas d'Hygiène sociale sans idée, je ne dis pas seulement de solidarité et de mutualité, mais sans idée d'altruisme et de sacrifice.

Si la biologie, c'est-à-dire la Science, gouvernait seule la vie sociale, ce serait partout la guerre, la lutte pour la vie; ce serait le triomphe de ce que TARDE appelle « un vague pessimisme aristocratique et brutal »; ce serait le règne du plus fort, qui est une « survivance » et nous ramènerait à l'âge des cavernes.

Pour réaliser le véritable idéal du progrès social, il faut toujours revenir au grand précepte : « aimez-vous et aidez-vous les uns les autres ». Or, c'est là un précepte obligatoire de *Morale* que la *Science* ne peut pas donner et qu'elle n'a d'ailleurs jamais eu la prétention de donner (1).

Donc, l'*Hygiène sociale* ne sera pas ou elle sera à la fois une œuvre de Science et une œuvre de Morale.

La proposition est tellement vraie que, partis des points de vue philosophiques les plus différents, tous les honnêtes gens aboutissent à cette même conclusion.

Spiritualistes et matérialistes s'accusent mutuelle-

(1) Voir les conférences qui suivent sur *l'hygiène et la science biologique en sociologie* (page 121) et sur *la morale scientifique et la morale de l'évangile devant la sociologie* (page 146).

ment de contradiction avec eux-mêmes et avec leur point de départ, mais se retrouvent, cœur à cœur et la main dans la main, quand il s'agit de faire le bien social,

Voilà certes une des grandes caractéristiques de l'Alliance d'hygiène sociale.

Tous ici, nous ignorons complètement nos points de départ respectifs, les routes plus ou moins détournées, plus ou moins logiques, que chacun a suivies.

Nous ne voulons voir qu'une chose, c'est le carrefour où nous nous retrouvons tous, animés de la même ambition.

Nous nous retrouvons tous avec le même amour de notre pays, de sa grandeur et de sa force, avec les mêmes paroles sur les lèvres de paix et d'encouragement.

Même dans une grande démocratie comme la nôtre, l'égalité matérielle est impossible et antiscientifique.

Mais, quelle que soit la situation actuelle et passagère de chacun, nous nous tendons tous la main les uns aux autres et nous voulons former une grande chaîne, dans laquelle chacun aide son voisin et la collectivité et dans laquelle tous aident chacun à lutter contre la maladie et la mort précoce.

Était-il bien utile de vous dire toutes ces choses ?
Certes non.

Si je ne m'étais cru obligé de vous infliger un discours j'aurais pu me contenter de saluer en votre nom les hommes qui m'entourent ici et que vous avez hâte d'entendre : leur nom suffisait à symboliser admirablement l'esprit de l'Alliance d'Hygiène sociale et la devise de son drapeau.

Nous espérions voir à leur tête le Président Casimir-Perier qui, en descendant du pouvoir, a voulu devenir Président de l'Alliance d'Hygiène sociale et Président de l'Association des Amis de l'Université de Paris, affirmant ainsi qu'au lieu de retourner à son champ comme les premiers Consuls de la République romaine, il voulait labourer toujours le champ de la Patrie et diriger encore souverainement les destinées de la France, les orientant sans cesse vers un idéal croissant de plus grande vie physique et de vie intellectuelle plus intense.

La maladie l'a empêché d'être ici aujourd'hui à son poste d'honneur. Mais nous devons saluer des mêmes acclamations les hommes généreux qui ont tout quitté pendant plusieurs jours pour venir éclairer, documenter et diriger les débats de notre Congrès.

Je salue spécialement en votre nom MM. SIEGFRIED, MABILLEAU et FUSTER qui prennent la parole dans cette assemblée.

Ils ont consacré leur vie à l'organisation et à la direction de ces mutualités qui sont la forme moderne de l'association pour le bien physique et moral des individus; à l'élaboration et au vote des lois d'hygiène et de salubrité qui sont l'honneur de ce vingtième siècle. Tous, ils ont prêché la croisade contre les fléaux qui nous menacent : les épidémies, la tuberculose, l'alcoolisme, l'insalubrité des logements... et leur hideux cortège, la mortalité infantile, la déchéance physique et morale, la dépopulation, l'humiliation et la défaite !

Ils ont voulu fortifier la race, protéger et developper la santé de leurs concitoyens, rendre leurs corps

> ... beaux et fiers comme les troncs des hêtres,
> Comme tout ce qui naît et croît en liberté,
> Ressusciter pour eux l'âme de leurs ancêtres
> Toute faite d'élan, de force et de clarté (1)!

(1) FRANÇOIS FABIÉ.

En ce temps où on parle tant de paix sociale et de
libéralisme et où les doctrines de haine ont tant de
propagateurs, aussi dangereux s'ils sont inconscients
que s'ils sont intéressés; — en ce temps où l'on décore
du nom de progrès bien des retours vers un passé de
division et de lutte, que·l'ignorance n'excuse plus
aujourd'hui, je suis heureux de saluer ici en votre nom
les apôtres convaincus et éloquents de ce socialisme
pratique et vrai qui, sous les plis de son large drapeau,
accueille tous les hommes de bonne volonté et de conviction honnête et sincère...

Solennellement réunis dans une même pensée d'amour
de la France, le département de l'Hérault et la région
tout entière m'ont chargé — et je suis fier de cette
mission — de vous saluer, Messieurs, et de vous dire
ici à tous, aux orateurs d'aujourd'hui et à ceux d'hier,
à tous ceux qui nous ont apporté leurs précieux encou-
ragements : du fond du cœur, merci !

L'HYGIÈNE ET LA SCIENCE BIOLOGIQUE
EN SOCIOLOGIE (1)

Pour que vous ayez le moins possible de désillusion, je me permets de vous indiquer immédiatement l'idée que je veux développer devant vous et qui n'est peut-être pas celle que vous faisait prévoir le titre de cette conférence.

Quand un homme, qui a consacré toute sa vie à l'étude particulière d'une science, a le très grand honneur d'être autorisé à parler devant une assemblée comme celle-ci, sous la présidence d'un savant éminent, dont est justement fière l'Université de Bordeaux, on doit s'attendre à voir le conférencier exalter et développer l'importance et l'utilité de cette science et on ne redoute qu'une chose, c'est qu'il en exagère le rôle et la valeur.

Quand en particulier l'assemblée est, comme la vôtre, de celles qui agitent et qui approfondissent, avec le plus de succès et le plus de compétence, tous les graves et difficiles problèmes de la sociologie et quand le conférencier est un médecin, c'est-à-dire un biologiste et un hygiéniste, on prévoit que la conférence

(1) Conférence faite à la *Semaine sociale* de Bordeaux, le 26 juillet 1909, sous la présidence du professeur ARNOZAN.

n'aura d'autre but que de démontrer le rôle immense
de la médecine, de ses lois et de ses applications, dans
la sociologie; et chacun, suivant son opinion personnelle, *espère* ou *redoute* le voir démontrer une conclusion comme celle-ci : hors de la médecine, de la biologie et de l'hygiène, hors de la science en général, il
n'y a pas de sociologie; la sociologie sera exclusivement scientifique ou elle ne sera pas; la vie et le
bonheur d'un peuple dépendent de la manière dont il
obéit aux conseils des savants et aux prescriptions des
médecins; une saine sociologie ne peut être basée que
sur les lois de la sociologie générale.

Je crois plus loyal de le dire immédiatement : ceux
qui s'attendent à un essai de démonstration de cette
proposition seront absolument déçus.

Loin d'exagérer devant vous l'importance du rôle de
l'hygiène, de la médecine, de la biologie, de la science
en général, dans l'édification d'une saine sociologie, j'es-
saierai au contraire de vous démontrer les *limites* de ce
rôle, l'*insuffisance* de la biologie et de la science en général pour baser et permettre de construire la sociologie.

Pour résoudre la question sociale et pour acheminer
la société vers l'organisation la mieux comprise pour
le bonheur de tous, je crois qu'il ne suffit pas d'enseigner la médecine, de répandre et d'appliquer les lois
de l'hygiène; il ne suffit pas que tous possèdent et
appliquent les prescriptions des médecins.

Dans la cité, exclusivement dirigée par l'intelligence et la science, il n'y aurait que batailles, guerres,
oppression des malingres, des souffreteux par les
surhommes athlétiques, qui préserveraient leur belle
et utile santé en tyrannisant et en sacrifiant le plus
rapidement possible tous ceux qui pourraient faire
obstacle à l'épanouissement de leur pleine vie.

Je voudrais donc combattre de mon mieux l'exagération du rôle de l'hygiène, de la médecine et de la
science dans l'organisation d'une société idéale, comme
celle que vous rêvez et pour la réalisation de laquelle
vous déployez, tous, tant de talent, de travail et de
féconde activité.

Remarquez qu'en soutenant cette thèse je ne me
montre pas injuste et ingrat envers cette science, dans
laquelle et de laquelle j'ai vécu toute ma vie.

Je crois au contraire défendre vraiment la cause de
la science elle-même en rappelant ainsi ses limites,
bien mieux que ceux qui promettent en son nom des
merveilles qu'ils savent hors de sa compétence et de sa
portée.

Vous vous rappelez que, quand les Gracques
essayèrent ce qui est resté la plus belle tentative de
socialisme légal et pratique avant la prédication de
l'Évangile, leurs adversaires ne purent les vaincre
qu'en suscitant un autre tribun, qui, à chaque proposition libérale et démocratique des fils de Cornélie,
répondait par une proposition beaucoup plus avancée
et ultradémocratique, montrant ainsi aux sociologues
et aux socialistes de tous les temps qu'ils n'ont pas de
pire ennemi que les surenchérisseurs.

De même, la science peut se charger de ses vrais
ennemis et se défendre contre eux. Mais elle a tout à
craindre de ses faux amis qui, consciemment ou non,
exagèrent ridiculement son rôle et surenchérissent
constamment sur les espérances qu'elle fait naître.

Si certains ont pu, avec BRUNETIÈRE, parler de faillite ou même de banqueroute de la science, c'est uniquement parce que beaucoup, avec BERTHELOT, voulaient
extraire de la science et lui faire donner ce qu'elle ne

contient pas, ce qu'elle est incapable de fournir et ce qu'en réalité elle n'a jamais promis de donner.

La vraie science n'a à redouter que les flatteurs qui la dénaturent par leurs hyperboles.

Dans une société bien organisée, le rendement social d'un citoyen est au maximum, quand ce citoyen est à sa place, y reste, y travaille suivant ses aptitudes et ses capacités et ne sort pas de la spécialité dans laquelle il excelle.

Cette formule s'applique aux savants, aux biologistes et aux hygiénistes comme aux autres : comme les autres, ils rendront le maximum de services à leurs concitoyens en restant à leur place, en ne forçant pas leur talent et en ne cherchant pas à envahir les territoires voisins.

Ainsi compris et réduit, leur rôle reste d'ailleurs très grand, très beau et très nécessaire dans toute société bien organisée.

Car vous pensez bien que c'est là le premier point de mon développement, — il faut d'abord proclamer en quelques mots l'importance vraie de l'hygiène sociale et de la médecine sociale.

Le but d'une bonne organisation sociale est évidemment d'étendre, le plus possible et dans tous les sens, la vie de tous les individus : en longueur, en activité, en fécondité et en satisfactions.

Dans la poursuite de ce but on voit immédiatement l'utilité qu'il y a à *prévenir*, le mieux et le plus possible, la maladie, à en préserver un nombre croissant de citoyens. Or, c'est là l'objet même de l'hygiène, art d'application scientifique qui existe depuis longtemps, mais dont il faut bien dire qu'elle a fait depuis un siècle d'incommensurables progrès.

On exagérerait si on disait que PASTEUR a *créé* l'hygiène sociale scientifique, puisque la vaccine avait été découverte par JENNER à la fin du dix-huitième siècle et que la médecine de tous les temps s'est efforcée de faire isoler les contagieux. Mais cette préservation des maladies transmissibles était plus théorique que pratique, quand notre grand PASTEUR apporta, comme on l'a dit, dans cette question « les idées, tranquillement et innocemment révolutionnaires qui sont le fond de son œuvre. Tant qu'il n'a étudié que la levure de bière, comme dit DUCLAUX, il n'a fait que révolutionner la brasserie. Mais, quand il a touché aux germes pathogènes, la maladie joue un tel rôle dans le monde que c'est l'humanité tout entière qui a été remuée de fond en comble par le revirement d'idées sorti de ses découvertes ».

Et, depuis lors, en effet, on a bien précisé le rôle de l'air et surtout de l'eau dans la propagation des germes de maladie ; de là, des règles pour la construction et la disposition des habitations, pour la captation et la distribution de l'eau potable, pour la construction et la surveillance des égouts, règles dont toute société bien organisée ne peut plus se passer.

Un des meilleurs effets de ce progrès scientifique a été certainement, non seulement de préciser et de compléter les prescriptions hygiéniques, mais encore et surtout de les démocratiser, de les répandre, de les socialiser.

Les riches n'ont pas attendu les découvertes de PASTEUR pour se loger hygiéniquement, se nourrir confortablement et se garantir le mieux possible des maladies contagieuses. Mais la science contemporaine a rendu plus accessibles à l'ouvrier l'habitation salubre, l'alimentation saine et bien réglée ; elle lui a appris la force qu'il peut tirer du *vin-aliment*, pris en quantité modérée, et le danger que lui fait courir *l'alcool-poison* — l'alcool qui non seulement fait le lit de la tuberculose, mais encore est l'instigateur et l'introducteur de toutes les déchéances précoces.

De plus, la science, toujours à elle seule, a montré aux riches, déjà soucieux de leur propre santé, que le pauvre devient, quand il est malade, un danger pour tout le monde ; que c'est donc son intérêt, à lui riche, son intérêt égoïste bien compris, de diminuer le plus possible la maladie du pauvre, d'aider l'ouvrier dans la lutte contre les maladies sociales et les maladies transmissibles.

Et ainsi les dirigeants de la société se sont intéressés à répandre l'hygiène professionnelle, l'hygiène individuelle, l'hygiène familiale — dans ces classes laborieuses et ouvrières, qui constituent la véritable base de la société et qui jusqu'ici paraissaient si rebelles à l'invasion de l'hygiène — soit par ignorance, soit par impuissance matérielle à l'appliquer.

Sans sortir du terrain utilitaire, la société a compris qu'elle doit s'intéresser davantage à la santé de l'ouvrier, non seulement pour diminuer les dangers de dissémination sociale de la maladie, mais encore pour accroître au maximum le rendement social de tous : plus on sauvera d'enfants du premier âge, plus on surveillera l'éducation physique et l'éducation corporelle de l'adolescent, — plus on accroîtra le nombre des ouvriers utiles, des soldats vaillants, plus on développera la vie de la société entière et on augmentera sa fécondité, en même temps que le bien-être de chacun.

Je n'ai pas besoin d'insister davantage : vous voyez combien les progrès de la biologie et de l'hygiène (qui en est l'application) ont accru l'importance de la science dans l'édification de la sociologie. Il est donc impossible de concevoir aujourd'hui une sociologie qui ne s'appuierait pas sur les sciences biologiques. Il ne peut pas y avoir de sociologie sans biologie. La biologie est la condition *nécessaire* de la sociologie.

En est-elle aussi la condition *suffisante?* c'est-à-dire la biologie et la science en général suffisent-elles pour édifier la sociologie?

Je ne le crois pas. Je crois qu'avec la biologie il faut *autre chose* pour faire la sociologie.

Voilà le second point que je voudrais maintenant développer.

Je serai obligé de m'arrêter un peu plus longuement sur cette seconde proposition, parce qu'elle est moins universellement admise que la précédente et que, hors de cette enceinte tout au moins, elle est vivement discutée et violemment combattue.

Je suppose une société réalisant le rêve des hommes qui pensent que la science — j'entends la science positive au sens d'Auguste Comte, dans l'espèce la biologie — que la science suffit à une organisation sociale parfaite; et, pour ne pas diminuer les atouts de mes adversaires, je suppose que la biologie a fait de nouveaux et très grands progrès et a définitivement résolu tous les problèmes, dont elle a aujourd'hui entrevu et commencé la solution.

Les lois de l'hygiène sociale sont donc bien précises, bien nettes. Quels moyens la société, que nous rêvons, aura-t-elle pour les faire exécuter, pour en faire bénéficier tous ceux qui auront le bonheur de vivre à cet âge d'or de la science?

Avec une autorité désormais indiscutée, la société présentera et fera connaître, à tous, les dernières acquisitions de la science définitive. Elle dira à chacun :

voilà ce que la science déclare le mieux. — Malheureusement, il lui sera impossible d'ajouter : voilà donc ce que vous *devez* faire.

Si cette société essayait de donner des *ordres* au nom de la science chacun pourrait s'insurger et dire : au nom de quel droit voulez-vous m'obliger à faire telle ou telle chose?

Vous me dites, au nom d'une science certaine, que, si je bois tous les jours mon apéritif et mon petit verre, je risque de raccourcir ma vie ; je ne le conteste pas ; mais il me plaît, à moi, de jouir un peu plus et de vivre moins longtemps, pourvu que ce soit plus gaiement.

Pourquoi n'aurais-je pas le droit de me suicider, comme les lycéens dont MAURICE BARRÈS a si finement analysé la triste psychologie?

La société, qui ne parle qu'au nom de la science, ne peut rien répondre à des raisonnements de ce genre.

La science indique nettement ce qui est dans mon *intérêt ;* mais elle ne peut absolument pas m'indiquer ce qui est mon *devoir*, ni même s'il y a un devoir. La science est *amorale ;* elle *ignore* et ne peut pas donner la notion de devoir et d'obligation morale.

Comme je l'ai dit ailleurs (1) en citant le livre d'ALBERT BAYET sur la *morale scientifique*, la science observe « ce qui est » ; de ce « spectacle » il lui est impossible de « déduire la formule de ce qui doit être » ; de même qu'un « astronome observe le cours que suivent les astres », mais ne peut pas trouver dans ses observations le droit « de blâmer ou d'approuver ces astres ».

Et le même auteur, qui est notre adversaire absolu sur le terrain religieux, ALBERT BAYET conclut : « quand la science conseille d'employer certaines machines

_____

(1) Voir la Conférence suivante sur *la morale scientifique et la morale de l'évangile devant la sociologie* (page **146**).

agricoles ou de faire bouillir son eau avant de la boire, elle donne un renseignement et un conseil utiles ; mais elle ne donne en rien un ordre qui entraîne l'idée d'obligation et de devoir. »

Voilà qui est clair.

Supposons cependant cette première difficulté vaincue ; les hommes se laissent convaincre par la science qui leur dit, dans chaque cas : voilà ce que tu dois faire dans ton intérêt. Chacun suit cette injonction et se préoccupe scientifiquement de son propre intérêt.

Immédiatement une nouvelle difficulté surgit, plus grave que la précédente : à tous moments et dès le début de l'application de ces principes, les intérêts individuels se heurteront mutuellement les uns aux autres ; le conflit sera permanent, et la société perpétuellement troublée et tiraillée.

Mon intérêt, à moi qui me porte bien, c'est de supprimer le malade dangereux, de ne plus acheter de pain chez un boulanger dont un enfant a la scarlatine ; dans mon intérêt, je devrais agir comme les hôteliers d'Espagne agissaient avec le pauvre Chopin voyageant avec George Sand : nous repousserons de partout les malheureux tuberculeux...

Dans cette société que dirige la seule considération de l'intérêt individuel, ce ne serait que bataille, méfiance, exclusion. La moitié valide de l'humanité, si elle n'ose pas supprimer violemment l'autre moitié moins valide, l'enfermera dans des léproseries où personne ne les soignera, puisqu'il n'y aura naturellement plus d'ordre religieux dans cet heureux pays.

Mais, répondra-t-on et avec raison, la science, à elle toute seule, peut donner à la société idéale que nous

9

rêvons, un objectif plus élevé que l'intérêt individuel : en sociologie scientifique on propose aux hommes de s'inspirer constamment, non de leur intérêt individuel, mais de l'intérêt *général*.

On peut en effet dire que, déjà au point de vue purement biologique, l'homme est un animal *sociable*, il a une famille; les familles se groupent en nations et forment une patrie; enfin, tous les hommes appartiennent à la même espèce : la science, arrivée à son apogée, indiquera à chaque homme ce que, dans chaque cas particulier, il doit faire dans l'intérêt de la famille, dans l'intérêt de la patrie, dans l'intérêt de l'espèce.

Mais ici, bien plus encore que tout à l'heure, surgit la même difficulté : comment et au nom de quoi, la science pourra-t-elle imposer l'exécution de ce qu'elle édicte comme le plus avantageux; et, quand il y aura des conflits entre tous les intérêts individuels, familiaux, nationaux, humains, comment et au nom de quoi pourra-t-elle dire à l'homme : voilà ton *devoir*, voilà ce que tu es *obligé* de faire?

Je l'ai déjà dit, il est absolument interdit à une société, qui parle au nom de la science, de prononcer les mots *devoir* et *obligation*. Et alors, c'est l'insurrection régulière et générale, c'est le désordre en permanence.

Je ne veux pas sacrifier mon intérêt personnel à celui de la nation. De quel droit m'obligera-t-on à faire un service militaire, qui expose ma santé et ma vie, pour le bien et la garantie des autres? Vous voulez que je considère l'intérêt de l'espèce : pourquoi alors ne jetterais-je pas à l'Eurotas les enfants malingres qui coûtent à mon ménage et ne seront d'aucun profit pour la société? Pourquoi ne répudierais-je pas mon

conjoint dès que la maladie le rend producteur moins
fécond et ne le remplacerais-je pas par un semeur plus
vigoureux? Pourquoi ne ferais-je pas violemment disparaître les parents infirmes, les vieillards inutiles,
qui mangent et consomment sans rien rapporter?
Pourquoi, en un mot, ne pas supprimer le plus tôt
possible tous ceux qui ne sont d'aucune utilité, et à
plus forte raison tous ceux qui sont un danger, pour
les individus, la famille, la nation ou l'espèce?

Voilà le langage que chacun pourra tenir, les principes que chacun pourra appliquer, dans cette société
future, exclusivement régie par une sociologie scientifique.

Les adeptes de cette sociologie purement scientifique
et les partisans de cette société future ont encore quelque chose à me répondre.

Vis-à-vis de ces intérêts déchaînés et en lutte, la
société a toujours un moyen d'imposer sa volonté, de
maintenir l'ordre et de rétablir la paix sociale. C'est la
loi, la loi civile, la loi écrite, la loi votée par le Parlement, qui introduit dans la vie humaine l'idée de devoir
et d'obligation. Chacun *doit* appliquer les lois de son
pays, chacun est *obligé* de leur obéir. Et ainsi, dans
cette société uniquement gouvernée au nom de la
science, on pourra obliger les citoyens à élever leurs
enfants, même malingres; on pourra les empêcher de
supprimer violemment les bouches inutiles des parents
devenus vieux; comme on obligera chacun à faire son
service militaire et à déclarer à la mairie la maladie
transmissible dont un de ses enfants est atteint...

A défaut de l'obligation morale, il y aura l'obligation par le gendarme et par la peur du juge et de la
prison.

Je ne contesterai pas l'importance de cette réponse. Plus que jamais, aujourd'hui nous savons, nous catholiques, ce qu'une majorité de parlementaires, plus ou moins régulièrement élus, peut légalement imposer à l'immense masse des citoyens d'un pays.

Mais cependant on a gardé, ce me semble, encore la notion de la loi juste et de la loi injuste, de la loi qui oblige et de la loi qui n'oblige pas. Tout le monde reconnaît bien que je ne serais pas obligé d'obéir à une loi qui m'ordonnerait de tuer mon père ou mon fils et que j'aurais le devoir de désobéir à une loi qui m'obligerait, moi chrétien, à marcher sur le Christ, ou à une loi qui me commanderait, à moi Français, de planter et d'enterrer dans le fumier le drapeau tricolore qui symbolise la patrie, que le pape Pie X a solennellement embrassé à Saint-Pierre et qu'un grand Français vient de transporter glorieusement au delà de la Manche, par-dessus les mâts et les cheminées de la flotte anglaise, salué de nos applaudissements émus.

Il est d'ailleurs bien inutile de développer ces idées dans la ville archiépiscopale du cardinal, qui, hier encore, confessait cette doctrine, rappelait que cette doctrine est non seulement celle de l'Église, mais aussi celle de la Déclaration des droits de l'homme formulée par les grands ancêtres et rappelait en même temps cette parole prononcée, en pleine Chambre, par un philosophe député qui n'était pas un clérical, mais que la tyrannie révoltait : « si vous votez cette loi, je jure de lui désobéir. »

Donc on a le droit de discuter le principe et l'origine d'une loi.

Eh bien! je déclare que, dans cette société future que je suppose basée exclusivement sur la science, il n'y aurait de juste et d'obligatoire que les lois ayant pour objet le seul intérêt de l'espèce. On aurait régulièrement le droit de s'insurger contre les lois qui viseraient autre chose que l'intérêt de l'espèce.

Votre illustre concitoyen, le grand libéral MONTESQUIEU, qui, quoi qu'en ait dit la marquise du Deffand, ne s'est pas contenté de faire « de l'esprit sur les lois », MONTESQUIEU a, dans une définition restée classique, dit que les lois sont « les rapports nécessaires qui dérivent de la nature des choses ».

Dans cette société uniquement basée sur la science, les lois sociales ne devront viser que les rapports dérivant de la nature *biologique* des choses, c'est-à-dire que les sociétés humaines devront être considérées au seul point de vue biologique comme des associations d'animaux, psychiquement supérieurs aux autres, mais de même nature essentielle.

L'organisation de ces sociétés humaines ne peut donc avoir pour but que la conservation et la plus grande vie de la collectivité et de l'espèce.

Pour le biologiste, seule existe *l'espèce* humaine avec ses individus (familles, nations). L'intérêt qui, en cas de conflit, domine également tous les autres, est toujours celui de l'espèce.

Dès lors, il est impossible à une société, qui ne reconnaît que ces principes, de légiférer l'assistance aux enfants souffreteux et malingres, aux infirmes ou aux vieillards. Car cette assistance *n'est d'aucune utilité pour l'espèce* et constitue au contraire une charge inutile pour la communauté.

Notre adversaire, ALBERT BAYET, le dit encore très nettement (et avec raison puisqu'il n'admet que le seul point de vue scientifique) : « en vérité, quel talent pourrait nous persuader que la conservation artificielle des idiots, des vieillards en enfance est un bien pour la société? »

Et plus loin : « comme il n'y a pas un intérêt qui soit commun à tous les membres d'une société, il n'y a pas un intérêt général pour cette société tout entière. Il y a des intérêts sociaux qui se contrarient, qui s'entre-choquent. L'intérêt des médecins n'est pas celui de leurs clients. L'intérêt des individus n'est pas celui des gouvernants. L'intérêt des capitalistes n'est pas celui des prolétaires. L'intérêt d'une industrie n'est pas celui d'une industrie rivale. L'intérêt du riche n'est pas celui du pauvre. Alors comment choisir ? Le propriétaire prendra parti pour la propriété, le prolétaire contre... »

Mais le législateur, le sociologue, que vont ils faire, réduits qu'ils sont à ne s'appuyer que sur la science et par conséquent à ne formuler et à n'édicter que des lois en rapport avec l'intérêt de tous les citoyens ?

Ils ne sauront où trouver cette formule irréalisable de l'intérêt général, de l'intérêt social. Avec la plus grande honnêteté du monde, ils ne pourront pas trouver un critère qui leur permette d'édicter les préceptes de la science en lois justes et acceptées de tous.

Il y a d'ailleurs beaucoup de préceptes scientifiques d'hygiène sociale qu'il est absolument impossible d'édicter en lois positives et obligatoires : tels sont les préceptes relatifs à la lutte contre la dépopulation, à l'honnêteté du mariage, à l'allaitement de l'enfant par sa mère...

Au législateur qui voudra, au nom de la seule science, imposer des devoirs envers la patrie, le citoyen logique pourra toujours répondre avec BAYET : « veut-on me dire que je dois chercher à maintenir, non la société en général, mais celle dont je fais partie ? Qui m'interdit de la trouver mauvaise — cette société — et de chercher à la supprimer ? Enfin et surtout, qui

m'interdit de n'avoir jamais aucun égard à l'intérêt
social? »

Donc, la société scientifique, dont nous discutons
l'organisation idéale, serait dans l'impossibilité de
codifier justement toutes les règles posées par la biologie la plus avertie.

Mais, me dira-t-on, à cette époque où vous vous
placez, il n'y aura plus à parler de lois *justes* et de lois
injustes; il n'y aura qu'à édicter toutes les lois *utiles* et
à les imposer par la *force* aux minorités récalcitrantes.

Eh bien! Messieurs, je dis que, même si on arrive,
dans cette société scientifique, à ce degré de tyrannie,
à cet étatisme despotique, à ce mépris absolu de la
liberté individuelle, à cette confusion monstrueuse de
la légalité et du droit, même si on parvient à réaliser
cet idéal à rebours qui nous ferait revenir aux mœurs,
à peine affinées dans la forme, de l'âge des cavernes,
si au nom de la science, on annule les conquêtes, si
chèrement achetées, de toutes nos révolutions — même
alors, on ne pourra pas arriver à répandre et à imposer toutes les vraies règles d'une saine sociologie.

Même appliquée avec toute la rigueur possible et
dans tous ses détails, la science ne peut aboutir qu'à
cette formule : *ne faites pas à autrui ce que vous ne vou-*
driez pas qu'on vous fît; et, comme l'a justement dit un
socialiste éminent : *utilisons-nous les uns les autres.*

A mon sens, toute sociologie qui s'arrêtera à ces
formules, les seules scientifiques, sera frappée de stérilité et d'impuissance.

Une sociologie ne peut être féconde qu'à la condition
d'inscrire à sa base, non seulement le respect de la vie
et de la liberté d'autrui et de la personnalité humaine,
mais aussi l'*amour* du prochain; non seulement la

notion de la *non malfaisance*, mais la notion de la *bien-
faisance*, de l'assistance, du *sacrifice*; une sociologie ne
sera féconde qu'à la condition de dire aux hommes : il
ne suffit pas de ne pas tuer ou voler son voisin; il ne
suffit pas de ne pas nuire à son voisin ; il faut l'*aimer*, se
dévouer pour lui. sacrifier son propre intérêt à l'intérêt
du prochain. Il faut inscrire au fronton de l'édifice
social : *aimons-nous et assistons-nous les uns les autres;
faites aux autres ce que vous voudriez qu'on vous fît.*

Or, cette formule, jamais la sociologie ne parviendra
à la faire sortir de la science biologique, par cette
bonne raison que la biologie, interrogée seule, non
seulement ne conduit pas à une conclusion semblable,
mais encore aboutit à une conclusion diamétralement
opposée.

Il n'est, en effet, pas permis de se faire illusion :
pour tous les biologistes sans exception, *la vie est une
bataille* (1) et n'est qu'une bataille ; pour mieux dire, elle
n'est qu'une victoire incessante sur les ennemis du
dehors et du dedans; le jour où l'être vivant est
vaincu, il est mort.

L'homme, pris individuellement, soutient cette perpétuelle bataille contre les agents physiques, chimi-
ques et vivants, au milieu desquels il est plongé : il se
défend contre la chaleur, contre la lumière, contre les
animaux et contre les microbes. Il se défend contre
tout ce dont il vit, ou plutôt c'est sa victoire incessante
sur les éléments extérieurs qui lui permet de s'en
nourrir, de se les assimiler et de vivre.

Pour le biologiste, la vie de l'homme, comme la vie
de tous les animaux et de tous les êtres vivants, n'a
qu'un objectif : la perpétuité de l'espece.

(1) **Voir** *Idées médicales,* **pages 222 et 430.**

La fourmi et l'abeille mâles ne vivent que le temps nécessaire pour la reproduction. De même, au point de vue biologique, l'homme devient un être inutile et bon à supprimer, dès qu'il a dépassé l'âge ou maladivement perdu le pouvoir d'engendrer.

La fourmi femelle est dépouillée de ses ailes par les ouvrières et ne doit plus être occupée qu'à pondre. Les ouvrières défendent et nourrissent la pondeuse et la colonie. Toujours un seul et même but pour tous : la procréation et la continuation de l'espèce.

Voilà la seule fin que la science biologique peut assigner à l'homme et à la Société.

Et alors c'est la bataille, comme entre les fauves du désert, pour la possession de la femelle la plus belle et la plus utile à l'espèce ou à la nation ; c'est l'enlèvement des Sabines ; ce sont les harems peuplés par les captives ; ce sont les guerres entre nations pour conquérir les pays les plus fertiles, capables de fournir et de nourrir une plus belle race...

Voilà un premier, et un puissant, motif de guerre perpétuelle dans cette société future **uniquement régie par les lois scientifiques** : *afin de maintenir et d'accroître l'espèce, les hommes s'entre-tueront.*

Cet *illogisme* monstrueux ne sera pas le seul que cette sociologie biologique fera naître.

La biologie humaine est tout entière basée sur l'*inégalité* des individus : inégalité de santé, de force physique, d'aptitudes corporelles, de valeur intellectuelle... La sociologie, uniquement basée sur cette science biologique, ne peut donner ni *atténuation* ni *compensation* à cette inégalité nécessaire. Dès lors, les colères sociales seront bien plus vives et plus violentes qu'aujourd'hui.

Ceux qui seront ou se croiront nés en infériorité biologique ne voudront pas accepter la supériorité de quelques-uns; ils s'apercevront qu'ils sont le nombre et *ils imposeront leur médiocrité par la force*. Ce ne sera plus la grève légale, l'association légitime pour la défense des intérêts; ce sera l'émeute, l'incendie, le pillage.

Comme Tarquin, le peuple-roi coupera la tête de toutes les tulipes; ce sera la recherche, par la violence, de l'égalisation par en bas. La raison du plus fort deviendra effectivement la meilleure; la force sera reconnue par tous comme la vraie et seule source du droit.

Quand cette doctrine régnera en maîtresse, ce sera d'abord la ruine de la nation qui aura eu le triste honneur de l'appliquer la première; et, si la doctrine se généralise, ce sera la ruine de l'humanité tout entière.

Et ainsi l'illogisme sera porté à son comble : la science qui est l'émanation, la source et l'incarnation du progrès, la science qui est l'instigatrice de la paix sociale n'aura, en définitive, engendré que la guerre, la ruine et la *négation de la science elle-même*.

Car, dans cette société semblable aux familles d'animaux, il n'y a plus de place pour les savants, êtres inutiles et malfaisants, dont la supériorité serait une insulte au peuple des manouvriers et dont les découvertes, comme les machines agricoles ou industrielles, n'ont de résultat que d'enlever le pain à l'ouvrier.

Il faut supprimer tout luxe et tout superflu inutiles : les arts comme la science. Quel est le rendement social d'un peintre ou d'un musicien, toujours inférieurs à un vigoureux semeur? Ce sera le *règne de l'athlétisme;* le surhomme sera le mieux musclé.

Pour mieux dire, il n'y aura, chez les hommes de

cette époque, comme chez les abeilles et les fourmis de tous les temps, il n'y aura que des mâles et des femelles formant l'aristocratie procréatrice, aidée, protégée et nourrie par la foule des *ouvriers*.

Voilà ce que sera la cité scientifique, la société hygiénique, à l'âge glorieux du triomphe de la biologie.

Je n'ai pas besoin d'insister pour montrer que ce n'est là ni votre idéal sociologique, ni (j'ai hâte de le dire) l'idéal sociologique de personne.

Car, il faut bien le reconnaître, avec des points de départ contradictoires et des raisonnements absolument différents et opposés, tous les penseurs, tous les sociologues désirent une société tout autrement organisée.

Partant de cette inégalité, regrettable mais inévitable, dont je parlais tout à l'heure, et qui est la loi organique de ce monde, on comprend qu'il faut non la supprimer (puisque c'est impossible), mais en atténuer et en pallier les effets.

Pour cela, il est absolument indispensable que toute sociologie accepte d'abord et proclame l'idée de *devoir obligatoire*, la loi d'*amour* et la notion de *sacrifice*. Il faut que toute sociologie prenne pour épigraphe, non plus « utilisons-nous les uns les autres », mais « aimons nous les uns les autres, sacrifions-nous les uns aux autres ».

En restant au point de vue particulier que j'étudie ce soir, il n'y a pas d'*hygiène sociale* vraiment utile sans ces principes.

La lutte contre la transmission des maladies infectieuses devient odieuse et tyrannique, si elle n'est pas appliquée avec *amour pour le malade*, avec *esprit de sacrifice chez le bien portant.* Que deviendraient les familles, l'éducation des enfants et l'avenir de la patrie, si les prescriptions scientifiques d'une hygiène rigoureuse présidaient seules au mariage et gouvernaient seules la vie conjugale : dès qu'un conjoint serait gravement et chroniquement malade, l'autre devrait l'abandonner et lui chercher un remplaçant. *La science biologique peut réglementer l'union libre,* elle ne peut pas comprendre le vrai mariage. Et cependant que deviendrait la société humaine si le mariage n'était plus considéré que comme un vulgaire « contrat de louage »?

Comme je l'ai déjà dit ailleurs, l'hygiène ne pourrait qu'approuver cette femme de Pittsbourg, qui a obtenu le divorce et une pension alimentaire, uniquement parce que son mari n'avait pas pris de bain depuis leur mariage, c'est-à-dire depuis neuf ans.

Ce qui caractérise vraiment l'humanité et la distingue des autres espèces animales, c'est qu'il n'y a pas de société humaine sans dévouement et sans sacrifice. On l'a compris et proclamé à toutes les époques.

On ne veut plus aujourd'hui de cet admirable mot « charité » qui veut dire tendresse, amour, pratique et agissant, pour ceux qui nous sont « chers ». On préfère les mots « solidarité », « fraternité », « assistance », « mutualité ». Peu importent les mots : toutes ces expressions n'ont aucun sens ou veulent dire amour, dévouement et sacrifice.

Récemment, dans un article intitulé « la fin du transformisme », la *Dépêche* citait cette phrase du grand biologiste BOHN : « il y a un hiatus entre l'intelligence des animaux et l'intelligence humaine; je ne crois pas que nous soyons prêts à combler cet hiatus », et l'auteur de l'article, REMY DE GOURMONT, ajoutait : « l'hiatus ne se comble jamais... Nous ne sommes les maîtres du monde que parce que nous sommes les seuls maîtres possibles. »

Ce n'est pas la seule intelligence qui creuse l'hiatus et rend nécessaire la maîtrise de l'homme. L'infranchissable différence qu'il y a entre les sociétés humaines et toutes les sociétés animales, la grande et définitive cause de la supériorité sociale de l'homme sur les animaux, c'est la *loi d'amour*, de dévouement et de sacrifice qui nous gouverne, tandis que toutes les sociétés animales ne connaissent que la *loi de l'espèce*.

L'humanité tomberait au rang de l'animalité le jour où elle ne voudrait plus appliquer que la loi biologique de l'espèce. Que dis-je? L'humanité tomberait alors bien au-dessous de l'animalité; car, au point de vue purement animal, l'homme est bien moins armé et serait irrémédiablement vaincu par beaucoup d'animaux.

Une société humaine ne peut donc vivre, une sociologie féconde ne peut être fondée que si on complète et si on corrige les lois scientifiques de la biologie et de l'hygiène par les lois morales du dévouement mutuel et du sacrifice réciproque.

Où pouvons-nous donc puiser, d'où pouvons-nous tirer ces préceptes d'abnégation, de renonciation et d'amour du prochain? J'ai établi que ce n'est pas dans les livres de science biologique. Ai-je besoin d'insister pour vous montrer qu'il suffit d'ouvrir l'Évangile pour trouver, à toutes les pages, le lumineux enseignement de cette grande doctrine?

La justice des disciples de Jésus-Christ doit être « plus abondante que celle des scribes et des pharisiens ». Il ne suffit pas de dire avec les anciens : « vous ne tuerez point et quiconque tuera méritera d'être condamné par le jugement. Moi, je vous dis que quiconque se met en colère contre son frère méritera d'être condamné par le jugement, celui qui dira à son frère : Raca, méritera d'être condamné par le conseil. Et celui qui dira : fou, méritera d'être condamné au feu de l'enfer. »

Après le premier commandement qui vise l'amour de Dieu, vient le second qui est semblable : « vous aimerez votre prochain comme vous-même. Il n'y a aucun commandement plus grand que ceux-ci. »

Cet amour du prochain, il faut l'étendre à ses ennemis, à ceux qui nous ont fait du mal. « A vous qui m'écoutez je dis : aimez vos ennemis, faites du bien à ceux qui vous haïssent. Bénissez ceux qui vous maudissent et priez pour ceux qui vous calomnient. Si un homme vous frappe sur une joue, présentez-lui l'autre. Et, si quelqu'un vous enlève votre manteau, ne l'empêchez point de prendre aussi votre tunique... Si vous n'aimez que ceux qui vous aiment, quel mérite avez-vous? Car les pécheurs aiment aussi ceux qui les aiment. Et si vous faites du bien à ceux qui vous en ont fait, quel mérite avez-vous? Car les pécheurs font de même. »

Tout cela, il ne faut pas le faire pour le plaisir humain qu'on pourrait en retirer. Il faut s'humilier, faire pénitence, pardonner à ses ennemis et les aimer sans espérer aucune récompense terrestre.

« Gardez-vous de faire vos bonnes œuvres devant les hommes pour être regardés par eux... Lors donc que vous donnerez l'aumône, ne faites point sonner de la trompette devant vous, comme font les hypocrites dans les synagogues et dans les rues, pour être honorés des hommes... Mais, lorsque vous ferez l'aumône, que votre main gauche ignore ce que fait votre main droite. » Faites le bien, simplement et obscurément, comme la pauvre veuve, qui donne « deux petites pièces de la valeur d'un quart de sou » ou comme le Samaritain qui ramasse et panse le blessé sur la route de Jéricho.

Comme vous le disait éloquemment ce matin le cardinal Andrieu, on trouve ainsi dans l'Évangile tous les éléments d'une sociologie large, sage et libérale : il n'y a plus de caste inaccessible, de classes rivales. Notre-Seigneur appelle les publicains et les pécheurs, mange avec eux, choisit parmi eux ses apôtres.

Ceux qui ont reçu la richesse ne doivent pas thésauriser; ils doivent aider leur prochain.

« Je vous le dis en vérité, un riche entrera difficilement dans le royaume des cieux. Je vous le dis encore une fois, il est plus facile à un chameau de passer par le trou d'une aiguille qu'à un riche d'entrer dans le royaume des cieux. »

Et le mauvais riche, qui n'a rien volé, qui n'a frustré personne, mais qui a refusé de faire l'aumône aux pauvres, est « enseveli dans l'enfer » et appelle Abraham qui lui répond : « mon fils, souvenez-vous que vous avez reçu les biens durant votre vie et que Lazare n'a eu que les maux ; maintenant il est dans la consolation et vous dans les tourments. »

N'est-ce pas là tout le socialisme le mieux compris?

Remarquez, en effet, que Notre-Seigneur ne dit pas seulement aux pauvres qu'ils seront dédommagés dans l'autre monde; il dit nettement aux riches que, s'ils n'aident pas les pauvres, ils seront punis dans l'autre monde.

Quelle belle sociologie, et combien différente de cette sociologie de méfiance, de guerre, de lutte pour

la vie et pour la santé, qu'engendre la science biologique et hygiénique seule.

Dans le dernier chapitre de son *Génie du Christianisme*
CHATEAUBRIAND se demande « quel serait aujourd'hui
l'état de la société si le christianisme n'eût point paru
sur la terre ». — Aujourd'hui, avec plus d'angoisse
(parce que c'est l'hypothèse irréalisée d'hier), aujour-
d'hui on peut se demander ce que deviendrait la société
si le christianisme disparaissait de la terre et était
remplacé par la science seule, par la biologie.

J'ai essayé de vous montrer que, si, ce qu'à Dieu ne
plaise, le rêve de certains se réalisait un jour, la terre
ne serait plus qu'un vaste champ de bataille, sur lequel
l'homme, uniquement préoccupé de son intérêt et de
son bonheur ici-bas, ne trouverait que la défaite, le
désastre et le malheur.

Tant est vraie cette phrase de votre grand MONTES-
QUIEU : « chose admirable! La religion chrétienne qui
ne semble avoir d'objet que la félicité de l'autre vie
fait encore notre bonheur dans celle-ci! »

FONTANES, qui avait inscrit cette phrase en tête de
l'article par lequel il annonçait dans le *Moniteur* la
publication du *Génie du Christianisme,* FONTANES ajoutait : « cet ouvrage, longtemps attendu, commencé
dans des jours d'oppression et de douleur, paraît quand
tous les maux se réparent et quand toutes les persécu-
tions finissent... La religion, dont la majesté s'est
accrue par ses souffrances, revient, d'un long exil,
dans ses sanctuaires déserts, au milieu de la victoire
et de la paix dont elle affermit l'ouvrage... »

A vous, Messieurs des « Semaines sociales », de préparer par vos congrès, vos publications et votre inlas-
sable travail, de préparer l'œuvre, qui, comme le
Génie du Christianisme le jour de Pâques 1802, procla-

mera et saluera l'avènement ou plutôt la résurrection glorieuse, dans notre chère France, d'un nouveau *Concordat entre la société et l'Évangile,* concordat qui supprimera les luttes de classes, — qui remplacera la haine et la méfiance par l'amour et le dévouement mutuels, — qui, loin de combattre la science, lui permettra de prendre tout son développement dans ce qui est son domaine propre, — qui supprimera la rançon de tyrannie et de persécution que le progrès scientifique, livré à lui-même, semble exiger, — qui ouvrira enfin l'ère définitive du bonheur social et de la paix, dans la doctrine de Jésus-Christ, à tous les hommes de bonne volonté !

LA MORALE SCIENTIFIQUE
ET LA MORALE DE L'ÉVANGILE

DEVANT LA SOCIOLOGIE (1)

———

Je ne prétends pas que l'apologétique chrétienne doive se faire aujourd'hui exclusivement par la morale. Mais je crois que, pour des laïques comme nous, l'apologétique *morale* est la seule vraiment abordable.

Pour le *dogme,* nous devons nous classer tous dans les « bienheureux pauvres d'esprit », qui l'acceptent d'autorité, sans le discuter, comme le charbonnier du coin.

« Je vous le dis en vérité, quiconque ne recevra pas le royaume de Dieu comme un enfant, n'y entrera point (2). »

Les discussions morales sont mieux à notre portée. On peut même dire qu'elles sont plus que jamais,

(1) Conférence faite à Marseille, le 24 octobre 1908, à la Société de Saint-Luc, Saint-Côme et Saint-Damien et publiée d'abord dans les *Etudes.* — « C'est aux membres de la Société, et d'abord à son distingué président, le docteur AUDIBERT, que les *Etudes* doivent de pouvoir publier la conférence de l'éminent professeur de Montpellier. Que celui-ci et ceux-là veuillent bien agréer l'expression de notre reconnaissance. » (Note de la Rédaction des *Etudes.*)

(2) SAINT LUC, XVIII, 17.

aujourd'hui, de notre compétence — à nous, laïques, médecins et biologistes humains.

Car l'invasion croissante de la morale non religieuse par la *science* et spécialement par la science *biologique*, nous fournit une occasion merveilleuse de montrer l'impuissance radicale de cette science à faire une morale qui s'approche de la morale de l'Évangile.

Comme, d'autre part, il est ensuite facile de montrer qu'en sociologie, de ces deux morales, la seconde, celle de l'Évangile, est seule génératrice de progrès et de vie, la démonstration apologétique est très nette.

Voilà l'idée que je voudrais, non certes, développer dans une lecture de trois quarts d'heure, mais indiquer à grands traits, espérant que peut-être cette esquisse d'un très beau sujet pourra inspirer à un plus qualifié le désir de le traiter à fond.

Je prendrai toujours le mot « science » dans le sens d'Auguste Comte, le sens de science positive, comme je l'ai fait le 13 avril 1901 dans ma Conférence sur *les Limites de la biologie* devant le même auditoire de confrères et d'amis dont je n'ai jamais oublié le charmant et indulgent accueil (1).

La science ainsi comprise envahit de plus en plus la morale naturelle ou, pour mieux dire, les philosophes non chrétiens s'efforcent de plus en plus de baser leur morale uniquement et exclusivement sur la science : dans leurs livres, la morale devient un chapitre de science, la *science des mœurs* (2).

En tête du premier des livres dont je me servirai le

(1) *Les limites de la biologie*, avec une préface de Paul Bourget. Bibliothèque de philosophie contemporaine, in-16, 6° édition, 1907.

(2) Voir Lévy-Bruhl, *la Morale et la Science des mœurs*. Bibliothèque de philosophie contemporaine; 1903.

plus pour exposer la morale scientifique, ALBERT BAYET (1), que l'on peut considérer comme le porte-parole attitré de cette nouvelle conception de la morale, dit très justement : « l'idée que la morale, longtemps religieuse ou métaphysique, doit reposer désormais sur la science, est aujourd'hui très répandue. Elle est, d'ailleurs, la conséquence naturelle du développement rapide des sciences de la nature et des progrès de l'esprit positif. »

C'est cette morale basée sur la science qu'il faut analyser et comparer à la morale de l'Évangile.

Il me paraît que, sans avoir la prétention d'épuiser le parallèle, on peut comparer ces deux morales au triple point de vue suivant :

1° La morale scientifique est incapable et n'a pas la prétention de donner les idées d'*obligation* et de *devoir* qui sont à la base de la morale de l'Évangile ;

2° La morale scientifique est incapable et n'a pas la prétention de tenir compte de l'*intention* dans les actes et ne peut admettre la *responsabilité*, tandis que la morale de l'Évangile fait tout le contraire :

3° Enfin la morale scientifique ne peut donner comme but à nos actes que l'*intérêt* de l'individu ou de l'espèce, elle conclut à la *lutte* pour la vie et ne peut aboutir qu'à cette formule d'EUGÈNE FOURNIÈRE (2) : *utilisons-nous les uns les autres*. La morale de l'Évangile, au contraire,

_____

(1) ALBERT BAYET, *la Morale scientifique, Essai sur les applications morales des sciences sociologiques* (Bibliothèque de philosophie contemporaine ; in-16, 1905) et *l'Idée de bien ; Essai sur le principe de l'art moral rationnel* (même Bibliothèque, in-8°). C'est à ces deux ouvrages que sont empruntées toutes les citations qui n'ont pas d'autre indication bibliographique.

(2) « Ouvriers du présent, attachés à faire surgir l'avenir de justice sociale, par l'égalité des droits et des moyens et dans la liberté de chacun accrue par la solidarité, utilisons-nous les uns les autres. » EUGÈNE FOURNIÈRE, *la Dépêche*, 9 septembre 1908.

donne comme but à nos actes l'abnégation, l'humilité, le *sacrifice*, la paix sociale et l'*assistance* au prochain, avec cette formule comme conclusion : *aimez-vous et aidez-vous les uns les autres.*

Tout d'abord, *la morale de l'Évangile est tout entière basée sur la notion d'obligation et de devoir, tandis que la morale scientifique ignore et ne peut comprendre ces notions.*

Dans l'Évangile, à la base de tout est le devoir, l'obligation, l'ordre, le *commandement* : « si vous voulez entrer dans la vie, gardez les commandements (1). »

Et le devoir est rigoureux, l'obligation stricte, le chemin étroit : « que la porte est petite et étroite la voie qui mène à la vie et qu'il y en a peu qui la trouvent (2). »

La science, au contraire, ne peut amener à aucune idée d'obligation et de devoir. Auguste Comte (3), qui peut être considéré comme le précurseur ou l'initiateur de la morale scientifique contemporaine, avait voulu conserver l'idée d'obligation et de devoir, entraîné qu'il était par son esprit foncièrement religieux et il a écrit dans son *Système de Philosophie positive :* « quand même la terre devrait être bientôt bouleversée par un choc céleste, vivre pour autrui, subordonner la personnalité à la sociabilité ne cesserait pas de constituer jusqu'au bout le bien et le devoir suprêmes. » C'est l'impératif catégorique de Kant, ou même la notion du vrai, du beau et du bien, d'après Cousin, que le même Auguste Comte traitait cependant de « mystification charlatanesque ».

(1) Saint Matthieu, xix, 17.
(2) Saint Matthieu, vii, 14.
(3) Voir Lévy-Bruhl, *la Philosophie d'Auguste Comte.* Bibliothèque de philosophie contemporaine, 1900.

En fait, cette affirmation du devoir et du caractère *absolu* de la notion du bien est absolument antiscientifique ou tout au moins hors de la science : sous la plume d'AUGUSTE COMTE, c'est un illogisme en contradiction avec toute sa doctrine. BAYET l'a bien montré : « demander à la science un impératif quelconque, c'est lui demander ce qu'elle ne saurait nous donner, sans cesser d'être la science ». Demander à la science de « nous donner une loi normative, un conseil, un ordre », c'est « méconnaître l'esprit même de la recherche scientifique ».

En réalité, la science réunit et étudie les faits, en tire des lois positives, mais ne peut déduire aucune *conclusion obligatoire* pour la conduite ultérieure à tenir.

La meilleure des preuves en est que chacun a tiré de la science des idées pratiques contradictoires ; pour mieux dire, chacun a trouvé dans la science la continuation et la démonstration des idées morales qu'il avait antérieurement conçues. Les divers auteurs, dit encore BAYET, « feignaient de demander à la science ce qu'ils possédaient déjà, ce dont ils n'entendaient pas changer ». Ainsi, « à COMTE, la science offre des idées d'ordre et d'autorité, à PROUDHON des idées anarchistes au nom des mêmes méthodes, BUCHEZ peut faire de la religion une constante sociale, COMTE et PROUDHON en proclamer l'irrévocable déchéance. »

Voilà la base que la science peut donner à la morale. La science observe « ce qui est » : « de ce spectacle », il lui est impossible de « déduire la formule de ce qui doit être » ; de même qu'un « astronome observe le cours que suivent les astres », mais ne peut pas trouver dans ces observations le droit « de blâmer ou d'approuver les astres ».

Permettez-moi encore quelques citations de Bayet pour vous bien montrer avec quelle netteté nos adversaires les plus déterminés proclament l'impuissance de la science à donner la notion d'obligation et de devoir.

L'office de la science est terminé, quand elle nous a fait connaître l'ordre réel. « Mais elle n'a pas à nous dire : respectez cet ordre ou bouleversez-le. Elle affirme la loi positive : elle ne peut rédiger une loi impérative... Autre chose est d'observer, d'étudier un fait moral, autre chose de porter sur ce fait moral un jugement moral, de le proclamer bon ou de le déclarer mauvais. » « Définir ce qui doit être par ce qui est » est au fond une « opération » qui n'a rien de « scientifique ».

« Comment, en effet, une science quelconque pourrait-elle donner naissance à l'idée d'obligation morale ? Comment d'une étude toute spéculative et désintéressée de certains faits et de leurs lois, passerait-on à des prescriptions impératives, sanctionnées par l'idée de mérite et de démérite ?... Si la science morale avait la moindre prétention normative, elle cesserait, par ce seul fait, d'être une science. »

« Quand la science conseille d'employer certaines machines agricoles ou de faire bouillir son eau avant de la boire, elle donne un renseignement et un conseil utiles, mais elle ne donne en rien un ordre qui entraîne l'idée d'obligation et de devoir. »

« Quand Auguste Comte, Kant, les utilitaires mettent l'obligation à la base de leur morale, ils sortent de la science, ils ne font pas de la morale scientifique. »

Voilà donc qui est entendu, démontré et proclamé par les défenseurs les plus convaincus de la morale scientifique : il est impossible de tirer de la science l'idée d'obligation et de devoir.

En second lieu, la morale scientifique est incapable et n'a pas la prétention de tenir compte de l'intention dans les actes et ne peut admettre la responsabilité, tandis que la morale de l'Évangile fait tout le contraire.

Je n'ai pas besoin de grandes citations pour vous rappeler que la morale chrétienne base la responsabilité, non sur l'acte extérieur, mais sur l'intention et la pensée qui l'ont inspiré.

Tandis que l'ancienne loi disait : vous ne commettrez point d'acte mauvais comme l'adultère, « moi je vous dis que quiconque regarde une femme pour la convoiter a déjà commis l'adultère dans son cœur (1). »

« Ce qui sort de l'homme le souille... Car du cœur des hommes sortent les mauvaises pensées... Tous les maux proviennent du dedans et souillent l'homme (2). »

Il ne s'agit pas d'être juste extérieurement par les actes « devant les hommes ». « Dieu connaît vos cœurs et ce qui est grand aux yeux des hommes est en abomination devant Dieu (3). »

Comme les pharisiens d'autrefois, les savants d'aujourd'hui ne veulent pas admettre cette morale de l'intention.

La « fameuse morale de l'intention », dit ALBERT BAYET, est la « négation brutalement absurde de toute morale pratique. KANT est, à bien des égards, le théoricien responsable de ce paradoxe d'origine chrétienne ». En science, l'intention ne signifie rien. « Pasteur, qui travaille dans son laboratoire, sans autre intention que de travailler, ne vaudrait pas, au point de vue moral, l'ours de la fable, qui avait une excellente intention quand il a lancé son pavé ». Conçoit-on qu'un méde-

(1) SAINT MATTHIEU, v, 28.
(2) SAINT MARC, vii, 15, 21, 23.
(3) SAINT LUC, xvi, 15.

cin plein de bonne volonté et d'ignorance soit sacré bon médecin? « Ce ne serait, si l'on n'y prend garde, ni plus ni moins ridicule que de déclarer juste et bon celui qui veut l'être et qui ne l'est pas. » C'est à tort que LÉVY-BRUHL a dit que, devant la morale scientifique, la morale classique « ne devra pas disparaître pour lui faire place ». La doctrine classique de la morale naturelle avec son « idée paradoxale d'une morale de l'intention » est incompatible et inconciliable avec la morale scientifique. Un des premiers soucis de ceux qui veulent établir la morale scientifique doit être de faire disparaître cette morale naturelle et chrétienne de l'intention.

De même pour l'idée de responsabilité. « Il m'a semblé, dit encore BAYET que, sur plus d'un point, cette idée, sainte mais vieillie », de la responsabilité individuelle « craquait, et qu'on en pouvait, sans témérité, prévoir la disparition... Dès l'instant qu'on admet, dans le monde social, l'existence de lois en tous points semblables à celles qui régissent la chute d'une pierre, il est aussi puéril de rendre un individu, quel qu'il soit, responsable de ses actes, que de blâmer l'arbre chétif ou de féliciter l'arbre vigoureux. Toute tentative en vue d'atténuer la rigueur de cette conséquence est foncièrement antiscientifique... Xerxès, faisant frapper l'océan, nous fait sourire; car nous savons les mouvements des eaux soumis à des lois connaissables. Serons-nous moins risibles un jour, nous qui frappons le criminel, sans songer que des lois analogues soulèvent la tempête et suscitent les crimes? Notre geste apparaîtra-t-il moins ridicule et moins vain? »

Donc, en définitive, « ne rédigeons pas un code de devoirs; la science ne connaît ni devoirs, ni responsabilités ».

Voilà la conclusion formelle d'un homme qu'à première vue on pourrait considérer comme l'enfant terrible de son parti, mais qui est en réalité le logicien implacable et le porte-parole autorisé de la morale scientifique.

Sur ces deux premiers points absolument fondamentaux, la morale scientifique et la morale de l'Evangile sont donc absolument différentes et opposées : la première repousse et la seconde impose les idées d'obligation, de devoir et de responsabilité individuelle.

Reste à indiquer un dernier point sur lequel la divergence s'accentue encore plus : *la morale scientifique n'a et ne peut avoir d'objectif que l'intérêt de l'individu et de l'espèce et ne peut aboutir qu'à la formule : utilisons-nous les uns les autres, tandis que la morale de l'Évangile prêche l'abnégation, le sacrifice de soi-même et aboutit au précepte : aimons-nous et assistons-nous les uns les autres.*

Dans ma conférence sur *les Limites de la biologie* (1), je vous ai déjà montré que la morale évolutionniste d'HERBERT SPENCER (2), cette forme très élevée de la morale scientifique, ne peut avoir que l'intérêt comme but et le plaisir ou la peine comme mobiles.

HERBERT SPENCER le proclame : « le plaisir, de quelque nature qu'il soit, à quelque moment que ce soit et pour n'importe quel être ou quels êtres, voilà l'élément essentiel de toute conception de moralité ». J'ajoute, bien entendu, que pour les grands penseurs, le plaisir et l'intérêt sont pris dans les sens les plus élevés : le plaisir de vivre et l'intérêt de la vie de

(1) *Limites de la biologie* page 23.
(2) Voir PH. BRIDEL, *les Bases de la morale évolutionniste d'après M. Herbert Spencer.* Petite Bibliothèque du chercheur, 1886.

l'individu et de l'espèce. Ce qui ramène à peu près la morale à l'hygiène, comme l'a démontré HALLEUX.

Quand on poursuit logiquement les conséquences de ces principes, on voit que la morale scientifique ne peut conduire qu'à la bataille pour la vie et à la guerre sociale.

Nous savons, dit HÆCKEL, développant les idées de DARWIN, « que toute la nature organique de notre planète ne subsiste que par une lutte sans merci de chacun contre tous... La luttte féroce dans la société humaine n'est qu'une faible image de l'existence de combat, incessante et cruelle, qui règne dans tout le monde vivant ». Et son traducteur VACHER DE LAPOUGE s'écrie (très logiquement) : « à la formule célèbre qui résume le christianisme laïcisé de la Révolution : Liberté, Égalité, Fraternité, — nous répondrons : Déterminisme, Inégalité, Sélection ».

La formule de BISMARCK « la force prime le droit » devient la suprême loi morale. On proclame avec NIETZSCHE, HOBBES et SPINOZA que « la force, c'est la source du droit ». « La vraie morale, a dit JEAN WEBER (dans un passage cité par ALFRED FOUILLÉE comme typique), est celle du fait... Le fait accompli emporte toujours toute admiration et tout amour, puisque l'univers qui peut le juger est à ce moment conséquence de ce fait. Ainsi nous appelons bien ce qui a triomphé. La perfection, c'est d'exister... La raison du plus fort est toujours la meilleure; cette proposition voudrait être une audace; ce n'est qu'une naïveté. »

En face de cette morale humanitaire qui prêche la guerre et proclame le règne de la force, se dresse la morale de l'Évangile avec ses lois de paix et d'amour.

Ici la doctrine chrétienne ne s'oppose pas seulement à la morale scientifique, elle diffère même de la morale

naturelle. C'est une morale toute nouvelle qui vient
s'ajouter à l'ancienne morale naturelle.

Notre-Seigneur n'est pas venu « détruire la loi » et la
morale qui existaient antérieurement; il est venu les
compléter. La justice de ses disciples doit être « plus
abondante que celle des scribes et des pharisiens ». Il
ne suffit pas de dire avec les anciens : « vous ne tuerez point, et quiconque tuera méritera d'être condamné
par le jugement. Moi je vous dis que quiconque se met
en colère contre son frère méritera d'être condamné
par le jugement. Celui qui dira à son frère : Raca,
méritera d'être condamné par le conseil. Et celui
qui dira : fou, méritera d'être condamné au feu de
l'enfer (1). »

Et ces commandements de la morale nouvelle ne sont
pas quelques articles de détail ajoutés à l'ancien Code
naturel : c'est tout un Code nouveau que l'Évangile
prêche. Car « personne ne met une pièce de drap
neuf à un vieux vêtement... et l'on ne met point non
plus du vin nouveau dans des outres vieilles (2) ».

Que sont donc les nouveaux (3) commandements?
« Vous aimerez le Seigneur votre Dieu de tout votre
cœur, de toute votre âme, de tout votre esprit. Voilà
le plus grand et le premier commandement. Le second
est semblable :

« Vous aimerez votre prochain comme vous-
même (4). »

« Il n'y a aucun commandement plus grand que ceux-
ci (5). »

(1) Saint Matthieu, v, 17, 20, 22.
(2) Ibidem, v, 16, 17.
(3) Je vous le dis, en vérité, personne ne peut voir le royaume
de Dieu, s'il ne naît de nouveau. » (Saint Jean, iii, 3.)
(4) Saint Matthieu, xxiii, 37, 38, 39.
(5) Ibidem, xiii, 30, 31.

Cet amour du prochain, il faut l'étendre à ses ennemis, à ceux qui nous ont fait du mal : « à vous qui m'écoutez, je dis : aimez vos ennemis, faites du bien à ceux qui vous haïssent. Bénissez ceux qui vous maudissent et priez pour ceux qui vous calomnient. Si un homme vous frappe sur une joue, présentez-lui l'autre. Et si quelqu'un vous enlève votre manteau, ne l'empêchez point de prendre aussi votre tunique... Si vous n'aimez que ceux qui vous aiment, quel mérite avez-vous? Car les pécheurs aiment aussi ceux qui les aiment. Et si vous faites du bien à ceux qui vous en font, quel mérite avez-vous? Car les pécheurs font de même (1). »

Nous sommes loin de la morale évolutionniste et de la morale scientifique. A la bataille, à la haine, à l'égoïsme, l'Évangile substitue la paix, l'amour, l'altruisme, d'où résultent tout naturellement l'humilité, la miséricorde, le pardon des injures et la pénitence. « Celui qui s'humiliera comme cet enfant sera le plus grand dans le royaume des cieux. Quiconque s'élèvera sera abaissé et quiconque s'abaissera sera élevé (2). » « Bienheureux ceux qui sont miséricordieux, parce qu'ils obtiendront eux-mêmes miséricorde... Alors, Pierre s'approchant, lui dit : Seigneur, combien de fois mon frère péchera-t-il contre moi et lui pardonnerai-je? Jusqu'à sept fois? Jésus lui répondit : Je ne vous dis pas jusqu'à sept fois, mais jusqu'à septante fois sept fois (3). »

Quand on amène à Jésus une femme « surprise en adultère » et quand les scribes et les pharisiens lui demandent s'il faut, suivant la loi de Moïse, la lapider, il

(1) Saint Luc, vi, 27, 28, 29, 32, 33.
(2) Saint Matthieu, xviii, 4; xxiii, 12.
(3) *Ibidem*, v, 7; xxiii, 21-22.

leur dit : « que celui d'entre vous qui est sans péché lui jette la première pierre (1). »

Voilà le chrétien humble et miséricordieux ; il faut encore qu'il fasse pénitence. Jean-Baptiste le prêche déjà dans le désert de Judée (2). Et alors le pénitent est admis à la société de Notre-Seigneur aussi bien que les ouvriers de la première heure (3). Jésus appelle un publicain, Levi, qui était assis au bureau des impôts, et en fait son évangéliste et il dîne chez lui avec beaucoup de publicains et de pécheurs. Et à ceux qui s'étonnent, il dit : « je ne suis pas venu appeler les justes, mais les pécheurs (4). » Jésus ajouta : « je vous le dis en vérité, que les publicains et les femmes de mauvaise vie vous devanceront dans le royaume de Dieu (5). »

Chez le pharisien il permit à la pécheresse d'arroser ses pieds de ses larmes et de les essuyer avec ses cheveux (6)...

Et tout cela, il ne faut pas le faire pour le plaisir humain qu'on pourrait en retirer.

Il faut s'humilier, faire pénitence, pardonner à ses ennemis et les aimer sans espérer aucune récompense terrestre.

« Gardez-vous de faire vos bonnes œuvres devant les hommes pour être regardés par eux... Lors donc que vous donnerez l'aumône, ne faites point sonner de la trompette devant vous, comme font les hypocrites dans les synagogues et dans les rues, pour être honorés des hommes... Mais, lorsque vous ferez l'au-

(1) SAINT JEAN, VIII, 7.
(2) SAINT MATTHIEU, III, 7.
(3) Ibidem, XX, 1-17.
(4) Ibidem, IX, 10, 13. — SAINT LUC, VI, 27.
(5) Ibidem, XXI, 31.
(6) SAINT LUC, VIII, 37.

mône, que votre main gauche ignore ce que fait votre main droite (1). » Faites le bien, simplement et obscurément, comme la pauvre veuve qui donne « deux petites pièces de la valeur d'un quart de sou (2) » ou comme le Samaritain qui ramasse et panse le blessé sur la route de Jéricho (3).

En somme, pour résumer d'un mot toute cette doctrine, il ne suffit plus de dire : ne faites pas de mal au prochain, ne leur faites pas ce que vous ne voudriez pas qu'on vous fît. Il faut dire : « faites aux hommes tout ce que vous voulez qu'ils vous fassent (4)... Traitez les hommes comme vous voulez qu'ils vous traitent (5). »

En vous répétant ces beaux préceptes de l'Évangile, que vous connaissez tous si bien et depuis longtemps, j'ai cédé au plaisir de bien souligner la différence radicale, absolue, qu'il y a entre cette *morale du sacrifice* et la *morale de l'égoisme* à laquelle revient nécessairement la morale scientifique, comme d'ailleurs y reviennent aussi toutes les morales naturelles.

En relisant tout cela, on comprend l'étonnement, la stupeur de tout ce peuple : ces révélations étaient une révolution complète et radicale. C'est le premier cri de la Samaritaine : « comment, vous qui êtes Juif, me demandez-vous à boire, à moi qui suis Samaritaine? Car les Juifs n'ont pas de relation avec les Samaritains (6). »

On ne sait que penser de la nouveauté extraordinaire de cette doctrine : « beaucoup d'entre eux di-

(1) Saint Matthieu, vi, 1, 2, 3.
(2) Saint Marc, xii.
(3) Saint Luc, x, 30 et suiv.
(4) Saint Matthieu, vii, 12.
(5) Saint Luc, vi, 31.
(6) Saint Jean, iv, 9.

saient : il est possédé du démon, il a perdu le sens.
Pourquoi l'écoutez-vous (1)? »

L'état d'âme que l'Évangile nous décrit chez les pharisiens qui entendaient les prédications est tout à fait
comparable à celui qu'entraînait la vue des miracles
matériels dans le peuple. La réhabilitation publique
de la pécheresse, l'exaltation du publicain humble et
pauvre au-dessus des prêtres orgueilleux, la prédication du sacrifice, du pardon des injures et de l'amour
pour ses ennemis... tout cela constituait certainement,
dans le monde intellectuel de l'époque, un bouleversement des lois connues aussi impressionnant que la
résurrection de Lazare ou la multiplication des sept
pains et des petits poissons

Une grande partie de notre tâche est terminée : j'ai
montré, ce me semble, les différences profondes, absolues, qu'il y a entre la morale scientifique et la morale
de l'Évangile, différences radicales qui sont reconnues
par tout le monde, notamment par les plus éminents
créateurs et défenseurs de la morale scientifique.

Nous n'avons plus qu'une chose à faire : *mettre ces
deux morales en présence de la sociologie et des questions
sociales,* et nous demander si elles sont égales à ce
point de vue pratique ou si l'une d'elles a une valeur
sociale plus grande que l'autre.

Je crois qu'il me sera facile de vous montrer rapidement que la morale scientifique, si elle régnait seule,
entraînerait fatalement la décadence et la mort de la société, tandis que la morale de l'Évangile, si elle arrivait
à gouverner le monde, serait pour la société un merveilleux instrument de vie, de progrès et de prospérité.

(1) Saint Jean, x, 20.

Pour faire ma démonstration, je prendrai d'abord un chapitre de morale dont l'actualité éternelle a été bien souvent renouvelée et entretenue dans ces derniers temps au Parlement, au théâtre et dans les salons : la vieille et toujours nouvelle question du *mariage*.

Premier point : la morale scientifique est incapable et n'a pas la prétention d'admettre le mariage indissoluble; en morale scientifique, le divorce est un droit et non plus seulement le divorce de NAQUET, mais le divorce éloquemment défendu par PAUL et VICTOR MARGUERITTE, le contrat de louage de BRIAND, l'union libre.

Je me rappelle l'enthousiasme avec lequel on applaudissait au Vaudeville le second acte d'*Un divorce* de PAUL BOURGET. Lucien crie au second mari de sa mère qu'il n'y a pas de différence entre l'union libre et le mariage civil avec une femme divorcée. Et j'ai applaudi comme les autres, parce qu'à mon sens, c'est la vérité absolue.

Comme le dit très bien PAUL BOURGET (1), « si vous êtes autorisés à sortir du mariage, parce que vous n'êtes pas satisfaits de l'union actuelle, vous êtes seuls juges de cette satisfaction. De quel droit les partisans du bonheur individuel obligeront-ils une femme à supporter une longue et incurable maladie d'un conjoint, une épilepsie, une tuberculose, un cancer?... La loi actuelle du divorce est l'étape des pharisiens, de ceux qui voudraient à la fois conserver la réserve de moralité qu'ils sentent nécessaire à la stabilité sociale et en sacrifier les conditions ».

Plus logique a été le prince de Monaco, quand il a mis les maladies incurables dans les motifs de divorce. Si même, au lieu de considérer le bonheur individuel,

(1) PAUL BOURGET, *Un divorce* (avec ANDRÉ CURY). Préface, page XIV.

on s'élève, en morale scientifique, jusqu'à l'intérêt de
l'espèce, ne vaut-il pas mieux, à une femme encore
vaillante, un bon semeur bien portant qu'un mari légitime cacochyme?

Bien scientifique, certainement, était cette femme de
Pittsburg, qui (disent les journaux de ce matin) (1) a
obtenu le divorce et une pension alimentaire, uniquement parce que son mari « n'avait pas pris de bain
depuis leur mariage, c'est-à-dire depuis neuf ans ».
Vive l'hygiène!

Comme dit Lucien, « l'union libre est la vraie formule
de la vie conjugale ». « Dans les rapports entre
l'homme et la femme, on ne peut pas admettre que
c'est une formalité qui fait les honnêtes gens, une
signature au bas d'un papier, la syllabe : oui, prononcée devant un monsieur ceint d'une écharpe, allons
donc!...

« Du moment que deux êtres sont persuadés que
l'union libre est la forme supérieure du mariage, ils
sont parfaitement estimables, en vivant dans la logique
de leurs idées. »

« Je veux faire ce que vous avez fait », dit-il à son
beau-père et Lucien ne voit dans cette comparaison ni
impiété, ni sacrilège. Et sa mère, la chrétienne un
moment égarée, dit à son second mari : « nous non
plus, nous ne sommes pas mariés. »

Plus récemment encore, la femme d'un de nos
ministres régnants a fait (avec moins de succès que
Bourget) le procès du divorce, dans une pièce qui contient, elle aussi, l'exposé de la doctrine scientifique du
mariage.

_____

(1) *Petit Méridional*, 21 octobre 1908.

Une jeune fille, Antoinette, veut enlever son mari à madame Roberty, provoquer le divorce et épouser ensuite Roberty. Et à sa mère qui essaye de lui parler raison et morale elle répond : « la loi de mon pays permet à un homme qui m'aime de se débarrasser d'un lien qui lui pèse et de faire notre bonheur à tous les deux. Au nom de qui, au nom de quoi, veux-tu nous empêcher d'être heureux? » Comme la mère rappelle les droits de l'épouse légitime, elle réplique triomphalement : « on n'a pas de droits sur un homme qui ne vous aime plus... Pourquoi me sacrifierais-je à madame Roberty? Quel devoir ai-je vis-à-vis d'elle?... Il n'y a plus de vœux éternels, le mariage n'est plus une geôle. Il n'existe que par le libre consentement! Roberty m'aime et n'aime plus son épouse (1)... »

Voilà où conduit la morale scientifique et aussi, en fait, la *morale naturelle*. Car, ici, je me sépare de PAUL BOURGET, je crois que la notion, une notion *agissante,* de l'indissolubilité du mariage, n'est guère moins inaccessible à la morale naturelle qu'à la morale scientifique.

BOURGET prendrait volontiers comme épigraphe à sa pièce, ces lignes « d'un des maîtres de la science sociale » : « en morale, toute doctrine moderne et qui n'est pas aussi ancienne que l'homme est une erreur ». Je crois que la doctrine du mariage indissoluble n'est pas moderne; mais, si elle était « au moment de la création », elle disparut à la suite, même dans la loi mosaïque, « à cause de la dureté » du cœur des hommes.

Elle ne date définitivement dans le monde que de l'époque où a été prêché l'Evangile. « C'est pourquoi

(1) LOUISE DARTIGUES, *Répudiée.* (*Nouvelle Revue,* 15 octobre 1908, page 433.)

l'homme quittera son père et sa mère et s'attachera à
sa femme. Et ils seront deux dans une seule chair.
Ainsi ils ne seront plus deux, mais une même chair.
Que l'homme donc ne sépare pas ce que Dieu a joint...
Quiconque renverra sa femme et en épousera une autre,
commet l'adultère à l'égard de sa première femme;
et si une femme quitte son mari et en épouse un
autre, elle commet un adultère (1). »

Donc la question se pose dans des termes très
précis : la morale scientifique ne peut conduire qu'à
l'union libre et la morale de l'Évangile prononce l'indissolubilité du mariage. C'est un dilemme auquel il
est impossible d'échapper.

PAUL BOURGET remarque, dans la préface de sa pièce,
que, « pendant les cent dix-sept représentations », au
Vaudeville, les spectateurs, « ont régulièrement
applaudi avec frénésie les phrases de Lucien au
deuxième acte, proclamant le droit à l'union libre.
D'autres applaudissaient avec une égale frénésie les
phrases de Gabrielle disant : nous ne sommes pas
mariés... je ne pouvais pas être ta femme, puisque
j'étais celle d'un autre devant Dieu. » En revanche, les
paroles de Darras, affirmant les droits du Code en
défendant le mariage purement civil tombaient dans
un silence de la salle bien significatif. C'était une très
petite preuve, mais comme palpable et concrète, du
dilemme auquel la société française est acculée : ou
plus de mariage du tout, ou le mariage religieux et
indissoluble. »

Les choses étant ainsi nettement établies, il n'est
pas difficile de montrer qu'avec la morale scientifique,

_____

(1) SAINT MARC, x, 7, 8, 9, 11, 12.

la société marcherait rapidement à sa ruine et à la mort.

La société humaine repose essentiellement sur la notion de la famille; pour qu'une société vive et progresse, il faut que le père et la mère ne croient pas leur mission terminée quand ils ont procréé un enfant; ils doivent l'élever, l'armer pour la vie ultérieure, l'aider de leur expérience... et l'enfant, à son tour, doit honorer ses parents jusque dans leur vieillesse et jusqu'à leur mort.

« Pour moi, dit BOURGET, vouloir fonder l'organisme social sur l'individu, c'est proprement essayer de dessiner un cercle carré. Il y a contradiction dans les termes. » Il faut, au contraire, dire avec BONALD, BALZAC, AUGUSTE COMTE, que l'unité sociale « est la famille ». C'est pour cela qu'en pratique et en fait, la législation sur le divorce aboutit à des résultats « d'une insuffisance ridicule et navrante ».

Le psychiatre ENRICO MORELLI a « établi que, dans les pays où le divorce existe, le nombre des criminels, des fous et des suicides est proportionnellement décuplé, chez les divorcés, par rapport au reste de la population... ».

Je conclurai ce paragraphe par une dernière citation de BOURGET : « il suffit de comparer les deux conceptions du mariage pour juger de quel côté est le progrès. Ici deux êtres s'engageant l'un à l'autre pour toujours... les enfants assurés d'avoir une maison paternelle au vrai sens du mot, la fondation de la famille durable, considérée comme l'idéal dont s'ennoblit l'ardeur passagère de l'amour, la nature animale, tout ensemble acceptée et dirigée, moralisée par la fixité du foyer; — là, au contraire, une association de hasard, assimilée à un contrat de louage, celui que

nous signons avec un fournisseur ou un domestique,
y compris la faculté d'essai! »

Je me suis étendu sur cet exemple du mariage qui
me paraît actuel et démonstratif, mais on peut faire la
même démonstration pour tous les chapitres de la
sociologie.

C'est dans la morale de l'Évangile qu'on trouve
toutes les notions de sacrifice, d'abnégation, d'altruisme, de solidarité, de paix et d'amour, sur lesquelles toute société s'appuie et sans lesquelles aucune
société ne peut vivre, tandis que la morale scientifique
ne peut donner que des idées d'égoïsme, d'utilitarisme,
d'égocentrisme, de guerre et de haine qui sont des
sources de dissolution et de mort pour les sociétés.

On trouve dans l'Évangile tous les éléments d'une
sociologie large, sage et libérale : il n'y a plus de
caste inaccessible ; Notre-Seigneur appelle les publicains et les pêcheurs, mange avec eux, choisit parmi
eux ses apôtres (1). Ceux qui ont reçu la richesse ne
doivent pas thésauriser, ils doivent aider leur prochain.

« Je vous le dis en vérité, un riche entrera difficilement dans le royaume des cieux. Je vous le dis encore
une fois, il est plus facile à un chameau de passer par
le trou d'une aiguille qu'à un riche d'entrer dans le
royaume des cieux (2). »

A ceux qu'il mettra à sa droite le Roi dira : « j'ai eu
faim et vous m'avez donné à manger; j'ai eu soif et
vous m'avez donné à boire; j'étais étranger et vous
m'avez donné l'hospitalité; nu, et vous m'avez vêtu;
malade, et vous m'avez visité; j'étais en prison et vous

(1) Saint Matthieu, ix, 10.
(2) *Ibidem*, xix, 23-24. Voir aussi Saint Marc, x, 23 *sqq.*

êtes venu me visiter... Je vous le dis en vérité, autant de fois vous l'avez fait à l'un des moindres de mes frères, vous me l'avez fait à moi-même (1). »

« Heureux les pauvres, parce que le royaume des cieux est à eux (2). » Et le mauvais riche qui n'a rien volé, qui n'a frustré personne, mais qui a refusé de faire l'aumône aux pauvres est « enseveli dans l'enfer » et appelle Abraham qui lui répond : « mon fils, souvenez-vous que vous avez reçu les biens durant votre vie et que Lazare n'a eu que les maux ; maintenant il est dans la consolation et vous dans les tourments (3). »

N'est-ce pas là tout le socialisme le mieux compris ? Remarquez que Notre-Seigneur ne dit pas seulement aux pauvres qu'ils seront dédommagés dans l'autre monde ; il dit nettement aux riches que, s'ils n'aident pas les pauvres, ils seront punis dans l'autre monde.

Quels sont les socialistes actuels capables de vivre comme les premiers disciples du Christ ? « Ceux qui croyaient étaient ensemble et possédaient tout en commun. Ils vendaient leurs terres et leurs biens et les distribuaient à tous selon le besoin de chacun (4). »

Les hommes du jour ne permettent même plus aux congrégations, héritières des traditions des premiers chrétiens, de vivre en commun et dans la pauvreté voulue. Et si ces hommes du jour vendent des terres et des biens, ce sont ceux des autres, dont ils distribuent le produit, non au vrai peuple, mais aux liquidateurs et aux jouisseurs habiles.

(1) Saint Matthieu, xxv, 35, 36, 40.
(2) Saint Luc, vi, 20.
(3) Ibidem, xvi, 25.
(4) Actes des Apôtres, ii, 44-45.

D'ailleurs la morale scientifique, qu'ils ont la pré·
tention d'appliquer, est absolument incapable et n'a
pas la prétention de faire sur tous ces points des prescriptions analogues à celles de l'Évangile.

En vertu de quelle autorité le ferait-elle? Elle
n'admet, nous l'avons vu, ni devoir, ni obligation.
Elle ne reconnaît de droit que celui de la force et de
la violence. Nul ne peut être tenu d'agir dans son
intérêt, encore moins dans celui de l'espèce. Si je veux
ne rien donner aux malheureux, si je veux dépenser
tout mon argent en débauches et me suicider après,
en vertu de quels principes la science m'arrêtera-t-elle,
du moment que je ne transgresse pas la loi civile?
Pourquoi serais-je obligé de nourrir mon vieux père
ou d'assister mes parents malades? Ce sont des bouches inutiles, des non-valeurs pour la société et pour
l'espèce. Pourquoi donnerais-je mon argent à des
œuvres de sauvetage de l'enfance? pour sauver quelques êtres souffreteux qui ne rapportent rien ni à moi,
ni à l'espèce, d'autres qui même nuiront à l'espèce,
si nous les laissons vivre. Il vaut mieux l'Eurotas.
Comme le dit HALLEUX (1), la tolérance et la protection
des faibles deviennent une immoralité.

Remarquez que ces conséquences de la morale scientifique sont reconnues par les défenseurs les plus atti-
trés de cette morale.

« Est-il conforme, dit BAYET, à l'intérêt social que
des institutions charitables atténuent dans une société
les effets de la sélection?... BELOT (2) répond : oui,
mais un oui timide, enveloppé de restrictions pru-
dentes. » C'est encore trop si on reste sur le terrain

(1) JEAN HALLEUX, l'Évolutionnisme en morale. Étude sur la
philosophie de Herbert Spencer, 1901.
(2) G. BELOT, Etudes de morale positive, 1907.

strictement scientifique. Car, « en vérité, quel talent pourrait nous persuader que la conservation artificielle des idiots, des vieillards en enfance est un bien pour la société?... Admettons, avec BELOT, que le développement d'une philanthrophie judicieuse puisse être conforme à l'intérêt social : à coup sûr, on en pourra dire autant du développement d'œuvres tout opposées. » Le principe d'intérêt social donnera sur toutes les grandes questions des réponses contradictoires. Ainsi, à la question : « faut-il maintenir la propriété individuelle? oui, dit l'intérêt : la propriété favorise l'initiative, l'émulation, la concurrence qui sont un bien social; non, ajoute-t-il, la propriété maintient et accroît l'inégalité qui est un fléau social. »

Et, je le répète, ces propositions ne sont pas des principes que, moi, partisan de la morale de l'Évangile, je déduis de la morale scientifique pour les besoins de ma cause et de ma thèse. Ce sont des déductions tirées par des défenseurs avérés de la morale scientifique.

C'est encore BAYET qui dit : « le mot *social* qu'on ajoute au mot *intérêt* paraît d'abord tout simple. Mais, comme il n'y a pas un intérêt qui soit commun à tous les membres d'une société, il n'y a pas un intérêt général valable pour cette société tout entière. Il y a des intérêts sociaux qui se contrarient, qui s'entrechoquent. L'intérêt des médecins n'est pas celui de leurs clients. L'intérêt des individus n'est pas celui des gouvernants. L'intérêt des capitalistes n'est pas celui des prolétaires. L'intérêt d'une industrie n'est pas celui d'une industrie rivale. L'intérêt du riche n'est pas celui du pauvre. Alors, comment choisir? Le propriétaire prendra parti pour la propriété; le prolétaire contre. Mais le moraliste? que va-t-il faire avec son

intérêt social au milieu des intérêts sociaux?... Assez
malléable pour s'adapter aux solutions les plus opposées, aux combinaisons les plus contradictoires, l'idée
d'intérêt social serait pareille à ces rois qui ne règnent
qu'à la condition de ne pas gouverner. Rien ne lui
serait contraire, parce qu'avec un peu d'habileté
logique, on peut l'appliquer à tout. Mais rien non plus
ne sortirait d'elle, rien ne lui devrait la vie. » Et enfin :
« Veut-on me dire que je dois chercher à maintenir,
non la société en général, mais celle dont je fais partie?
Qui m'interdit de la trouver mauvaise et de chercher à
la supprimer? Enfin et surtout qui m'interdit de n'avoir
jamais aucun égard à l'intérêt social? »

Voilà *l'impuissance sociale* et le *danger social* de la
morale scientifique admirablement définis par ses défenseurs les plus convaincus et les plus ardents.

Mais, direz-vous, cependant, l'altruisme et la solidarité ont bien été prêchés par des hommes qui ne par-
taient pas de la morale de l'Évangile. C'est vrai, mais
c'est parce qu'ils étaient illogiques, en contradiction
avec eux-mêmes; ils appliquaient, sans le savoir et
sans le vouloir, la morale chrétienne qu'ils combat-
taient en même temps.

Cela aussi, c'est ALBERT BAYET qui le dit. « Si la
morale de KANT a eu la fortune extraordinaire que l'on
sait, c'est surtout à ses origines chrétiennes qu'elle le
doit ». De même pour AUGUSTE COMTE. Si « les utilita-
ristes distinguent parfaitement le coquin de l'homme
vertueux », c'est qu'ils sont « sans souci de leur incon-
séquence ». « Les morales fondées sur le déisme, par
exemple la morale officielle enseignée dans l'Université française, sont une assez pauvre contrefaçon de la
morale chrétienne; même lorsqu'elles se disent et se

croient laïques, elles demeurent au fond religieuses. »
Tout cela n'est pas de moi, mais toujours d'ALBERT
BAYET, qui montre ensuite tout ce qu'il y a notamment d'illogique et de contradictoire dans les instructions données en 1883 par JULES FERRY aux instituteurs
laïques sur l'enseignement moral; dans tous « les
manuels d'enseignement moral qui se sont multipliés
en France depuis 1882 », il dénonce, avec LÉVY-BRUHL,
« une sorte d'hypocrisie généralisée (1) ».

Ce sont les adversaires mêmes de la morale chrétienne, ceux qui veulent la détruire et la remplacer par
la morale scientifique, qui proclament et démontrent
ainsi qu'une société basée exclusivement sur la morale
scientifique serait en réalité une *société sans morale*,
c'est-à-dire que l'avènement de la morale scientifique
au gouvernement de la société serait indubitablement
le signal de la rapide décadence, de la dissolution et
de la mort de cette société. De cette société uniquement basée sur la morale scientifique, on pourrait dire
ce qu'ANATOLE FRANCE vient d'écrire de la république
des pingouins : comme Agrippine, elle portait dans
ses flancs son meurtrier.

Il est temps de conclure cette conférence, beaucoup
trop longue pour démontrer à un auditoire comme
celui-ci un thème dont il connaissait d'avance toute la
vérité.

Les rapports de la morale et de la science restent
aujourd'hui ce qu'ils ont toujours été.

La science précise certains points de la morale :
les devoirs corporels envers nous-même, l'hygiène
qui est un devoir et qui est évidemment diffé-

(1) Voir aussi ALBERT BAYET, *l'Idée de bien*, pages 189 et suivantes.

rente aujourd'hui de ce qu'elle était au temps de
Moïse. Certainement l'Évangile dit un mot qui pourrait
s'appliquer à certains microbophobes de nos jours :
« conducteurs aveugles qui passez ce que vous buvez,
de peur d'avaler un moucheron et qui avalez un chameau (1)! » Mais ceci n'a aucune prétention à la
science, et les chrétiens les plus convaincus demandent
à la science de préciser leurs devoirs d'hygiène vis-à-
vis d'eux-mêmes et vis-à-vis de la société.

Voilà le contact de la science et de la morale. Mais il
ne faut pas et on ne peut pas aller plus loin. Demander
à la science de faire la morale, vouloir déduire la
morale de la science, c'est supprimer par définition
les idées d'obligation, de devoir, de sacrifice, de dévouement, d'altruisme et de solidarité sans lesquelles il n'y
a pas de vie sociale possible.

Comme l'a dit ALFRED FOUILLÉE, « la question de
morale est insoluble par la science positive » ; d'autre
part, il n'y a pas de sociologie utile et pratique sans
morale. Donc, l'Évangile seul permet de *résoudre* les
questions sociales.

Dans une récente interview, M. Pataud, celui qui
éteint les lumières de la terre, a dit : « nous ne
sommes pas des types comme Jésus-Christ. » Hélas!
non, pour le plus grand malheur de nos ouvriers,
leurs conseillers et leurs meneurs ne sont pas des
types comme Jésus-Christ! Avec PAUL GUÉRIOT (2), qui
déclare n'être pas un « croyant », on pourrait répondre
au grand dignitaire de la Confédération générale du travail : « peut-être n'avez-vous jamais lu les Évangiles?
J'ose croire, Pataud, que vous y trouveriez quelques

(1) SAINT MATTHIEU, XXIII, 24.
(2) PAUL GUÉRIOT, *Jésus-Christ et M. Pataud*; dans *la Coopera-
tion des idées*, 16 septembre 1908, p. 175.

idées dont vous pourriez faire votre profit. Sacrifiez une soirée de manille pour lire le Sermon sur la montagne. C'est une autre littérature que celle à laquelle vous êtes accoutumé. Quelques-uns, dont je suis, estiment qu'elle lui est supérieure. »

Et vous tous, Messieurs, à qui notre belle profession donne une si grande influence dans toutes les classes de la société, ne pourrions-nous pas sacrifier quelques heures de loisir à lire l'Évangile aux heureux comme aux malheureux de ce monde? Dans toutes les classes de la société, on ignore trop l'Évangile et cependant c'est par lui uniquement qu'on peut connaître toute la vérité, la vérité qui rend libres (1).

(1) SAINT JEAN, VIII, 32.

L'UNION ET L'ACTION SOCIALES
SUR LE TERRAIN DE L'ÉVANGILE (1)

Au grand honneur qui m'est fait, et dont je sens bien, je vous assure, toute l'importance — de prendre la parole devant un semblable auditoire — il semble que je vais répondre d'une manière bien insuffisante, en ne vous disant que des *banalités*.

Quoi de plus banal en effet que de parler d'*union,* des avantages de l'union et de la force que donne l'union, à une époque où l'idée d'union et d'association est une *idée fixe,* quasi obsédante, chez tout le monde, dans toutes les catégories de citoyens; à une époque où tous ne rêvent que ligue et syndicat, depuis les pêcheurs à la ligne jusqu'aux fonctionnaires de l'État, et où les associations sont si nombreuses qu'on épuise, pour les désigner, tous les groupements, trois par trois, des diverses lettres de l'alphabet, depuis les PTT jusqu'à la CGT.

Il paraît donc oiseux de tant vanter les avantages des unions. Il vaudrait peut-être mieux vous en mon-

(1) Conférence faite à Nîmes, le 7 septembre 1909, au *Congrès de l'Union des œuvres ouvrières catholiques,* en présence de Mgr Béguinot, évêque de Nîmes : Mgr de Cabrières, évêque de Montpellier; Mgr du Curel, évêque de Monaco, et Mgr de Poterat, protonotaire apostolique, président du Congrès.

trer les *dangers*. Car il y a vraiment trop d'associations et il n'est pas sans péril d'éparpiller les forces individuelles entre un trop grand nombre de groupements.

Ce qu'il faudrait donc vous dire, et ce que je voudrais vous dire ce soir, ce n'est pas de vous unir, mais sur quel *terrain* et dans quel *but* vous devez vous unir. Car, comme la langue d'Ésope et la femme de tous les pays, l'union est la pire ou la meilleure des choses, suivant les principes qui la dirigent et l'objectif qu'elle se propose.

Notez bien que ceci est vrai, même des unions accessibles et permises à des catholiques, les seules dont j'ai à m'occuper ici.

Je vais donc essayer de vous montrer d'abord l'inutilité ou le danger de certains terrains, d'ailleurs séduisants, d'association. De cette revue critique, nous déduirons tout naturellement ensuite le vrai et seul terrain sur lequel on puisse édifier une union utile d'action sociale.

Il y a un premier terrain d'union, bien justifié malheureusement, bien tentant pour des catholiques à l'heure actuelle : c'est le terrain des *lamentations*.

A notre siècle, les lamentations ne sont plus réservées aux prophètes; il suffit de se rappeler, de voir et de comparer pour trouver, dans les événements qui se précipitent, d'abondants sujets de lamentation. L'union des catholiques est donc tout indiquée sur ce point; en fait, elle existe; et dans tous les rangs de la société chrétienne, au five o'clock comme au cercle et dans la bonne presse, on se lamente sur le malheur des temps; et on n'entend pas une seule note discordante.

Ces lamentations sont, je le répète, absolument justifiées : les libertés de l'individu, la constitution de la famille, la gloire de la patrie, la prospérité de la société, tout est non seulement menacé, mais atteint; tout est malade et d'une maladie chronique et rapidement progressive. On peut prévoir les pires catastrophes.

On ne peut pas ne pas constater toutes ces tristes choses et, les constatant, on ne peut pas ne pas se lamenter. Aussi une union sur le terrain des lamentations serait-elle nombreuse. Elle grouperait rapidement la presque totalité du genre humain. Car même ceux qui tiennent l'assiette au beurre se plaignent toujours des dimensions insuffisantes de leur tartine.

Mais à quoi aboutirait cette immense union sur le terrain des lamentations? A rien.

La lamentation, par elle-même, est stérile et déprimante. Elle ne devient bonne et saine que si elle engendre l'action. Un chrétien peut pleurer parce qu'il reste homme; mais ses larmes doivent être fécondes. Il faut que ses persécuteurs soient, pour lui, de véritables professeurs d'énergie.

Dans son beau livre sur *Jérusalem*, notre éminente amie MONLAUR fait un tableau émouvant du *Mur des pleurs* — et des Juifs, qui viennent s'abattre, dans les larmes, aux pieds de ce dernier et seul reste du Temple de Salomon. Les voix qui se lamentent, répètent : « à cause de ton Temple détruit, à cause de ta beauté disparue, nous sommes assis et nous pleurons. »

C'est bien là l'attitude d'un peuple, dont le temple n'est reconstruit nulle part, qui n'a pas su reconnaître et qui a crucifié le Messie. Que les Juifs pleurent! Ils ne peuvent que pleurer!

Mais nous, les chrétiens, nous avons reçu la doctrine;

notre temple a été merveilleusement reconstruit; nous connaissons la voie, la vérité, la vie. Au lieu de nous lamenter et de pleurer, nous devons donc nous lever et marcher.

Nous devons transformer la prière des Juifs et dire : « à cause de ton temple reconstruit, à cause de ta beauté révélée et accrue, nous sommes debout et nous agissons. »

Voilà donc un premier terrain, très justifié dans son point de départ, très accepté par tous les catholiques, mais qu'il serait néfaste de choisir comme terrain d'union. — Cherchons autre chose que le terrain des lamentations pour nous unir.

Un second terrain, qui se rapproche beaucoup du premier, qui part des mêmes constatations et est aussi justifié, qui grouperait facilement aussi un très grand nombre de catholiques et d'autres personnes, mais que je crois tout aussi insuffisant et condamnable que le premier : c'est le terrain des *récriminations*.

Récriminer, c'est-à-dire rechercher et accuser les *responsables* de nos malheurs et de nos désastres, est une œuvre pie, bonne et utile. Il est bon qu'on connaisse les coupables et que l'opinion, bien éclairée, les dénonce et les stigmatise.

Ce terrain des récriminations et de la recherche des responsabilités est déjà bien supérieur à celui des lamentations pour fonder une union des catholiques.

Ici on ne se contente plus de constater le mal et de pleurer sur son étendue. On recherche la cause de ce mal. On s'efforce de comprendre quelles sont les fautes commises, dont nous payons aujourd'hui si chèrement les conséquences.

En sociologie comme en médecine, la découverte de

la cause de la maladie est le commencement de la
recherche du remède : sans les découvertes de Pasteur
sur les microbes qui engendrent les maladies, nous
n'aurions pas eu la découverte de Roux pour la guérison de la diphtérie.

Il faut donc encourager le travail de ceux qui cherchent les causes de nos maladies sociales.

Mais c'est là un travail à faire avec sérénité, dans un
laboratoire situé au plus haut étage de la tour d'ivoire,
loin des passions et des agitations des foules. C'est le
travail d'une minorité qui, à l'exemple de Taine et suivant l'expression de Lamartine s'efforcera, de regarder
et de juger hommes et choses « du plafond ».

Mais ce n'est pas là un grand et bon terrain à proposer pour une union de catholiques. Voici pourquoi.

La doctrine morale et religieuse, qui nous sert de
critère dans nos jugements historiques, nous permet
très bien de décider ce qui est bien et ce qui est mal
dans les événements : il nous est facile de dire que les
massacres de 1793 et l'incendie des Tuileries sous la
Commune sont des actes détestables et désastreux,
tandis que la campagne de Jeanne d'Arc, pour *bouter*
dehors les envahisseurs de la France, est un acte bon
et heureux.

Mais, quand on veut dépasser le jugement moral, et
rechercher les responsabilités des événements historiques,
rien n'est plus difficile.

Certes, il est facile de dire que les responsables des
massacres de 1793 sont les conventionnels, comme les
communards de 1871 sont responsables des incendies
de Paris et comme M. Combes est responsable de
l'expulsion des congrégations.

Mais, si on s'en tient à ce mode de raisonnement, on
n'aboutit qu'à des récriminations contre ses adver-

saires; la lamentation stérile de tout à l'heure se double d'imprécations solennelles contre les auteurs actuels de nos malheurs. Mais elle n'est pas, pour cela, devenue plus féconde ou meilleure.

Pour que la recherche et la découverte des respon-sabilités puissent être utiles et donner des enseigne-ments pour notre conduite à venir, il faut qu'elles soient plus profondes, plus fouillées; il faut notam-ment d'abord, rechercher et établir les fautes et les responsabilités de nos amis, aussi bien que les fautes et les responsabilités de ceux qui ne pensent pas comme nous.

Je dirai même que nous devons plus insister sur nos propres responsabilités que sur celles des autres, parce que nous pouvons essayer de nous former et de nous corriger, tandis qu'il serait fou d'attendre la conver-sion de nos persécuteurs.

Sur le terrain ainsi défini de la recherche des res-ponsabilités, je crains bien que nous ne puissions plus nous entendre et faire cette union des catholiques que nous voulons fonder.

Tant qu'il s'agit de récriminer contre son voisin, con-tre ses adversaires, contre le gouvernement, contre la majorité du parlement, contre les lois votées... l'union restera facile. A quoi cela nous mènera-t-il? A cons-tater une fois de plus un fait que personne ne nie, ni amis ni adversaires, le fait de la persécution reli-gieuse.

Mais, si on veut parler de *notre* part de responsabilité, à nous catholiques, dans la production des événements actuels, la désunion remplacera l'union : nous ne vou-drons pas reconnaître nos torts et nous nous accuse-rons les uns les autres, sans qu'aucun ait le courage de faire son propre *mea culpa*.

Même si (ce qui me semble cependant plus facile) nous essayons d'établir les responsabilités dans les grands événements passés, l'union dans le jugement sera tout aussi malaisée à obtenir.

Ainsi, nous haussons, tous, les épaules, et avec raison, quand nous entendons dire que la France date vraiment et uniquement de la Révolution de 1789 et que la France de la monarchie n'existe pas. C'est absurde.

Mais n'y en a-t-il pas beaucoup parmi nous, qui (par un raisonnement identique au fond, quoique opposé dans sa conclusion) soutiennent que tout le mal dont nous pâtissons vient de cette même Révolution, — comme si cette Révolution était une date unique, extraordinaire, où la boîte de Pandore s'est ouverte, et a, pour la première fois, répandu sur le monde tous les biens et tous les maux.

Si on veut établir les responsabilités en histoire, il faut s'abstraire de tous les partis pris et oser proclamer que les *responsables d'un événement historique ne sont pas ceux qui en sont les acteurs.*

Les conventionnels de 93 sont responsables de la réaction impériale et ce sont les hommes de 89 qui sont responsables des massacres de 93. Mais ces mêmes hommes de 89 ne sont pas responsables de la Révolution française, qui est l'œuvre des encyclopédistes et la conséquence logique et naturelle de l'impiété et de l'immoralité du dix-huitième siècle.

C'est le règne de Louis XV qui a fait la Révolution.

Tant il est vrai, comme l'a dit TOCQUEVILLE, que les révolutions sociales n'innovent pas; elles concluent par une solution violente.

Et on pourrait ainsi remonter toute l'histoire.

ÉMILE FAGUET ne vient-il pas de montrer que « la

Révolution française a été préparée par les prédica-
teurs du dix-septième siècle », parce que « La Bruyère,
disciple des Sermonnaires du dix-septième siècle, peut
passer pour le premier des encyclopédistes » et que
par suite « les Sermonnaires du dix-septième siècle se
trouvent rattachés aux encyclopédistes, que peut-être
ils auraient peu aimés, par un chaînon étincelant, qui
fait grand honneur aux uns et aux autres... »

Je ne peux pas insister sur cette idée, que je tenais
à vous indiquer et dont vous comprenez la haute portée et l'importance.

Ce terrain des récriminations et de la recherche des
responsabilités n'est donc pas mieux choisi que celui
des lamentations pour servir de base à une union utile
des catholiques.

Il ne faudrait pas que, découragés par l'inanité de
leurs lamentations et de leurs récriminations, les catholiques s'unissent sur le terrain, plus déplorable encore,
de l'*indifférence*, de la *négation* des questions et des problèmes sociaux,

C'est là un terrain trop facile, que l'on pourrait appeler le terrain des autruches : pour ne pas se donner
la peine de chercher laborieusement une solution au
problème social, on met la tête sous l'aile et on nie le
danger que l'on ne voit plus.

C'est un système puéril avec lequel les catholiques
marcheraient aux abîmes avec une rapidité encore
plus vertigineuse.

Il y a une question sociale. C'est indiscutable. Dans les
rapports entre le capital et le travail, il y a, dans l'organisation sociale actuelle, des difficultés inévitables,
qui écraseront et anéantiront les classes dirigeantes, si
elles n'essaient pas d'améliorer la situation des manou-

vriers. Si on ne veut pas que la lutte des classes devienne une bataille générale, une guerre universelle,
dans laquelle tous les hommes s'entre-détruiront, il
faut reconnaître les injustices de notre organisation
sociale; il faut que tous, patrons et ouvriers, capitalistes et travailleurs, collaborent pour réduire à son
minimum le mal et l'inégalité que Dieu permet dans la
société.

Il faut se garder de dire que la force sociale, la police, la gendarmerie et l'armée suffiront à supprimer la
question sociale.

La force est souvent nécessaire; mais elle ne résout
rien définitivement.

A l'assassinat des otages de la Commune, le mur des
fédérés ne peut être qu'une réponse provisoire, comme
l'exécution de Robespierre n'a pas été la réponse définitive et logique aux exécutions d'avant le Neuf Ther-
midor.

Le dédain ironique des malheurs du peuple n'est
pas une meilleure solution de la crise sociale; et au
prolétaire qui a faim il ne suffit pas de proposer, dans
une pirouette, l'exemple du curé de Mme de Sévigné,
qui se résignait à manger tous les jours de la merluche
avec l'espoir de goûter du saumon au ciel.

L'ignorance volontaire ou le mépris affecté des difficultés de l'heure présente pourrait donc constituer un
terrain facile d'union, mais ce serait un terrain déplorable pour une union de catholiques, parce que cette
union ne supprimerait pas la question sociale et la
remplacerait plutôt par une série de batailles dans lesquelles tout le monde serait vaincu.

En résumé, ce qui condamne les trois terrains dont
je viens de parler, le terrain des lamentations, le terrain des récriminations et le terrain de l'ignorance

volontaire, ce qui doit empêcher les catholiques de choisir ces terrains pour édifier une union sérieuse et féconde, c'est qu'une union édifiée sur l'un quelconque de ces terrains ne peut conduire qu'à l'*inaction* (inutilement coupée par quelques convulsions violentes).

C'est donc là la conclusion de cette première partie de mon exposé : les catholiques ne doivent faire d'*union* qu'en vue de l'*action*. Donc, il faut, pour édifier cette union, trouver et choisir un terrain sur lequel on puisse et doive *agir*.

En tête des terrains sur lesquels on peut agir et sur lesquels par suite on pourrait tenter de s'unir, est le *terrain politique*. Les catholiques doivent-ils baser sur la politique cette union active, nécessaire pour étudier et résoudre les questions sociales ?

Je n'ai pas cru pouvoir me dérober à cette question difficile.

J'espère n'offusquer personne en répondant par la négative à cette question et en disant en toute simplicité : il y a peut-être eu un moment où on eût pu fonder utilement un grand parti politique catholique ; les circonstances ne l'ont pas permis. *Aujourd'hui il est trop tard*.

Je vais essayer d'expliquer ma pensée pour éviter les protestations.

Je pose, comme premier principe, que le catholique ne peut pas et ne doit pas se désintéresser de la politique. Il doit user de tous ses droits politiques : il doit voter, écrire et parler. Il a donc le droit et le devoir d'avoir une opinion politique ; il doit essayer de la défendre et de la faire prévaloir par les meilleurs moyens mis à sa disposition par la loi. Les catholiques doivent même s'efforcer d'envahir, quand c'est possible, les corps élus, les assemblées politiques. Plus il y aura de catholiques vrais (j'entends non des catholiques baptisés et rénégats, mais des catholiques convaincus et fidèles) dans les conseils publics, mieux les affaires de la France marcheront.

Second principe aussi important et indiscutable que le premier : quand il fait de la politique, le catholique doit toujours se rappeler qu'il est catholique. Le signe du chrétien lui crée une nature spéciale avec laquelle il agit dans toutes les circonstances de sa vie. C'est comme un tempérament avec lequel un sujet vit, en santé et dans la maladie, et dont il ne peut jamais supprimer ou dissimuler l'empreinte.

Le catholique ne peut rien faire, en politique, qui soit en contradiction avec sa foi, plus haute, de catholique.

Donc, le catholique doit faire de la politique et il doit la faire en catholique. Cela ne veut pas dire que les catholiques doivent fonder un parti politique catholique.

Je sais bien que, dans d'autres pays, on a créé un parti politique catholique et parfois cette création a été fort heureuse, notamment en Allemagne.

En France, dans l'état actuel des choses et des esprits, je ne crois pas qu'il en soit de même. Voici pourquoi.

Au point de vue politique, il y a, entre les catholiques de France, trop de points sur lesquels ils ne sont pas absolument d'accord, pour qu'on soit tenté d'édifier, sur ce terrain mouvant et crevassé, une union des catholiques actifs.

L'unité de notre doctrine catholique, l'autorité incontestée du Pape et de la hiérarchie sont une base trop précieuse pour les unions catholiques. N'allons pas chercher à les disjoindre et à les morceler en soulevant dans leur sein des questions irritantes, sur lesquelles, notez-le bien, chaque catholique a le droit de garder sa liberté d'opinion : *in dubiis libertas*.

Certes, il y a bien des lois sur lesquelles tous les catholiques voteront avec une unanimité indiscutable : telles la loi sur le divorce, la loi d'expulsion des congrégations, la loi de dépouillement de nos églises... Mais il y en a d'autres sur lesquelles deux catholiques peuvent ne pas avoir la même opinion, sans cesser d'être, l'un et l'autre, de bons catholiques, orthodoxes et soumis à l'Église : telles la loi de l'impôt sur le revenu, la loi électorale, la loi sur les grèves, sur l'assistance aux vieillards ou sur les accidents du travail, voire même les lois constitutionnelles...

De plus, la bataille électorale peut être influencée par des circonstances locales, des considérations de personnes; il peut y avoir lieu à des compromissions, des alliances, des actes d'opportunisme dans un but de moindre mal... toutes choses qui ne sont pas défendues à un électeur catholique agissant individuellement, que ne pourrait pas se permettre un parti politique catholique, c'est-à-dire un parti dont les décisions et les actes engageraient et pourraient compromettre l'Église elle-même.

D'un mot, un parti catholique ne pourrait, par *définition*, marcher que sous la direction incessante et absolue du Pape et des évêques. Or, tout le monde voit les dangers de toutes sortes que susciterait l'intervention active, directe et continuelle de nos évêques dans nos batailles politiques de tous les jours. Laissons-les au-dessus de ces mesquineries.

Quand nous avons des décisions politiques graves à prendre, consultons nos évêques, suivons leurs avis; mais agissons ensuite de manière à n'engager que notre propre responsabilité, à ne compromettre que nous-mêmes, à garder tous les horions pour nous : nous ne nous en porterons pas plus mal, tandis qu'eux pourraient en pâtir et l'Église avec eux.

Si on veut former un grand parti politique auquel les catholiques pourront donner leur adhésion, qu'on fonde un bloc des partis respectueux et défenseurs de la religion, de l'ordre, de l'autorité, de la hiérarchie sociale et de la patrie, bloc qu'on dressera, fort et victorieux, contre le bloc des partis anarchiques, antisociaux, antireligieux, antipatriotiques.

Qu'on fonde en un mot le parti de la France, qui repousse de toutes ses forces la ridicule et orgueilleuse devise : « ni Dieu ni maître. » Et nous nous inscrirons tous.

Voilà le sens dans lequel j'ai dit qu'il ne fallait pas fonder un parti politique catholique. Voilà pourquoi je ne crois pas que l'union sociale et ouvrière des catholiques doive se faire sur le terrain politique.

Sur quoi la fonderons-nous donc?

Avant de vous dire, pour conclure, le seul terrain solide sur lequel les catholiques peuvent et doivent édifier une union sérieuse et organiser une action féconde, je dois vous parler encore d'un autre terrain d'entente et d'action très à la mode aujourd'hui et que je crois cependant détestable en l'espèce, c'est le *terrain scientifique* sur lequel je suis obligé de m'arrêter un peu à cause de l'importance extrême que tout le monde reconnaît à cette question.

La sociologie (car c'est bien pour faire de la sociologie pratique que vous voulez vous unir), la sociologie peut-elle être basée uniquement sur la science? La science nous fournit-elle le terrain définitif pour édifier les unions d'action sociale?

A première vue la science apparaît comme terrain de choix.

Positive dans ses méthodes, elle impose ses résultats et ses conclusions à tous, sans qu'on puisse les contester ou les discuter. C'est donc le terrain qui nous divise le moins ou, pour mieux dire, sur lequel il n'y a pas de division possible. Si donc la science *peut* nous servir de base et de règle pour résoudre les problèmes sociaux, c'est elle qu'il faut choisir comme terrain d'union et d'action.

Toute la question est de savoir si elle peut réellement nous fournir cette base d'union et d'action sociales. Pour ma part, je ne le crois pas et j'ai essayé de le démontrer plus longuement à la *Semaine sociale* de Bordeaux (1).

Certes, on comprend l'éblouissement qu'ont produit sur le monde les magnifiques et incessants progrès de la science.

La semaine dernière encore, nous avons vu, avec une émotion presque angoissante, cent ans après le premier bateau à vapeur, l'homme affirmer glorieusement la conquête scientifique de l'air et se créer en quelque sorte une fonction aérienne, couronnant ainsi magnifiquement, par les ballons dirigeables et les aéroplanes, le siècle du télégraphe, du chemin de fer, des sous-marins, de la photographie, du téléphone, du télégraphe sans fil, des découvertes de Claude Bernard et de Pasteur, probablement aussi de la découverte du pôle Nord...

En présence de pareils spectacles, on pense tout naturellement que rien n'est inaccessible à cette science conquérante, qui avance toujours sans jamais reculer, qui n'a par conséquent pas de limites...

(1) Voir, plus haut, page 21.

Peut-être, comme dit REMY DE GOURMONT, l'homme actuel n'est-il pas plus intelligent que celui de nos ancêtres qui a découvert, conservé et transmis le feu. Mais, comme les acquisitions de cette intelligence humaine s'accumulent et s'ajoutent, chaque génération part d'un point plus avancé et recule encore, par son œuvre propre, les frontières de l'inconnu.

Pourquoi donc la sociologie elle-même ne serait-elle pas envahie, illuminée et transformée par cette science? Pourquoi ne pas baser sur cette science l'union d'action que nous rêvons pour améliorer l'organisation sociale?

En basant notre union sociologique sur la science, nous ne ferions que suivre un exemple très généralement donné aujourd'hui. Car, de toutes parts, on s'efforce de tout subordonner à la science, qu'on a si justement appelée « la grande déesse de nos autels » contemporains. Nous vivons vraiment l'âge du *scientifisme* (PAUL BOURGET a dit *scientisme*).

De même que la morale devient uniquement la science des mœurs, de même la sociologie deviendrait alors la science des sociétés humaines, c'est-à-dire un chapitre de la science de l'homme vivant en société, un chapitre de la *biologie humaine*.

Voyons donc les bases et les principes que la *biologie* ou science de la vie peut donner et donnera à la sociologie.

Pour le biologiste, l'homme est un animal vivant en société et très supérieur aux autres au point de vue psychique.

La *biologie*, en se précisant et se complétant tous les jours, indique, avec une netteté croissante, les lois à suivre pour donner à l'homme le maximum de vie et de bien-être et à l'espèce humaine le maximum de force et de vitalité. Une sociologie scientifique s'appuie sur ces lois, les développe et les impose aux citoyens.

Vous voyez immédiatement le premier et capital défaut d'une sociologie basée sur ces principes : elle manque absolument de moyens pour faire respecter et appliquer ses lois; ou plutôt elle n'a pour cela, à sa disposition, qu'un moyen, c'est la loi civile et le gendarme.

La science ignore absolument la notion de devoir et d'obligation morale. Elle peut vous dire simplement : en faisant bouillir votre eau, vous éviterez la fièvre typhoïde ; en vous faisant vacciner, vous éviterez la variole. Elle peut faire édicter des lois, qui rendront la vaccination obligatoire ou empêcheront de boire l'eau des puits contaminés.

Mais il lui est absolument impossible de dire aux citoyens qu'ils *doivent* l'assistance aux vieillards et aux infirmes, qu'ils doivent surveiller et élever les enfants malingres, chétifs ou dégénérés.

Bien plus, non seulement la science ne peut pas imposer les devoirs élémentaires de toute société bien organisée; mais elle doit donner des conseils inverses : elle ne peut donner comme objectifs à l'homme que son intérêt et l'intérêt de son espèce. Or, de cette notion, il est impossible de faire sortir l'idée d'assistance aux faibles, aux malades, aux vieillards, aux inutiles.

Tout, dans la société uniquement basée sur les données scientifiques, tout doit converger autour du producteur, du bon semeur. Le surhomme à soigner et à développer, c'est l'athlète utile à la conservation et à la multiplication d'une forte et belle race.

Quant aux enfants malingres et aux vieillards devenus improductifs, ce sont des charges, dont il faut débarrasser la société, des bouches inutiles qu'il faut jeter à l'Eurotas et supprimer.

Si maintenant, parmi les surhommes producteurs que l'on conserve et que l'on soigne, les intérêts sont contradictoires (et ils le seront certainement), c'est la bataille, l'enlèvement des Sabines, la guerre comme au temps des cavernes, la lutte des fauves pour la possession des femelles les plus fécondes et la conquête des pays les plus fertiles pour la production et l'entretien des étalons les plus vigoureux.

Si donc vous étiez tentés de baser sur la science votre union sociale, vous arriveriez à un résultat absolument opposé à celui que vous poursuivez ; vous proclameriez le droit du plus fort ; loin d'éteindre les luttes de classes, vous déclareriez l'état de guerre sur toute la terre et, comme les guerres fratricides conduisent toujours à la défaite et à la disparition des deux partis, en voulant organiser la société vous la détruiriez et, en voulant guérir l'humanité de sa maladie actuelle, vous hâteriez sa mort en la ramenant aux mœurs des premières époques de son existence et en supprimant tous les progrès réalisés et lentement accumulés depuis la création.

Et ainsi la science, appliquée seule à l'organisation de la société, amènerait cette société à supprimer cette science elle-même et amènerait l'homme à ne plus obéir, dans la vie, qu'aux plus bas instincts de son animalité.

Ne vous apparaît-il pas nettement que, malgré les apparences qui en imposent à un grand nombre, la science ne peut pas vous fournir un bon et utile terrain pour l'édification d'une union d'action sociale?

A toutes les discussions et réfutations qui précèdent, il est temps d'opposer enfin une affirmation réconfortante et de dire le vrai et le seul terrain sur lequel on puisse et on doive édifier cette union d'action sociale que nous rêvons.

Si la science ne peut pas donner cette base cherchée, c'est parce que la science ne peut pas donner la *morale* et *qu'il n'y a pas de sociologie sans morale.*

Je veux dire qu'il n'y a pas de sociologie possible sans les idées de devoir et d'obligation morale que nous avons vu la science incapable de donner.

Tout le mal qui ronge la société actuelle vient de ce que tous les meneurs répètent à chacun ses *droits ;* on lui en ressasse la légitimité et l'étendue et on ne lui parle pas assez de ses *devoirs,* devoirs réciproques que tous les citoyens ont les uns vis-à-vis des autres.

Si les capitalistes et les patrons, mieux instruits et mieux inspirés, connaissaient et remplissaient mieux leurs devoirs envers les travailleurs et les ouvriers, bien des conflits et des grèves seraient évités.

Et si les travailleurs et les ouvriers, mieux conseillés et mieux inspirés, connaissaient et remplissaient mieux leurs devoirs envers les patrons, les conflits et les grèves prendraient bien plus vite fin et on éviterait bien des désastres.

Si patrons et ouvriers sentaient que les devoirs mutuels sont obligatoires, en eux-mêmes, moralement, qu'il ne suffit pas seulement de se conformer à la loi pour faire tout son devoir, que légalité et justice ne sont pas synonymes et qu'il ne faut pas attendre le gendarme pour éviter de faire du mal à autrui et pour lui faire du bien, la question sociale serait presque entièrement résolue.

Voilà une première base morale qui est indispensable à la fondation de toute sociologie : c'est la morale *naturelle* bien supérieure déjà à la morale *scienti-*

fique dont je parlais tout à l'heure. — La morale scientifique ne donne comme objectif que l'intérêt de l'individu et surtout de l'espèce ; la morale naturelle parle de devoirs obligatoires, qui lient les hommes les uns aux autres.

Cette morale naturelle est donc *nécessaire* pour la fondation d'une union d'action sociale ; elle est nécessaire, mais elle n'est pas *suffisante*.

Pour fonder réellement et utilement cette union, il faut encore autre chose : il faut la *morale de l'Évangile*.

La morale naturelle conduit à ce premier précepte obligatoire : vous ne devez pas faire à autrui ce que vous ne voudriez pas qu'on vous fît ; vous avez le devoir de respecter la liberté, la propriété et les droits d'autrui.

Pour faire de la bonne sociologie, il faut un principe de plus, c'est celui-ci : aimez-vous les uns les autres ; faites à autrui ce que vous voudriez qu'on vous fît ; l'assistance et l'aide mutuelles sont des devoirs aussi obligatoires que le respect de la liberté et de la propriété ; on doit se dévouer et se sacrifier pour son prochain.

Tous ces préceptes, dont la promulgation et l'application sont indispensables pour la fondation d'une bonne union d'action sociale, tous ces préceptes ne se trouvent pas dans la morale scientifique, pas même dans la morale naturelle ; on ne les trouve que dans l'Évangile.

Je dis qu'il n'y a pas de sociologie bonne ou seulement possible sans ces préceptes.

Dieu a créé les hommes *inégaux*, en intelligence, en force *physique*, en santé, en aptitudes, en tout ; il a voulu, de plus, que la vie soit une *bataille,* bataille contre tout ce qui nous entoure et nous pénètre : l'homme ne cesse de lutter que quand il meurt. Dieu a donc voulu qu'il y ait des vaincus de la vie, que certains soient moins favorisés que d'autres. En d'autres termes, Dieu a permis que le règne de la justice n'arrive complet et inattaquable pour l'homme qu'après la mort.

Dans ces conditions, pour qu'une société soit bien organisée, il faut que chacun s'efforce de corriger ces inégalités de la naissance, de relever les vaincus et les blessés, de faire régner, déjà sur cette terre, la plus grande somme possible de justice.

Pour cela, il ne suffit pas que l'homme applique seulement les préceptes de la morale naturelle; il faut qu'il connaisse et remplisse les devoirs d'amour du prochain, de dévouement et de sacrifice, que, seul, l'Évangile formule.

Suivant la morale naturelle, le capitaliste et le patron font tout leur devoir en ne volant pas, en ne fraudant personne, en donnant à l'ouvrier le salaire convenu, sans s'occuper de savoir si ce salaire est proportionné aux bénéfices qu'il réalise lui-même, si ce salaire suffit pour faire vivre le travailleur et lui permettre de fonder et d'élever une famille...

Et alors, dans ce monde ouvrier qu'on traite uniquement suivant la morale naturelle, les colères naissent, grandissent, grondent; et, si le travailleur n'a lui-même, pour se guider et se diriger, que les préceptes de la morale scientifique ou de la morale naturelle, il s'insurge violemment contre cette injustice que rien n'atténue et il demande, le fusil ou la torche à la main, la part de vie à laquelle il pense avoir droit.

Comme il n'y a pas d'amour, qu'il y a seulement un

13

contrat révocable, entre patron et ouvrier, — comme
il n'y a aucun esprit de dévouement mutuel et de
sacrifice, comme il n'y a que des conflits d'intérêt, la
discussion et la querelle deviennent âpres, la bataille
est cruelle, les violences et les désastres s'accumulent
— et la solution définitive et pratique de la question
sociale s'éloigne de plus en plus, hors de nos horizons.

Les choses se passeraient tout autrement, si patrons
et ouvriers étaient pénétrés de l'esprit de l'Évangile et
l'appliquaient.

Car l'Évangile ne dit pas seulement que nous ne
devons pas faire de mal à notre prochain; il dit que
nous devons l'aimer comme nous-mêmes et lui faire du
bien.

Si le mauvais riche est enseveli dans l'enfer, ce n'est
pas qu'il ait rien volé à son prochain; il n'a fait aucun
mal aux yeux de la loi civile, ni même aux yeux de la
morale naturelle : il a refusé de faire l'aumône aux
pauvres; ayant reçu les biens durant sa vie, il a oublié
ses devoirs vis-à-vis de Lazare qui n'a eu que les maux.

Et ce bien, il faut le faire à nos ennemis, à ceux qui
nous haïssent. Si vous n'aimez que ceux qui vous
aiment, quel mérite avez-vous? Car les pécheurs
aiment aussi ceux qui les aiment. Et si vous faites du
bien à ceux qui vous en font, quel mérite avez-vous?
Car les pécheurs font de même...

Voilà la doctrine sociale de l'Évangile. Sans ces préceptes, il n'y a pas de sociologie possible. Voilà donc
bien le seul terrain sur lequel puisse être édifiée une
union féconde d'action sociale.

J'ai terminé ma démonstration, qu'il était inutile de
faire aussi longue devant un auditoire comme celui-ci;
je n'ai plus qu'à conclure.

Le mal capital qui ronge notre organisme social, c'est l'*individualisme*, l'individualisme de JEAN-JACQUES ROUSSEAU, que le snobisme contemporain applaudit dans NIETZSCHE et dans IBSEN; l'individualisme, qui, dans les classes dirigeantes, aboutit au dilettante, au surhomme égotiste, qui ne veut pas voir et comprendre ce qu'il y a de juste dans les revendications du prolétariat; l'individualisme, qui, dans les classes ouvrières, aboutit au socialisme communiste, anarchique ou étatiste, en tout cas au règne de la force tyrannique et au despotisme des majorités.

Cet individualisme qui tue la nation, comme a dit PAUL ADAM, n'exclut pas la tendance aux unions et aux associations, dont je parlais en commençant. Seulement les individus s'associent uniquement alors pour sauvegarder leurs intérêts, pour défendre leurs droits, pour donner, par le nombre, plus de force à leurs revendications individuelles. Les unions organisées sur ces principes ne peuvent que donner des conseils de violences et organiser la guerre sociale.

Pour qu'une union soit vraiment féconde en bons résultats sociaux, il faut qu'elle puise ses principes et son objectif hors de l'intérêt des individus qui la composent. Une union d'action sociale doit avoir pour but non la défense des *droits* des individus, mais le plus facile accomplissement des *devoirs* que les individus ont, tous, les uns vis-à-vis des autres.

Ainsi comprise, l'union ne peut être fondée que sur le terrain de l'Évangile, parce que, dans l'Évangile seul, est cette admirable doctrine de l'amour du prochain (altruisme d'aujourd'hui), du désintéressement et du sacrifice, de cette solidarité sociale, que l'Église appelle charité, c'est-à-dire dévouement avec amour.

Cette union doit naturellement comprendre tout le

monde, toutes les classes de la société. Chacun y donne
ce qu'il peut et ce qu'il a : son argent, son intelligence,
son activité, son temps, son travail, son dévouement
à la cause commune.

Ainsi l'Évangile répare l'injustice de la nature (qui
nous a fait inégaux) en nous proclamant égaux en
devoirs et en garantissant à tous la justice divine.

Dans cette grande et universelle union d'action
sociale, chacun a son rôle, défini par la Providence,
rôle qui n'est amoindri que si on cherche à en sortir.

L'homme apporte la force des *bras*.

Vous, Mesdames, avec votre grâce, vous apportez la
force du *cœur*. Ainsi considéré, votre rôle est immense
dans les œuvres ouvrières. Continuez-nous toujours
votre indispensable collaboration. Sans vous, l'homme
ne peut rien réussir.

Ainsi composée de toutes les bonnes volontés, l'union
d'action sociale rendra de magnifiques services à la
société; mais à une condition encore, c'est que nous
nous rappelions, Mesdames et Messieurs, que nous,
laïques de tout âge, de tout rang et de tout sexe, nous
ne pouvons être dans une association de ce genre, que
les bras et le cœur et qu'il nous faut une *tête*.

Où trouverons-nous cette tête nécessaire pour faire
et maintenir l'unité doctrinale, pour hiérarchiser et
maintenir dans le droit chemin toutes nos bonnes volontés?

Pour avoir cette tête, c'est vers vous, Messeigneurs,
que nous nous retournons nécessairement, puisqu'il
s'agit de préciser le terrain de l'Évangile, vers vous,
qui détenez et représentez la doctrine et la loi.

Devant vous qui personnifiez la *Foi*, nous ne voulons être tous que des charbonniers; nous ne revendi-
quons pour nous que l'exercice de la *Charité*, réunis

à vous par l'*Espérance* commune dans la vie éternelle.

C'est vous qui êtes notre tête. Vous seuls pouvez maintenir parmi nous l'unité indispensable et supprimer les petites rivalités qu'avec d'excellentes intentions les œuvres particulières pourraient présenter; vous classerez, vous hiérarchiserez, vous coordonnerez nos efforts.

Pour que nous réussissions, vous n'aurez qu'à nous continuer vos bénédictions.

De notre côté, en nous inclinant devant vous, Messeigneurs, nous portons notre pensée, unanimement respectueuse et filialement soumise, vers le Souverain Pontife que vous représentez au milieu de nous et avec qui vous êtes pour nous l'Église catholique;

Vers le glorieux pape Pie X, qui, comme son immortel prédécesseur, aime les ouvriers et veut que l'on s'occupe d'eux;

Vers, le Pape qui aime la France et qui a voulu, en embrassant le drapeau tricolore, à Saint-Pierre, le jour de la béatification de Jeanne d'Arc, montrer l'intensité et la constance de son amour pour la France d'hier, la France d'aujourd'hui, la France de toujours!

L'ALCOOLISME INSIDIEUX
ET INCONSCIENT (1)

Quand un médecin est sollicité de parler sur les
dangers de l'alcool, il n'est embarrassé que pour choisir entre les méfaits à dénoncer : car ils sont légion.

Étant appelé à prendre, le premier, la parole dans
cette série de Conférences, j'étais absolument libre et
ai pensé devoir traiter la question sous un aspect tout
particulier, le plus courant, le moins répugnant, et
par là même le plus dangereux.

(1) Conférence faite, le 26 mars 1899, à la *Société antialcoo-
lique de l'Hérault,* sous la présidence de M. le recteur BENOIST.
— J'ai beaucoup emprunté, pour documenter cette conférence,
aux récentes publications suivantes (par ordre alphabétique
d'auteurs) : ARVÈDE BARINE, *Névrosés :* Hoffmann, le Vin;
Quincey, l'Opium; Edgar Poe, l'Alcool; Gérard de Nerval, la
Folie. Paris, Hachette, 1893 (publié d'abord dans la *Revue des
Deux Mondes*); DEBOVE, l'Alcoolisme, *Presse médicale.* 1898,
nos 9 et 95; ARMAND DELPEUCH, l'alcoolisme avant l'alcool,
Presse médicale, 1898, n° 99; DUCLAUX, la Police de l'organisme
vivant. Conférence aux étudiants. *Médecine moderne,* 1899,
p. 177; CHARLES DUPUY, *l'Année du certificat d'études. Livret d'anti-
alcoolisme,* Paris, Armand Colin; GIBERT, Un cas de cirrhose
atrophique chez un scléreux multiple, *Nouveau Montpellier
médical,* 1898, t. VII; JACQUET, Le péril alcoolique en France,
Médecine moderne, 1899, n° 11: KLIPPEL, article « Alcoolisme »,
Manuel de médecine, 1897, t. VII, p. 11 ; LE GENDRE. A propos
de l'alcoolisme, *Société médicale des hôpitaux de Paris,* 1898;
JOSEPH MONTET, Le rail conquérant, *Gaulois,* 19 mars 1899;
RICHARDIÈRE, article « Alcoolisme », *Traité de Médecine.* 1892,
t. II, p. 611.

Je vous parlerai donc de l'*alcoolisme insidieux et inconscient* (1), celui dont l'invasion et les débuts sont compatibles avec la vie sociale en apparence la plus correcte : celui qui mord sans aboyer.

Je ne vous dirai donc rien de l'ivresse qui ne tente aucun de vous, ni des ivrognes qui vous dégoûtent, ni du *delirium tremens* qui vous ferait frémir, ni des aliénés et des criminels que crée l'alcool : de plus compétents vous en parleront, mieux que je ne saurais faire.

Je ne procéderai donc pas comme Lycurgue quand il étalait des ilotes ivres devant les jeunes Spartiates; je ne vous parlerai ni de l'alcoolisme à l'Assommoir, ni de l'alcoolisme à l'Asile, mais seulement de l'alcoolisme dans le monde, de l'alcoolisme en veston, en redingote ou en habit noir, voire même (vous me le pardonnerez, Mesdames) de celui qui se cache sous la robe de la femme du monde.

Je répondrai ainsi à l'objection de ceux qui disent qu'une conférence contre l'alcoolisme n'est à sa place que dans les débits ou les cabarets.

Il est bon que, dans tous les mondes, on connaisse bien la pente savonnée qui conduit à l'alcoolisme sans ivresse et les désastres qui peuvent en résulter pour la santé.

Cela facilitera l'apostolat que nous vous demandons à tous contre l'invasion croissante de ce fléau qui menace l'individu, la famille et la nation.

Contentons-nous des maladies inévitables que le bon Dieu nous envoie, sans y ajouter de graves empoi-

---

(1) Sous ce titre « l'Alcoolisme inconscient », mon éminent collègue de Lyon, le professeur PIERRET, a prononcé un remarquable discours au *Congrès de la Ligue française de la moralité publique* (Lyon, 29 septembre 1894). Je regrette de ne l'avoir connu qu'après avoir fait ma Conférence.

sonnements, dont nous sommes entièrement les artisans.

Pourquoi et *comment* boit-on dans le monde?

Pourquoi commence-t-on à boire?

Il est bien entendu que quand je dis « boire », je veux toujours dire boire trop, boire de l'alcool, boire habituellement autre chose ou plus que du vin coupé d'eau à ses repas.

On commence à boire pour bien des motifs.

Les uns boivent pour faire comme les autres, comme les camarades, et ensuite pour faire plus qu'eux.

On est aussi crâne qu'eux, on boit comme eux. On se donne rendez-vous à l'apéritif, à l' « heure verte ».

Pour n'être en reste avec personne, on rend et accumule les tournées, on élève des pyramides de soucoupes...

Le temps n'est plus où, comme dans la première partie du règne de Louis XIV, « l'eau-de-vie ne se vendait que dans les officines des pharmaciens, c'est-à-dire selon l'étymologie, des vendeurs de poisons ».

Les cabarets se sont multipliés dans des proportions effrayantes.

En France, on en comptait 281 000 en 1830 et 500 000 en 1897. « Dans le département du Nord on compte un cabaret pour quarante-six habitants ou pour quinze adultes...; à Paris, il y a trente-trois mille cabarets, c'est-à-dire plus d'un pour trois maisons. »

Et encore on a trouvé le trajet en chemin de fer d'un cabaret à l'autre trop long pour ne pas boire et on a créé des bars dans les trains de ceinture.

A côté de ceux qui boivent ainsi partout pour faire comme tout le monde, il y a les raffinés, qui au contraire boivent pour ne pas faire comme les autres, pour se singulariser, pour ne pas imiter le milieu bourgeois dans lequel ils ont été élevés, pour se séparer des philistins.

C'est pour « se soulever au-dessus des vulgarités et des misérables petitesses de l'existence quotidienne », c'est pour « vivre la poésie » que l'auteur des *Contes fantastiques*, HOFFMANN, alla au cabaret et en arriva à vendre sa vieille redingote pour avoir de quoi dîner.

En buvant comme ALFRED DE MUSSET, les esthètes pensent acquérir le talent de l'auteur de *Rolla* et de la *Nuit d'octobre* S'ils ont aussi de long cheveux et l'air phtisique, ils estiment la ressemblance complète.

Ces naïfs raisonnent comme celui qui croirait qu'il suffit de porter les redingotes de Barbey d'Aurevilly pour en avoir le talent, d'être épileptique pour avoir le génie de Napoléon ou de Flaubert, d'être bègue pour ressembler à Ésope où à Turenne, d'être gaucher pour peindre comme Léonard de Vinci, ou seulement de fixer le soleil sans être incommodé pour raisonner comme Socrate...

C'est ainsi cependant que procèdent les snobs, ces moutons de Panurge prétentieux qui, suivant la jolie expression de JULES LEMAITRE, sautent à la file, mais d'un air suffisant.

Ils cherchent à jouer du violon comme Ingres ou à peindre comme Gounod.

Pour imiter les Anglais et être entièrement « smart », on ne se contente pas de plastronner avec du linge blanchi à Londres, on éprouve « l'impérieux besoin d'aller essuyer ses manches sur un comptoir d'acajou luisant, où quelque barmaid vous servira le cocktail incendiaire qu'il faudra noyer dans un verre de soda water au wisky ».

On se croira quitte ainsi envers son « devoir de gentleman accompli ».

Il vaudrait mieux imiter les Anglais autrement qu'en buvant comme eux.

Donc, et ce n'est pas contradictoire, les uns boivent pour faire comme la majorité, d'autres boivent pour être classés dans la minorité.

Certains aussi boivent pour oublier les misères de la vie et noyer leurs chagrins : l'alcool se venge souvent en leur servant des ivresses tristes.

Beaucoup boivent par désœuvrement, parce qu'ils ne savent pas faire autre chose.

Un buveur d'opium célèbre, QUINCEY, a dit : « une nation n'est vraiment civilisée que lorsqu'elle a un repas où l'on cause ».

Quand on ne sait pas causer à table, on boit et, après le dîner, on renvoie les femmes bien vite pour que la conversation soit plus facile et pour boire plus à l'aise.

Enfin, il y a ceux que leur profession oblige à boire : les marchands de vin, les dégustateurs, tous ceux qui font leurs affaires au café, mais aussi tous ceux qui peinent et suent comme les journaliers et les maçons... tout le monde alors.

« C'est le métier qui veut ça » devient une excuse tellement banale qu'on n'ose plus la présenter sans rire.

Voilà quelques-unes des voies principales par lesquelles l'alcool — mot arabe qui signifie « le subtil » — commence à s'introduire dans notre organisme.

Ajoutez, il faut bien le reconnaître, que ses premiers effets ne sont pas désagréables. — Ce n'est pas comme la première pipe, qui donne des nausées.

La plupart des spiritueux ont bon goût : le poison est doré à plaisir. Les premières doses, les faibles, n'augmentent pas notre capital de forces, mais les stimulent, les mobilisent : la devanture est mieux garnie.

Si on y est un peu habitué, la privation vous donne une sorte de faiblesse que de nouvelles doses dissipent au moins momentanément. Ce stimulant devient un besoin de la vie.

Comme l'accoutumance arrive, il faut progressivement augmenter la dose pour obtenir les mêmes effets et l'empoisonnement arrive ainsi peu à peu, graduellement, d'un pas plus ou moins rapide, mais sûr.

Et voilà comment, en commençant par un petit verre qui se croyait ou se disait stomachique ou apéritif, on devient un alcoolique vrai — sans jamais s'être enivré.

Voilà pourquoi et comment on devient alcoolique dans le monde.

Maintenant, *avec quoi* le devient-on?

Tous les moyens sont bons; et ils sont nombreux.

Tous les liquides contenant de l'alcool peuvent conduire à l'alcoolisme : c'est une question de dose et de quantité.

Le *vin* « franc et naturel » n'alcoolisera que si on en abuse.

Il est difficile de dire où commence l'abus.

La plupart des hygiénistes admettent qu'un ouvrier « travaillant au grand air peut raisonnablement absorber un litre de vin environ par jour ou bien un peu plus peut-être de bière ou de cidre » ; le vin étant compté à neuf ou dix degrés, la bière et le cidre de trois à sept degrés (1).

Cette dose comprend naturellement la totalité des boissons alcooliques prises dans la journée sous diverses formes.

Pour les bourgeois, « qui, musculairement, travaillent peu », la dose permise est moindre.

(1) Voir la conférence suivante « L'alcool aliment et poison » (page **236**).

Il ne faut donc pas dire : le bon vin ne fait jamais mal; quand on en boit trop, il fait mal. Seulement le mauvais vin fait encore plus vite mal.

Une des choses qui diminuent la puissance nocive du vin, c'est l'état de dilution dans lequel s'y présente l'alcool.

Il ne faut pas croire, en effet, que cinquante grammes d'alcool pur fassent le même mal mêlés dans un litre d'eau ou seulement dans un demi-litre de liquide inoffensif.

Donc, un litre de vin contenant cent grammes d'alcool pur est moins mauvais qu'un demi-litre de liqueur qui contient également cent grammes d'alcool.

C'est dire qu'une dose de vin pur est plus mauvaise que la même quantité de ce vin étendu d'eau, et que les vins très alcoolisés, comme le Banyuls, le Madère, le Marsala, qui marquent dix-sept à vingt-trois degrés, sont plus dangereux, même à égalité d'alcool absolu.

Encore bien plus nuisibles sont les vins frelatés et artificiels.

Là entrent des alcools d'origines diverses et de toxicité très différente. D'après JOFFROY et SERVEAUX, la toxicité des divers alcools varie d'un à vingt-cinq, c'est-à-dire que pour tuer un kilogramme de lapin, il faut vingt-cinq grammes de certains alcools, tandis qu'il suffit d'un gramme de certains autres.

De plus, dans ces pseudo-vins, on met des extraits ou bouquets artificiels. LABORDE et MAGNAN ont montré que huit centimètres cubes de certaines de ces « huiles de vin », injectés dans les veines d'un chien, le tuent en une heure.

D'après tout cela, vous prévoyez tous les dangers des *liqueurs* et tous les inconvénients du petit verre *habituel*.

Les liqueurs marquent en général quarante-cinq à cinquante degrés; le petit verre est habituellement de trente grammes et, comme on a droit à une gorgée qu'on remplace, cela fait quarante à cinquante grammes. Donc, un petit verre à la fin de chaque repas vous fait, pour la journée, un supplément de cinquante grammes d'alcool pur.

Ajoutez que, quand on prend l'habitude du petit verre à chaque repas, sous le moindre prétexte on en prendra un ou deux de plus et on double ainsi son litre de vin permis, et on le double avec de l'alcool plus concentré et, par suite, plus dangereux.

La liqueur est un agent d'intoxication d'autant plus dangereux qu'elle est meilleure, plus sucrée, mieux aromatisée : on en boit alors davantage. Plus on accumule les fleurs, moins on découvre le serpent qu'elles dissimulent.

L'*apéritif* constitue un degré de plus dans la nocuité du produit, par cela seul qu'il est consommé à jeun. Car c'est une règle que tout poison est mieux absorbé et plus dangereux quand il est reçu par un estomac vide.

D'abord, l'apéritif ne mérite nullement son nom. Jamais apéritif n'a ouvert l'appétit de personne.

Je ne connais qu'un véritable apéritif : c'est le bouillon, le bon bouillon de nos pères, trop calomnié aujourd'hui, qui commence si heureusement un repas et ouvre positivement l'appétit en mettant l'estomac en bon état de réceptivité pour les aliments.

L'apéritif alcoolique enlève au contraire l'appétit à ceux qui en ont, et ceux qui en usent régulièrement voient leur appétit progressivement disparaître.

En dehors de l'alcool, l'apéritif introduit souvent dans l'économie d'autres poisons encore plus dangereux, comme l'absinthe.

Voulez-vous savoir de quoi est formée celle que la chanson appelle la « Muse aux yeux verts ». Voici l'analyse qu'en donne JACQUET : « on y incorpore l'anis, la badiane, l'angélique, la mélisse, la menthe, qui sont poisons stupéfiants; et aussi l'hysope, le fenouil. la petite et la grande absinthe, qui sont poisons convulsivants, épileptisants; on colore avec de la couperose ou du bleu de Prusse, et quand vous demandez une verte, on sert frais! Quelle cuisine de sorcières! »

Pour les vermouts, les bitters, on « fait mijoter des plantes aromatiques à goût prononcé, destinées à masquer l'âcreté de l'alcool ».

Et, dans tout cela, des liqueurs qui marquent de cinquante à soixante-seize degrés et des alcools de qualités tout à fait inférieures, rectifiés ou non : leur « mauvais goût ne gêne pas, étant masqué par les substances aromatiques qu'on y ajoute ».

Nous avons eu récemment à l'hôpital un malade qui nous a avoué consommer une moyenne de vingt absinthes par jour, sans compter quelques rares petits verres et un peu de vin à ses repas. Mon chef de clinique, le docteur GIBERT, a bien voulu faire une enquête et savoir ce que, dans nos débits, représentent vingt absinthes à deux sous. Cela fait environ un litre d'absinthe pure à cinquante degrés, soit un demi-litre d'alcool absolu, cinq litres de vin à dix degrés ou encore trente-cinq petits verres d'eau-de-vie.

Vous me direz que les gens du monde boivent de l'absinthe plus chère. C'est vrai : elle marque alors soixante degrés au lieu de cinquante!

A moitié converti par ces tableaux, le sujet qui s'alcoolise inconsciemment vous dira : « parfait, c'est entendu; je ne prends plus rien de tout cela; je me contenterai de prendre un *quinquina* avant chaque repas. »

Vous serez peut-être étonnés ; mais je n'hésite pas à crier : cela ne vaut pas mieux.

Le quinquina est un remède excellent dans certains cas ; c'est lui qui nous fournit la quinine. Le vin de quinquina est au Codex ; c'est aussi un remède.

Comme l'opium, comme la strychnine, comme tous les remèdes, vous devrez prendre le quinquina quand votre médecin vous le prescrira et sous la forme qu'il vous prescrira.

Mais quand vous vous ordonnerez et vous administrerez un verre à bordeaux de vin de quinquina avant chaque repas, sans prescription médicale, vous commettrez tout simplement une lâche tromperie vis-à-vis de vous-même : vous vous administrerez deux à trois cents grammes par jour d'un vin qui marque quatorze ou quinze degrés, qui, arrivant sur un estomac vide, vous fait absorber une dose redoutable de poison.

Et ceci m'amène à vous dire un mot de tous les *vins médicinaux* et de tous les *élixirs* à base d'alcool.

Qu'ils portent des noms de remèdes comme la kola ou la coca, ou des noms d'hommes désormais célèbres comme Mariani, Bugeaud ou Bravais, alors même que leurs triomphes auront motivé des autographes des plus grands personnages, alors même que votre journal (j'entends celui qui pense comme vous) les prônera tous les jours à sa quatrième page... rappelez-vous qu'en dehors d'une ordonnance formelle du médecin, ce ne sont là, pour vous, que des véhicules de poison, c'est de l'alcool très concentré, très agréable et très dangereux.

Je sais que je risque de me faire lapider en vous parlant si franchement ; je risque surtout, si vous ne me gardez pas le secret, de ne plus recevoir de ces excellents échantillons, que je trouve du reste fort agréables...

Mais il faut savoir montrer tous les courages et c'est un danger à signaler. Vous courez autant de risques en vous prescrivant à vous-même du vin Désiles qu'en vous ordonnant, sans médecin, de l'arsenic ou de la morphine.

Ne prenez pas même, vis-à-vis de votre conscience, le prétexte d'un malaise à combattre, d'une digestion à faciliter, d'une anémie à faire disparaître. Il y a des anémiques et des dyspeptiques chez lesquels l'alcool aggrave le désastre comme quand on verse de l'huile sur le feu.

Et vous ne pouvez pas, sans votre médecin, savoir si vous êtes de cette catégorie ou d'une autre.

Vous n'avez donc aucune raison à invoquer : toutes les fois que, sans ordre de médecin, vous prenez des vins médicinaux, vous vous empoisonnez; le qualificatif « médicinal » ne diminue en rien leur nocuité indiscutable.

Je n'insiste pas sur les alcools *étranges* avec lesquels certains s'intoxiquent.

Nous avons vu un infirmier renvoyé parce qu'il buvait l'alcool à brûler dénaturé avec lequel on flambait les instruments.

Le fait que raconte LÉON DAUDET, dans les *Morticoles,* du garçon buvant l'alcool des pièces anatomiques, est authentique.

Mais ceci n'est plus de l'alcoolisme insidieux et inconscient. Ce sont des histoires d'ivrognes entêtés. Je passe.

En arrivant à l'alcoolisme des *femmes,* je rentre dans mon sujet.

Car l'alcoolisme conscient et voulu est très rare chez la femme, qui a instinctivement l'horreur et le dégoût des ivrognes et de l'ivrognerie.

Mais l'alcoolisme insidieux et inconscient est beaucoup plus fréquent qu'on ne croit chez elle et même chez la femme du monde.

En tête des moyens dont la femme use le plus souvent pour s'alcooliser, nous retrouvons les vins médicinaux et les élixirs toniques.

Voici deux exemples qui vous étonneront peut-être, mais vous frapperont sûrement.

J'ai vu, récemment, une dame du meilleur monde qui m'a avoué prendre tous les jours une bouteille entière de vin de Mariani. A son grand étonnement, l'appétit disparaissait de plus en plus, les forces s'en allaient et elle était plutôt tentée d'augmenter que de diminuer sa dose quotidienne de poison.

Une autre dame, non moins distinguée, m'a dit prendre tous les jours quatre fioles entières d'eau de mélisse pure.

Savez-vous ce que c'est que cet'e eau de mélisse? Je me suis enquis auprès du fabricant de l'eau de mélisse du Frère Mathias (une des plus célèbres, paraît-il) : c'est de l'alcool à 82 degrés et chaque fiole contient soixante grammes. Elle prenait donc tous les jours : deux cent quarante grammes; ou un très grand verre, ou huit petits verres d'alcool à 82 degrés, la valeur de huit absinthes à deux sous ou quatorze petits verres d'eau-de-vie.

N'est-ce pas une jolie dose pour une faible femme?

On s'alcoolisera de la même manière avec l'élixir Bonjean, l'alcool Ricqlès, voire même l'eau de Cologne et le vulnéraire ou eau d'arquebuse.

Les liqueurs, surtout les liqueurs sucrées comme la

14

Chartreuse, sont régulièrement bues par bien des femmes.

On m'a raconté qu'au *five o'clock* on mettait volontiers du rhum dans le thé.

En Normandie, on voit, paraît-il, les femmes boire une gorgée de leur café, la remplacer par de l'eau-de-vie, en boire une autre gorgée, la remplacer de la même manière; « après un certain nombre d'ingurgitations et de remplissages, vous pouvez juger s'il reste beaucoup de café dans le mélange ».

Les vins très alcoolisés tentent aussi les femmes. Je ne parle pas du champagne, avec lequel on ne s'alcoolise guère qu'accidentellement.

Mais on prend bien volontiers, l'après-midi, avec un biscuit, un verre de porto, de xérès ou de malaga. C'est moins vert que l'absinthe. Mais ce n'est guère meilleur.

Si le spectacle de l'alcoolisme féminin est surprenant et pénible, bien plus lamentable encore est celui de l'alcoolisation de *l'enfant*.

L'alcool qu'on laisse trop souvent boire à une nourrice passe dans son lait. Le docteur Toulouse et d'autres auteurs ont décrit des intoxications du pauvre bébé : convulsions, vomissements.

Un peu plus tard, que de parents sont tristement fiers de voir leur enfant en bas âge boire « comme un petit homme ». Debove cite des régions de la France dans lesquelles « les enfants sont dressés de bonne heure à boire la goutte. Au premier déjeuner, ils trempent, comme les parents, leur pain dans l'eau-de-vie. Des rapports d'inspecteurs primaires constatent que le panier d'écolier contient souvent une fiole de ce liquide; et les maîtres se plaignent qu'après le repas

les classes soient empestées d'une odeur d'alcool difficile à faire disparaître ».

Voilà bien l'alcoolisme lent, insidieux et inconscient,
dans toute son horreur. Quelles générations voulez-
vous que cela prépare à la France? laissez ce régime
nous envahir, et vous permettrez à nos ennemis de
dire que tout jeune Français est un « vieux mar-
cheur qui n'arrive jamais ».

Une dernière remarque est nécessaire avant de terminer ce chapitre des *causes* de l'alcoolisme.

Tous les hommes ne sont pas égaux devant l'alcool.

Les doses que nous avons indiquées sont celles des
personnes idéalement résistantes.

Mais une série de causes diminue cette résistance au
poison et il y a des gens pour lesquels, comme dit
Forel, « l'usage de l'alcool est déjà l'abus ».

Je vous citerai notamment le rhumatisme chronique,
la goutte, ce que nous appelons l'arthritisme. Ces
maladies et bien des tempéraments agissent sur l'organisme dans le même sens que l'alcool, deviennent ses
complices et aggravent par conséquent son action
néfaste.

Ceci pour vous dire que vous ne devez pas vous tar-
guer de quelques exemples célèbres de buveurs lon-
gèves pour en conclure que chacun résisterait comme
eux.

J'arrive aux *effets* sur l'organisme de cet alcool qui a
tant de facilité pour y pénétrer.

Il m'est évidemment impossible de tout décrire,
avec le temps dont je dispose et devant un auditoire
comme celui-ci.

Je préfère alors me limiter à deux paragraphes que
je prendrai comme exemples et types : d'abord l'action

sur le système nerveux et spécialement les rêves, les cauchemars et hallucinations, — ensuite l'action sur l'état général, sur la nutrition dans son ensemble et par suite sur la race.

Pour la première partie, j'utiliserai un document humain bien vivant : ce sont les publications de deux alcooliques de génie, Hoffmann et Edgar Poe, qui ont écrit leurs rêves et qui ont ainsi admirablement décrit les effets produits sur eux-mêmes par le poison que nous étudions.

Comme Arvède Barine l'a très bien montré dans ses belles *Études sur les névrosés*, leur œuvre et leur maladie se confondent. L'une explique l'autre. Du rapprochement des deux se dégage un puissant enseignement.

Hoffmann, qui a du reste été moins malade qu'Edgard Poe, s'alcoolisa avec du vin « et du meilleur ». « Il y ajoutait, çà et là, un bol de punch, pour le plaisir de contempler le combat entre les salamandres et les gnomes qui habitent dans le sucre ».

D'abord il éprouva cette excitation aimable et féconde que donne l'alcool au début et à faibles doses. C'est alors qu'il recommande : pour bien faire « la musique d'église les vieux vins de France ou du Rhin, pour l'opéra sérieux le meilleur bourgogne, pour l'opéra-comique le champagne, pour les canzonettas les vins chaleureux d'Italie, et enfin, pour une composition éminemment romantique, comme le *Don Juan*, un verre modéré de la boisson issue du combat entre les salamandres et les gnomes ».

C'est la « lune de miel » du poison.

Mais bientôt il note, après du « vin épicé » : « léger accès de pensées de mort. Fantômes. »

Les sensations éveillent chez lui les sens à côté. Comme Alfred de Musset « et d'autres poètes nerveux », il entend les couleurs, puis il entend les odeurs et voit les sons.

« Le parfum de l'œillet rouge foncé agit sur lui avec une puissance extraordinaire et magique... il entend alors, comme dans un grand éloignement, les sons d'un cor s'enfler et s'affaiblir tour à tour ».

Pendant une fièvre grave qu'il fait, il prend ses gardes-malades pour des instruments de musique : la flûte est un ami qui parle très bas et dont la voix a quelque chose de langoureux, le basson est un autre qui a une grosse voix de basse.

Après sa guérison, il reprend la vie courante dans le monde; mais, à certains jours, il croit « répandre dans l'obscurité une lueur phosphorescente ». Un jour, dans un salon très éclairé et plein de monde, il voit un gnome sortant du parquet. Seul, la nuit, assis à sa table de travail, il est entouré de spectres et de figures grimaçantes.

« Ses contes fantastiques se vivaient alors autour de lui avec tant de réalisme que l'effroi le prenait et qu'il allait réveiller sa femme. La patiente Micheline se levait, tirait son tricot, et s'asseyait auprès de son mari pour le rassurer. »

Il avait peur de devenir fou; mais il considérait chaque conte qu'il écrivait comme une « purgation intel-lectuelle », une « saignée » qui dégageait son cerveau.

Mais il continue à boire; il trouve de plus en plus que « le diable fourre sa queue partout ». La déchéance physique envahit terriblement.

Déjà petit et disgracié à sa naissance, il devient une « triste loque humaine, si piteuse à voir parce qu'elle avait quelque chose de risible à force d'être réduite à

rien, fripée, recroquevillée, lamentable. La servante
portait Hoffmann dans ses bras comme un enfant au
berceau. Il trouvait cela très drôle, jusqu'à la fin. »

Ne trouvez-vous pas plutôt lamentable le spectacle de
ce génie qui se détruit peu à peu comme à plaisir
par l'alcool, qui projette tant qu'il peut, qui extério-
rise dans ses contes les « visions mouvantes et bruis-
santes » que le poison lui procure, mais qui, loin de
se corriger, s'entête et suicide jusqu'au bout les admi-
rables facultés que Dieu lui avait données?

Avec *Edgar Poe*, le tableau est peut-être encore plus
poignant.

Lui, boit l'alcool « en barbare », comme dit BAUDE-
LAIRE; il saisit un plein verre, sans eau ni sucre, et
l'avale d'un trait sans le goûter.

Et alors il a d'horribles hallucinations qu'il expose
dans ses contes.

Il vit par la pensée dans les tombeaux, en compagnie
des vers et des cercueils, entend « causer les putréfac-
tions » et sait « les sensations des déliquescences ».

Écoutez cette entrée du *Ver conquérant* : « Voyez, à
travers la cohue des mimes, une forme rampante fait
son entrée! Une chose rouge de sang qui vient en se
tordant de la partie solitaire de la scène! Elle se tord!
Elle se tord! Avec des angoisses mortelles, les mimes
deviennent sa pâture et les séraphins sanglotent en
voyant les dents du vers mâcher des caillots de sang
humain. »

Quelle admirable, mais horrible description de ce
que nous appelons la zoopsie, la vue d'animaux, qui
est un des caractères les plus classiques du rêve alcoolique.

Un de mes malades, à l'hôpital, voyait, toutes les

nuits, sur les lits voisins, une bande de rats, à petit corps et à grosse tête, qui ouvraient la gueule comme pour le narguer. Et, pour les chasser, il leur lançait tout ce qu'il trouvait sous sa main : les voisins recevaient ses projectiles.

C'est le même rêve, bien mieux dit, qu'Edgard Poe a constamment : « Une fois, dit-il, sur le minuit lugubre... soudain il se fit un tapotement, comme de quelqu'un frappant doucement, frappant à la porte de ma chambre... Je poussai alors le volet, et avec un tumultueux battement d'ailes, entra un majestueux corbeau digne des anciens jours. Il ne fit pas la moindre révérence, il ne s'arrêta pas, il n'hésita pas une minute; mais avec la mine d'un lord ou d'une lady, il se percha au-dessus de la porte de ma chambre; il se percha, s'installa et rien de plus... » Et alors commence cette scène célèbre, si connue, où l'auteur pose une série de questions, auxquelles le corbeau, invariablement et lugubrement, dans un « sanglot noir » comme dit ALPHONSE DAUDET, répond le fatidique : *Never more*. Jamais plus !

Vous voyez déjà se dessiner un autre caractère bien net de ces hallucinations : c'est la tristesse et l'angoisse qu'elles entraînent. La terreur paralysante imprègne tous les contes d'Edgar Poe.

Rappelez-vous l'histoire de ce brigand qui, la nuit, pénètre dans la chambre d'un vieillard pour le tuer; le vieillard s'éveille et sent que quelqu'un est là; l'assassin sent que le vieillard s'est éveillé; et dans le silence absolu et la nuit complète, ces deux hommes, également terrorisés, restent, pendant une heure, en présence l'un de l'autre, sans s'être vus, dans une silencieuse et inexprimable angoisse.

Et « ce frère qui a enterré sa sœur vivante, qui

entend ses efforts pour briser sa bière, et qui reste
cloué sur son siège par une peur au-dessus de la
raison humaine ».

Et ce condamné qui « contemple d'un œil hébété
l'acier tranchant qui s'abaisse sur sa poitrine avec la
lenteur d'un poids d'horloge ».

Et celui qui décrit ses sensations pendant qu'une
grande aiguille d'horloge lui scie lentement le cou...

Entre temps, l'empoisonnement continuait implaca-
blement son œuvre.

La foule des pensées d'Edgar Poe devient hideuse
et continue ; il n'aperçoit plus, dit-il lui-même, « à
travers les ténèbres enflammées de lueurs rouges, que
des formes monstrueuses s'agitant de façon fantastique
au bruit d'une discordante mélodie, tandis que, pareille
à un flot rapide et spectral, à travers la porte pâle,
une foule hideuse se précipite sans relâche et rit, mais
ne sait plus sourire ».

Il eut une série de crises de *delirium tremens* et mourut en disant : Dieu vienne en aide à ma pauvre âme !

On comprend BARBEY D'AUREVILLY s'écriant : « Depuis PASCAL, peut-être, il n'y eut jamais de génie plus
épouvanté, plus livré aux affres de l'effroi et à ses
mortelles agonies, que le génie panique d'EDGAR
POE ! »

Pour nous, nous voyons surtout dans tout cela un
admirable tableau vécu des rêves et des hallucinations
de l'alcoolique.

Aucune description didactique n'aurait été, je crois,
aussi saisissante que cette horrible autoobservation
d'un homme de génie.

Dans la lutte que nous vous engageons à poursuivre
contre l'alcoolisme, peut-être ramènerez-vous quelques

malheureux par la peur de ces atroces angoisses morales plus facilement que par la peur du cabanon ou même de la mort.

Je n'insiste donc pas davantage sur cette action de l'alcool sur le système nerveux et passe à mon dernier chapitre : *l'action du poison sur l'ensemble de l'économie et sur la race.*

A dose faible, accidentelle, à dose médicale, l'alcool est un *excitant* de la fonction pour tous les organes.

Il stimule les fonctions nerveuses, donne une pointe au cerveau; c'est la phase des « béatitudes » que THOMAS QUINCEY décrivait pour l'opium.

Il stimule les fonctions digestives; et ainsi, quand on n'y est pas habitué, un petit verre est souvent médicalement utile pour activer une digestion.

Il stimule les fonctions circulatoires; un verre de champagne fait battre le cœur et donne des couleurs aux joues.

Mais, ensuite, si on répète les doses, et dès les premières phases de l'empoisonnement, au lieu de l'excitation, c'est la *dépression* que l'alcool entraîne.

C'est la « lune rousse » du poison.

Au lieu d'avoir ses fonctions cérébrales excitées, l'empoisonné a de brusques sommeils, contre lesquels il lutte vainement et désespérément. « Je me débattais pour y échapper (à ce sommeil), dit QUINCEY, comme à la plus féroce des tortures. » Mais il dormait, même au milieu d'une conférence qu'il faisait lui-même.

Les digestions s'alanguissent, l'appétit disparaît. La circulation se ralentit et s'entrave.

Et alors la *lésion organique* apparaît et envahit l'organisme tout entier.

Pour vous donner une idée de la nature de cette lésion, je vous rappellerai que tout organe est formé, comme le corps entier, d'un squelette et d'une partie active.

Ainsi, dans l'estomac, il y a un squelette, tissu de soutènement, et des glandes qui digèrent; dans le cerveau, il y a un squelette et des cellules actives qui président aux fonctions intellectuelles, motrices et sensitives. Et ainsi dans tous les organes.

Or, l'alcool a précisément pour effet toxique de détruire, dans tous les organes, les éléments actifs et utiles, et de développer, au contraire, outre mesure, le squelette, le tissu de soutènement, ce que l'on appelle le tissu conjonctif.

De sorte que peu à peu, dans chaque organe, la partie active et vivante diminue et s'atrophie constamment, tandis que la partie inutile et inerte s'hypertrophie et se développe.

C'est ce qu'on appelle la *sclérose* qui envahit l'économie.

Cet effet de l'alcool est absolument l'analogue de celui que produit la *sénilité*.

Normalement, quand un individu vieillit, les parties actives s'atrophient et la sclérose envahit tous les tissus. C'est absolument ce qui se passe chez l'alcoolique, qui devient ainsi un vieillard anticipé, un vieillard avant l'âge.

Un médecin a dit qu'on a l'âge de ses artères. Il est encore plus exact de dire qu'on n'a pas l'âge de son état civil, mais l'âge de ses organes.

Toutes choses égales d'ailleurs, un alcoolique de trente ans sera beaucoup plus vieux qu'un homme sobre de soixante.

On comprend les graves *conséquences* que ces altérations progressives entraînent dans la vie du sujet, notamment dans sa résistance à l'invasion, à l'évolution des maladies.

D'après tous les travaux récents, la maladie aiguë est, comme les anciens l'avaient admis, la lutte de l'organisme contre l'agent morbifique, contre la cause morbide, contre le microbe pathogène.

Quand un poison ou un microbe pénètre dans l'économie ou essaie d'y pénétrer, il est mal reçu par les éléments actifs de nos tissus. Comme l'a très bien dit DUCLAUX, il est reçu « comme un voyageur qui veut prendre le train et qui s'apprête à entrer dans un compartiment dont toutes les places sont retenues ».

Les éléments actifs de l'alcoolique défendront mal la place et le microbe ennemi pénétrera plus facilement.

Une fois qu'il est dans le wagon et que le train est en marche, une lutte s'engage : les premiers occupants se démènent pour jeter l'intrus par la portière. Voilà la maladie qui est une lutte de l'organisme contre l'agent provocateur de la maladie.

Si les premiers voyageurs l'emportent et se débarrassent du gêneur, c'est la crise salutaire, c'est la guérison. — Si, au contraire, le gêneur triomphe, s'installe, se multiplie et fait venir ses parents de province, les premiers voyageurs sont écrasés, asphyxiés, annihilés par ces Anglais envahisseurs. C'est la terminaison fatale, c'est la mort.

Si les premiers occupants sont alcoolisés, ils sont vaincus d'avance. Ils auront beau se cramponner à la sonnette d'alarme, le contrôleur-médecin sera impuissant à conjurer le désastre.

Ὁ μῦθος δηλοῖ ὅτι, disait ÉSOPE. Cette petite fable est pour vous dire que l'alcoolique se laisse plus facilement envahir par les maladies infectieuses qui nous

guettent et que, quand il est atteint, la maladie est
beaucoup plus grave chez lui que chez les autres et
qu'il risque fort, malgré les secours médicaux, de
mourir là où d'autres auraient survécu et guéri.

Ce n'est pas tout.

A lui tout seul, en dehors même de toute intervention de maladie intercurrente, l'alcoolisme prononce
et entraîne la *déchéance* progressive, inéluctable et définitive de l'organisme.

Le système nerveux s'abêtit, la circulation s'entrave, la digestion se supprime : la sclérose envahit
tout et, sous des formes et avec des vitesses diverses,
l'alcoolique dépérit, tombe dans l'infirmité et meurt.

Trop souvent, et malheureusement, il ne meurt pas
tout entier.

Le désastre n'a pas dit son dernier mot si l'alcoolique laisse de la *descendance*. Car l'hérédité de l'alcoolique est terrible.

DEBOVE rappelle que Diogène dit un jour à un jeune
homme débauché et désordonné : « jeune fils, mon
ami, ton père t'a engendré étant ivre. »

L'alcoolique engendre des dégénérés, des buveurs
qui deviennent des alcooliques maladifs qui, plus
qu'Edgar Poe, boivent « en barbares », des idiots, des
imbéciles, des retardés, des malingres, des aliénés, des
criminels... et enfin des stériles.

Voici, d'après MOREL, les diverses étapes de cette
décadence :

A la première génération : immoralité, dépravation,
excès alcooliques, abrutissement moral;

A la deuxième génération : ivrognerie héréditaire,
accès maniaque, paralysie générale;

A la troisième génération : sobriété, tendances hypo-

condriaques, lypémanie, idées systématiques de persécution, tendances homicides;

A la quatrième génération : intelligence peu développée, premiers accès de manie à seize ans, stupidité,
transition à l'idiotie et, en définitive, extinction probable de la race.

Et ainsi l'alcoolisme devient, comme on l'a dit,
« une des causes les plus actives de la dépopulation de
notre pays. Il use, en quelque sorte, la race par les
deux bouts, en augmentant la mortalité et en diminuant
la natalité ou en ne produisant que des dégénérés ».

J'en ai assez dit, ce me semble, et ai dû lasser votre
aimable patience.

Je veux seulement terminer par un énergique appel
à vous tous.

Je sais que je ne m'adresse ici ni à des alcooliques
ni à des candidats à l'alcoolisme. Mais je sais que je
m'adresse à l'élite de ceux qui ont charge d'âmes et
peuvent tout pour les sauver ou les empêcher de se
perdre.

Et alors je m'adresse à tous ceux qui ont prouvé
leur intérêt à la question en honorant cette Conférence
de leur présence : à vous, Monsieur le Recteur, qui par
vos instituteurs avez une si réelle et si légitime action
sur l'âme de l'enfant;

A vous, Messieurs nos présidents d'honneur, qui ne
voulez pas être de « mauvais bergers »;

A vous tous, Mesdames et Messieurs, qui, suivant
l'expression de MAURICE BARRÈS, êtes de « passionnés
amateurs d'âmes ».

N'oubliez pas et ne négligez pas votre mission, appe-
lez autour de vous tous ceux sur qui vous pouvez
avoir action et dites à chacun d'eux :

Tu n'as pas le droit de disposer de ta vie à ta guise; tu dois ta vie à toi-même, à ta famille, à ta patrie;

Il ne s'agit donc pas de vivre à l'aventure en prenant la même devise que le roi des Truands :

> Ton nez va devant, suis ton nez.

Il y a mieux et plus à faire;

Le monde est une « vallée où l'on fabrique des âmes »; tu dois y travailler comme les autres; tu dois donc fuir, comme la peste, les gens et les poisons qui travaillent à défaire les âmes comme les corps;

Fuyez donc, tous, l'alcool, qui est un des plus puissants moyens de désorganisation, de déchéance et de mort pour l'individu, la famille et la nation;

Fuyez l'alcool qui empoisonnera votre existence morale, vous créera des infirmités croissantes, vous supprimera toutes les grandes et vraies jouissances de la vie et vous conduira lentement à une douloureuse agonie et à la mort.

Si tous ces arguments ne parviennent pas à vous impressionner, songez du moins à la race, à votre descendance que vous n'avez pas le droit de tarer et de pourrir dans ses racines.

Et, comme l'a si bien dit le délicat poète JEAN LAHOR, que plusieurs d'entre vous connaissent mieux sous le nom sympathique de docteur CAZALIS,

> Pour que vos actions ne soient vaines ni folles,
> Craignez déjà les yeux futurs de vos enfants.

L'ALCOOL ALIMENT ET POISON (1)

Est-il donc bien nécessaire de venir énumérer, une fois de plus, les méfaits de l'alcoolisme, devant un auditoire, toujours bienveillant pour le conférencier, convaincu (avant même d'entrer dans la salle) de la solidité des arguments et de la justesse de la thèse qu'on va lui présenter, et non moins fermement décidé, à la sortie, à ne pas suivre les conseils qu'il a applaudis !

Il y a quelques mois, dans une grande ville du Midi, pour célébrer la clôture des travaux d'un congrès antialcoolique, les organisateurs et les orateurs principaux étaient réunis dans un banquet chez leur Président.

Après les toasts, dans lesquels, un verre de champagne à la main, on s'était mutuellement félicité des résultats obtenus, un des plus notables convives se pencha vers l'amphytrion et lui dit tout bas : j'ai l'habitude de prendre un petit verre après le repas ; ne m'en offrirez-vous pas un ?

(1) Conférence faite, le 8 mai 1903 à la *Société antialcoolique de l'Hérault*, sous la présidence de M. Louis GUIBAL, avocat, président de la Société.

Le président, suffoqué de la proposition, s'assura
d'un regard rapide que personne n'avait entendu
cette demande imprévue; et, comme si le désir du con-
vive avait été d'une tout autre nature, il le conduisit
sournoisement dans une pièce écartée où ils trouvèrent, tout préparé, le petit verre... qu'ils burent ensemble (1).

Cette histoire, absolument authentique, me paraît
assez bien représenter l'étendue et les limites d'action
des Conférences contre l'alcoolisme : ceux qui étaient
déjà convaincus avant d'y venir ne boivent généralement pas plus d'alcool après qu'avant, et ceux qui
avaient l'habitude du petit verre se cachent pour le
boire, sans le supprimer.

Pourquoi donc la Société antialcoolique de l'Hérault
a-t-elle insisté pour qu'une Conférence soit faite ce
soir?

C'est parce qu'il s'est produit un fait nouveau depuis
le Congrès dont je viens de parler, fait nouveau qui
paraît de nature à enlever toute vergogne et tout motif de se dissimuler à ceux qui veulent s'alcooliser honnêtement.

L'alcool est un aliment, s'est écrié un grand savant (2). C'est à tort qu'on a voulu détacher de lui
l'opinion publique. On a eu tort de le combattre.
« Nous devons lui faire nos excuses pour la façon dont
nous l'avons traité jusqu'ici. »

Les choses sont donc bien changées.

Si quelques-uns d'entre vous vont souper après une

_____

(1) On pourrait rapprocher de cette histoire une jolie consultation du docteur Socrate dans le *Roman comique* d'ANATOLE
FRANCE.
(2) E. DUCLAUX, l'Alcool est-il un aliment? Revue critique.
Annales de l'Institut Pasteur, 25 novembre 1902, n° 11; reproduit par le *Bulletin médical*, 7 janvier 1903, page 14.

Conférence antialcoolique, c'est l'abstinent qui désormais devra se dissimuler honteusement dans une pièce obscure de la maison, tandis que, sur la table, aux lumières, l'alcool s'étalera, effrontément, avec beaucoup d'étoiles sur la bouteille.

Donc, buvons comme par le passé; mais ne nous cachons plus pour le faire.

Il faut créer des ligues pour la propagande des boissons alcooliques (1). — Ou si quelques ligues antialcooliques refusent de se disperser et veulent encore garder pour leur usage personnel leurs douces illusions et leurs doctrines vieillottes, qu'elles ne fassent plus du moins que des campagnes bien discrètes, qu'elles deviennent même des sociétés secrètes, à peine tolérées, et qu'elles se retirent dans les catacombes; sans quoi, la justice pourrait s'émouvoir, les liquoristes et commerçants en alcool pourraient les poursuivre pour diffamation, comme le syndicat des marchands de vin poursuit le Préfet de police pour le tort qu'il lui cause par l'affiche antialcoolique que je vous ai fait distribuer.

On vous rappellerait ainsi, par un bon procès, Messieurs de l'antialcoolisme, qu'il ne faut plus traiter de « marchands de poison » la corporation des mastroquets, tout aussi respectable et aussi utile à l'humanité que celle des bouchers et des boulangers.

Dame! puisque l'alcool est un aliment, pourquoi ne pas varier un peu le sujet des Conférences et, si on tient bien à parler en public contre quelque chose, pourquoi ne pas parler contre le pain ou contre la viande?

(1) Voir le Bulletin des *Archives de thérapeutique*, 15 avril 1903, p. 161.

15

Chaque aliment à son tour. Le tour de l'alcool est passé.

Voilà les raisonnements et les conclusions que l'article de DUCLAUX a provoqués chez beaucoup de personnes; et vous comprenez combien la Société antialcoolique de l'Hérault en a été émue : composée de personnes si douces, si honnêtes, qu'on n'avait jamais vues entrer dans un café avant la création de celui de l'Esplanade, cette honorable Société devient tout à coup l'ennemie du peuple; elle veut l'affamer, lui enlever le pain, lui supprimer ses aliments, organiser la famine...

On a fait des émeutes pour moins que cela.

Voilà la Société antialcoolique dans la situation douloureuse de ce héros d'IBSEN dont vous avez récemment vu, sur notre théâtre, les grandioses angoisses.

Quand le docteur Stockmann dénonce à ses concitoyens une « source empoisonnée », il est proclamé « un ennemi du peuple », qui veut « par une aveugle bravade supprimer la principale source de la richesse de la ville » et il est condamné et honteusement chassé par cette « maudite majorité compacte et libérale » (c'est toujours IBSEN (1) qui parle), cette majorité com-

---

(1) HENRIK IBSEN, *Un ennemi du peuple*, traduction CHENNEVIÈRE et JOHAUSEN, 1899, pages 179 et 226. Je n'ai pas voulu faire une citation trop longue d'IBSEN. Ceci l'eût bien complétée.

HOVSTAD, la majorité a toujours raison.

BILLING, la majorité est toujours dans le vrai, le diable m'emporte!

STOCKMANN, la majorité n'a jamais raison. Je vous le répète : jamais! c'est un de ces mensonges sociaux contre lesquels un homme libre de ses actes et de ses pensées doit se révolter. Qui est-ce qui forme la majorité des habitants d'un pays? Est-ce les gens intelligents ou les imbéciles? Je suppose que nous serons d'accord qu'il y a des imbéciles partout, sur toute la terre, et qu'ils forment une majorité horriblement écrasante. Mais, du diable! cela ne pourra jamais être une raison pour que les imbéciles règnent sur les intelligents! (*Tapage et cris*).

STOCKMANN, Oui, oui! Vous pouvez bien étouffer ma voix par

pacte, qui forme l'opinion publique et le pouvoir.

Avouez qu'il y a bien là de quoi émotionner cette innocente réunion d'hommes sages, à intentions si pures et si respectables, qui composent notre Société antialcoolique.

C'est de cette angoisse et de ce trouble qu'est née l'idée de cette Conférence, dont le but est bien simple.

Il s'agit de répondre à la question suivante : l'œuvre de la Société antialcoolique a-t-elle réellement cessé d'être bonne? Est-elle devenue mauvaise? Cette société doit-elle changer son fusil d'épaule et remplacer l'établissement des boissons hygiéniques, que vous connaissez, par un bar express où l'absinthe et la liqueur seront automatiquement servies à tout venant?

Faut-il traiter l'antialcoolisme de *vieille tiare truquée* et le remplacer par la *bistouille* dans la vitrine où le bon public le vénérait?

Comme le suppose OCTAVE MIRBEAU, dans une récente fantaisie (1), le marchand de vin doit-il désormais remplacer le pharmacien comme exécuteur des consultations médicales?

Voilà la question à laquelle je vais essayer de répondre, aussi simplement et aussi clairement que possible.

Je crois que cette tempête soulevée dans les consciences par un article de journal a tout d'abord pour point de départ une double équivoque et un double malentendu de mots.

Dans cette phrase « l'alcool est un aliment », clai-

vos cris; mais vous ne pourrez pas me contredire. La majorité a la force... malheureusement..., mais elle n'a pas raison. Moi, j'ai raison avec quelques rares individus.

La minorité a toujours raison. (*Nouveau tumulte.*)

(1) OCTAVE MIRBEAU, *le Canard sauvage*, 1903, n° 2.

ronnée par le directeur de l'Institut Pasteur et que les marchands d'alcool ont immédiatement inscrite en lettres d'or sur leur étendard, sont rapprochés deux mots, dont le public ne comprend peut-être pas bien le sens : le mot *aliment* et le mot *alcool*.

Les uns consciemment, les autres inconsciemment, les uns trouvant leur intérêt à tromper, les autres trouvant leur plaisir à être trompés, tous sont partis sur cette équivoque, ne craignant qu'une chose, c'est que, par des précisions inutiles, on vienne détruire la quiétude et le sommeil que cette proposition semblait assurer désormais à leur conscience et à leurs remords.

Qu'est-ce donc d'abord qu'un *aliment ?*

Dans une récente et instructive Conférence (1), mon collègue HÉDON a montré quelle peine ont les physiologistes pour bien définir l'aliment (2).

Et cependant, l'importance de cette définition est telle que de cette définition même peut dépendre la solution de la question qui nous occupe : l'alcool est-il un aliment?

Ainsi dans une intéressante enquête qu'a faite *la Revue* (3) sur cette question, vous trouverez deux réponses absolument contradictoires, signées, l'une de BERTHELOT, l'autre de CHARLES RICHET.

Cette divergence entre deux grands savants, également compétents, peut scandaliser les faibles et réjouir les méchants.

(1) HÉDON, l'Alcool aliment d'après des expériences récentes. Conférence faite le 19 février 1903 à la Société d'enseignement populaire de Montpellier. *Montpellier médical*, 1903, nº 12, page 297.

(2) Voir : LAPICQUE et CHARLES RICHET, article « Aliments ». *Dictionnaire de physiologie de Charles Richet.*

(3) PAUL GSELL, l'Alcool est-il un véritable aliment? Enquête *La Revue*, 15 février 1903, p. 385.

Au fond, elle ne tient qu'à ceci : RICHET comprend dans les aliments les substances qui, par leur combustion, sont source de chaleur et d'énergie; tandis que, pour BERTHELOT, une substance n'est un aliment que si elle est « capable de s'incorporer à l'organisme (1) ».

Heureusement que si les savants ne parviennent guère à s'entendre sur une définition scientifique de l'aliment, le public du moins comprend l'idée générale qui est derrière ce mot.

Nous partirons de cette notion vulgaire que *l'aliment est toute substance utile à l'organisme dans lequel elle pénètre*, soit que cette substance nous fournisse des matériaux de combustion (comme le charbon dans la machine à vapeur), soit qu'elle nous fournisse des matériaux de réparation et d'accroissement (comme l'eau dans la locomotive).

L'aliment est une substance utile à l'etre vivant, à l'entretien et à l'amélioration de la vie.

Voilà une conception populaire de l'aliment, qui peut être acceptée, à défaut de conception scientifique indiscutée.

Mais facilement le public tire de cette définition une conclusion, alors franchement erronée : l'aliment étant utile à l'organisme, il devient l'opposé d'une substance dangereuse et nuisible à l'organisme comme le *poison; un aliment n'est donc pas et ne peut pas être un poison*, étant le contraire d'un poison. Une substance alimentaire ne peut nuire à l'organisme que par indi-

---

(1) Voir tout le chapitre « l'alcool est-il un aliment? » *in* ROMME. *l'Alcoolisme et la lutte contre l'alcool en France*. Encyclopédie des Aide-mémoires Léauté, page 27, et spécialement les manières de voir de GLEY, KASSOWITZ, etc. Voir aussi tout le chapitre III, page 112, de DASTRE : *la Vie et la Mort*, et le très récent article de DUCLAUX : Ce que c'est qu'un aliment, *Annales de l'Institut Pasteur*, 1903, n° 4, *Bulletin médical*, 6 mai 1903, page 423.

gestion. Si donc on évite les doses trop massives, une substance alimentaire est toujours bonne, en soi et par soi, par définition.

C'est là une erreur.

Il ne faut pas se laisser égarer par la comparaison simpliste de l'homme avec la machine à vapeur. Dans l'être vivant, tout est bien plus compliqué.

Une substance alimentaire n'est pas, par là même, toujours nécessairement bonne et utile.

C'est une question de dose, de terrain, de forme...

Il n'y a aucune contradiction entre les deux termes : aliment et poison. Ce sont là des qualités relatives qu'une même substance peut présenter, non seulement à des doses différentes et sous des formes diverses, mais aussi à une dose et sous une forme données.

Comme la plupart des aliments (1), la viande contient des poisons, poisons qui sont même violents dans certaines conditions. L'art culinaire s'ingénie à diminuer la toxicité de ces produits et l'organisme a des appareils pour détruire cette toxicité. Mais il n'en est pas moins vrai que la viande est à la fois un aliment et un poison, et ce n'est pas seulement par indigestion, c'est-à-dire par trop grande quantité, que, dans certaines circonstances, la viande peut nuire à l'organisme.

La puissance toxique, comme la valeur alimentaire, est une qualité qu'une même substance peut présenter

(1) « ... On semble oublier que, si nous voulions proscrire de notre table tout ce qui est toxique, nous serions bien vite réduits à la portion congrue. » ROMME; *loco cit.*, page 24. Et DUCLAUX lui-même disait en 1896 : « tout est dangereux pour le consommateur, tout ce qu'il mange, tout ce qu'il boit, sauf peut-être le pain sans levain ou l'eau pure. Ce n'est pas un paradoxe ou une phrase de sermon, c'est l'énoncé d'une loi physiologique. » (*Revue de Paris*, 15 juin 1896. Cit. BOUREAU, De la valeur alimentaire de l'alcool, *Journal des sciences médicales de Lille*, 25 avril 1903, p. 399.)

à des degrés divers et en proportions diverses suivant les cas.

Ainsi la viande faisandée est plus toxique que la viande fraîche, la viande de gibier plus toxique que la viande de boucherie, la viande d'un animal surmené plus toxique que celle d'un animal au repos, la viande crue plus toxique que la viande cuite... chez certaines personnes, la même viande est plus toxique que chez d'autres.

Toutes ces viandes n'en sont pas moins des aliments. Mais, à la valeur alimentaire de chaque viande s'ajoute une toxicité variable, et alors, suivant le degré de cette toxicité mêlée, la viande est : ou un excellent aliment, ou un aliment médiocre, ou un aliment nuisible.

Donc *une même substance peut être aliment et poison* (1); dans la même substance peuvent se rencontrer, en proportions diverses et variables, à la fois la qualité alimentaire et la qualité toxique.

Voilà *la notion d'aliment* précisée.

Je passe au mot *alcool* qui peut, lui aussi, donner lieu à des équivoques.

Ici le *sens scientifique* est bien défini : tous les alcools sont des composés de carbone, d'hydrogène et d'oxygène en proportions connues.

L'alcool éthylique (alcool de vin ou alcool tout court) contient 52 de carbone, 13 d'hydrogène et 16 d'oxygène; les autres alcools diffèrent de celui-ci par un certain nombre de CH_2.

Le *sens vulgaire* du mot alcool est beaucoup plus compréhensif et plus vague.

---

(1) Je ne peux donc pas accepter cette phrase du docteur PIERRE : « ce qui distingue un aliment vrai, sain, digne de ce nom, c'est qu'il ne peut jamais être toxique. » (*Un faux aliment : l'alcool.* Conférence faite à Rouen le 5 février 1903, page 17.)

Jamais l'homme ne boit de l'alcool au sens scientifique du mot et toutes les discussions sur l'alcoolisme portent sur les effets de substances diverses contenant de l'alcool, sous des formes variées, à des titres divers, avec des additions multiples.

D'où cette conclusion générale que, quand les physiologistes arrivent à démontrer scientifiquement que l'alcool est un aliment, les marchands de spiritueux ne sont pas, par là même, autorisés à en conclure et à dire au public : donc, l'alcool que nous vendons et que vous buvez n'est pas nuisible, n'est pas un poison, mais est au contaire une chose utile, toujours profitable à l'organisme et dont vous ne sauriez trop user.

Cette formule « l'alcool est un aliment », très précise dans la langue d'un physiologiste et d'un savant, n'a plus du tout le même sens dans la langue du public, c'est-à-dire dans la langue des marchands et des acheteurs d'alcool potable.

Ces explications données, vous saisissez bien maintenant comment se pose la question : pour que des expériences scientifiques nouvelles condamnent l'œuvre de la Société antialcoolique, réhabilitent l'alcoolisme et nous obligent à faire des excuses à l'alcool, il ne suffit pas qu'elles prouvent que *l'alcool scientifique est un aliment physiologique;* il faut en même temps qu'elles prouvent que l'*alcool*, TEL QU'ON LE BOIT, *n'est pas un poison;* puisque ces deux propositions ne découlent pas nécessairement l'une de l'autre.

Voyons donc si les expériences d'ATWATER et BENEDICT (1), exposées dans le retentissant article de Du-

---

(1) ATWATER et BENEDICT, Étude expérimentale concernant la valeur nutritive de l'alcool. *Mémoires de l'Académie nationale des Sciences.* Washington, 1902, t. VIII. (Cit. DUCLAUX.)

CLAUX, remplissent ce programme et fournissent cette double démonstration.

Dans ces expériences, organisées avec tout le luxe d'une dispendieuse précision, on fait vivre un homme pendant plusieurs jours dans une chambre machinée de telle sorte qu'on puisse recueillir et mesurer tous les matériaux et toute la chaleur que cet homme produit.

Un Suédois, un Américain et un Canadien, tous assistants du laboratoire, ont été tour à tour enfermés dans cette chambre, où ils avaient un lit, une table et une chaise pliante; ils communiquaient avec l'extérieur par un téléphone et ils pouvaient, suivant les moments, ou rester oisifs ou dépenser de la force sur un motocycle, dans lequel la force déployée prenait, au moyen d'une dynamo, la forme d'un courant électrique et se dépensait dans une lampe Edison, dont la chaleur s'ajoutait aux autres formes de chaleur produites.

On fait toutes les mensurations en donnant au sujet un menu varié d'entretien, sans alcool. — Puis on remplace dans le menu une certaine quantité d'aliments sucrés ou farineux par une certaine quantité d'alcool; et on compare — de manière à déterminer si l'alcool peut remplacer un autre aliment et dans quelle proportion, c'est-à-dire quel poids d'alcool correspond à un poids donné d'aliment féculent, quel est ce que l'on appelle le *coefficient isodynamique* de l'alcool.

Car il ne faut pas, quand on veut comparer deux aliments, les remplacer poids pour poids, mais « par parties dégageant, quand on les brûle, la même quantité de chaleur » et par suite produisant la même quantité d'énergie (1).

(1) Pour dégager 500 calories il faut : 120 grammes de sucre ou 140 grammes de riz ou 500 grammes de pommes de terre

Vingt-six expériences ont été ainsi conduites, soit au repos complet des sujets, soit avec un travail au vélocipède de huit heures par jour.

Voici la conclusion du travail américain (d'après DUCLAUX) : « dans le régime alimentaire de trois hommes valides, on a pu, sans inconvénient, remplacer du beurre, des légumes ou autres aliments analogues par de l'alcool sous forme de vin ou d'eau-de-vie. Ces remplacements et ces alternances ne dépendent pas de l'état de repos ou de travail, ni d'aucune circonstance relative au consommateur. Tout est commandé par le coefficient isodynamique de l'aliment, qui reste physiologiquement le même, si la substitution se fait en tenant compte de ces coefficients et, quand on supprime le vin dans un repas, il faut le remplacer par quelque chose. »

Ajoutons, en terminant ce résumé, que la dose d'alcool employée dans ces essais n'a jamais dépassé un litre de vin léger par jour et s'est montrée, d'autre part, sans inconvénient, même sur ceux des expérimentateurs (deux), qui étaient des abstinents de l'alcool.

Que conclure de ces expériences d'ATWATER et BENEDICT?

Que l'alcool est un aliment? Parfaitement, à condition de bien laisser aux mots leur sens scientifique et précis.

L'alcool, contenu dans un litre de vin léger par jour, est un aliment, c'est-à-dire se brûle dans l'économie et dégage de la chaleur utile.

ou 750 grammes de lait ou 85 grammes d'alcool, soit un litre de vin marquant 8°5. Ces chiffres donneront une idée de l'isodynamie alimentaire de l'alcool. (Voir ROGER, l'alcool considéré comme aliment. *Presse médicale*, 4 mars 1903, page 205.)

Ceci est tellement vrai que les abstinents les plus convaincus fabriquent eux-mêmes à leurs muscles une certaine quantité d'alcool avec les aliments sucrés (1).

Voilà donc une conclusion vraie. Mais, ainsi formulée, cette conclusion n'est ni nouvelle ni révolutionnaire et elle n'apporte pas grande tranquillité de conscience à ceux que nous appelons les alcooliques.

D'abord *la formule n'est pas nouvelle.*

HÉDON a très justement rappelé que, depuis plus de quarante ans, les physiologistes rangent l'alcool parmi les substances alimentaires. Dans un livre classique avec lequel j'ai fait mes études, LONGET, s'appuyant sur les observations de LIEBIG, proclame que l'alcool occupe « un rang distingué » parmi les aliments et qu'il peut « compenser jusqu'à un certain point l'usage des matières amylacées et des matières grasses (2) ».

Donc, la valeur alimentaire de l'alcool était connue ; les expériences d'ATWATER et BENEDICT l'ont démontrée avec une plus grande rigueur scientifique (3) : voilà tout.

Mais alors ce titre sensationnel du mémoire de DUCLAUX n'est pas révolutionnaire ; il n'annonce pas à si bref délai le chambardement de toutes les sociétés antialcooliques, qui connaissaient ces faits lorsqu'elles

---

(1) Voir : DUCLAUX. deuxième article cité, page 427 du *Bulletin médical.*

(2) HÉDON, *loco cit.,* page 300. Voir aussi : GLEY ; C. R. du VIIe Congrès international antialcoolique, 1899, tome II, page 7. (Cit. TRIBOULET, l'alcool est-il un aliment? Réponse d'un médecin, *Gazette des hôpitaux,* 13 janvier 1903, page 42).

(3) Ils ont surtout démontré que la proportion d'alcool brûlé est plus grande qu'on ne l'avait dit auparavant : 98 à 99 pour cent *dans les conditions physiologiques* où ils se sont placés. Cette restriction est nécessaire. Car rien ne prouve que la proportion brûlée reste la même avec des doses plus élevées et toxiques.

se sont fondées et quand elles ont cru commencer une
œuvre bonne.

La nouveauté grave serait si les expériences américaines établissaient les deux points indiqués tout à
l'heure, si elles prouvaient avec la même rigueur, non
seulement que l'alcool est un aliment, mais aussi que
l'alcool a cessé d'être un poison.

Voilà où serait la découverte vraiment neuve, d'où
découlerait la condamnation des ligues antialcooliques.

Mais, sur ce point de la toxicité de l'alcool, les faits
observés par ATWATER et BENEDICT ne disent que ceci :
qu'à la dose quotidienne de moins d'un litre de vin léger,
l'alcool ne s'est pas montré toxique chez trois hommes bien
portants, faisant huit heures de bicyclette par jour.

Ce ne sont pas là les doses des alcooliques et par
suite cela ne prouve *absolument rien* sur la toxicité de
l'alcool à doses plus élevées ou sous des formes différentes ou associé à d'autres substances.

Dans ma Conférence sur l'alcoolisme insidieux et
inconscient (1), j'ai dit que, pour la plupart des hygiénistes, l'ouvrier, travaillant au grand air, peut, raisonnablement, sans abus et sans s'intoxiquer, absorber
par jour environ un litre de vin à neuf ou dix degrés (2).

Au même ouvrier, nous permettons, avec HÉDON et
Roos (3) et tous les physiologistes, nous permettons,
bien dilué et fractionné, un gramme ou mieux un centimètre cube d'alcool pur par kilogramme d'animal (4),

---

(1) Voir plus haut, page 203.
(2) Ou un peu plus de bière ou de cidre qui marquent seulement trois à sept degrés.
(3) HÉDON, conférence citée, page 335. Note.
(4) D'après JOFFROY, 1 000 centimètres cubes d'alcool tuent
128 kilogrammes 204 d'animal, c'est-à-dire que la dose mortelle
serait de 7 centimètres cubes 79 par kilogramme d'animal,

soit : pour un homme de 75 à 80 kilogrammes, un
litre de vin à 7,5 ou 8 degrés, ou trois quarts à
quatre cinquièmes de litre de vin à 10 degrés (1);
ceci étant, bien entendu, la quantité totale d'alcool
absorbée, sous une forme quelconque, en vingt-quatre
heures.

Les expérimentateurs n'en prenaient pas plus : ils
n'ont jamais dépassé 70 à 80 centimètres cubes par
jour, fortement dilués dans de l'eau et fractionnés en
plusieurs fois à chaque repas, soit un litre par jour de
vin marquant sept à huit degrés, pris « suivant les
règles de l'hygiène (2) ».

Donc, sur ce point encore, il n'y a, dans les faits
exposés par DUCLAUX, rien de nouveau, rien de con-
testé, rien qu'on ne sût avant d'entreprendre les campagnes antialcooliques.

Pourquoi donc tout le tapage fait par les bars et les
débits après la publication de l'article de DUCLAUX?
Pourquoi avons-nous vu se déchaîner cette « tempête dans un verre de vin (3)? »

La faute de ce tapage fâcheux incombe certainement
surtout à ceux qui avaient intérêt ou plaisir à réhabi-
liter l'alcool, soit pour faire marcher leur commerce,
soit pour endormir leurs remords et tranquilliser leur
conscience.

Mais il faut bien le dire, une partie de la responsabilité remonte à DUCLAUX lui-même qui, dans cet article,
retentissant « comme un coup de gong » (suivant l'ex-

---

(1) C'est la dose indiquée aussi par JOFFROY. *Revue encyclopé-
dique*, 3 novembre 1900.
(2) HÉDON, conférence citée, page 334.
(3) DUCLAUX, deuxième article cité. page 423 du *Bulletin médical*.

pression d'HÉDON) (1), a parfois oublié les rigoureuses
méthodes scientifiques de toute sa vie et a lancé,
comme choses démontrées, quelques aphorismes ris-
qués qui ne découlaient nullement des expériences
américaines : aphorismes dont l'influence sur le grand
public a été d'autant plus rapidement pernicieuse que
les expériences sur lesquelles on les appuyait étaient
plus rigoureuses et que l'homme qui les émettait est, à
bon droit, connu de tous comme un expérimentateur
et un observateur de premier ordre, possédant incon-
testablement l'esprit scientifique.

Ainsi, dès les premières lignes de son travail, il pose
la question en termes inexacts qui dénatureront la
portée de la réponse : « l'alcool est-il un aliment, dit-
il... et faut-il alors le traiter en ami, ou bien est-il un
ennemi... que nous devons craindre et repousser? »

Voilà qui ferait croire que la question se réduit à
un *dilemme : l'alcool est-il un aliment ou un poison?* dilemme (2) qui fait prévoir la suite du raisonnement :
nous allons prouver que l'alcool est un aliment; donc,
il n'est pas un poison et il faut lui faire des excuses.

Et en effet, un peu plus loin, DUCLAUX, appliquant cette
même idée, affirme que le Mémoire d'ATWATER et BÉNÉ-
DICT « permet de dire aujourd'hui que non seulement
l'alcool n'est pas un poison », mais qu'il est un aliment...

Vous retrouvez toujours cette fausse opposition
entre ces deux qualités : alimentaire et toxique. Ou
l'alcool est un aliment ou il est un poison. S'il est un
aliment, il n'est pas un poison. Nous démontrerons
qu'il est un aliment. Donc, il n'est pas un poison.

---

(1) DUCLAUX a dit à *la Revue* que son article avait produit
l'effet d'un coup de pied dans une fourmilière.
(2) C'est aussi dans les termes de ce dilemme que *la Revue*
pose la question en tête de l'enquête que nous avons citée.

Vous voyez tout de suite le vice de ce syllogisme triomphant.

En réalité, au contraire, une même substance peut être un aliment et un poison : je vous l'ai démontré; il ne suffit pas que des expériences prouvent la valeur alimentaire de l'alcool pour en induire que l'alcool n'est pas un poison.

Donc, DUCLAUX a eu tort de poser ce dilemme en tête de son article et il n'a pas raisonné avec sa rigueur scientifique habituelle quand il a écrit que les expériences américaines prouvent que l'alcool n'est pas un poison.

Dites que, d'après les expériences américaines, on peut boire sans danger, quand on travaille et qu'on se porte bien, un litre de vin léger par jour. Mais ne dites pas, d'après les mêmes expériences, que l'alcool n'est pas un poison : ceci est inexact et c'est ceci qui a fait la joie des marchands et des buveurs d'alcool.

Vraiment, les expériences des physiologistes américains sur l'*alcool aliment* ne prouvent pas plus contre l'existence de l'*alcool poison* que les observations des médecins sur l'*alcool médicament*.

C'est encore là une querelle qu'on nous cherche volontiers : on se plaît à trouver là une de ces contradictions dont, paraît-il, nous sommes coutumiers en médecine et que, je ne sais trop pourquoi, le public est toujours heureux de souligner.

Comment croire ces morticoles? Ils font des conférences contre l'alcool et ils en ordonnent à leurs malades. Voilà bien HIPPOCRATE oui et GALIEN non en une seule et même personne, et les médecins de MOLIÈRE et la série des plaisanteries ordinaires à l'usage des clients... tant qu'ils se portent bien.

Dans la dernière assemblée générale de la Société de préservation contre la tuberculose (1), le chirurgien sénateur PEYROT a été accusé — à tort d'ailleurs (2) — d'avoir cité l'usage modéré de l'alcool comme moyen de lutter contre la tuberculose. Et toute la presse de s'esclaffer sur cet alcool bon enfant qui, après avoir fait « le lit de la tuberculose », s'offre pour la guérir, comme le sabre de M. Prudhomme qui ne sortait de son fourreau que pour défendre les institutions ou les combattre.

De même, le professeur GIDE (3) trouve que l'Assistance publique de Paris aurait pu laisser signer par d'autres cette déclaration que « l'alcool est nuisible à tout le monde », puisque cette « vénérable personne » est en train de s'intoxiquer fortement par l'alcool, la consommation de ce poison augmentant chaque année dans ses hôpitaux dans des proportions inquiétantes pour le budget (4).

Est-il besoin de faire remarquer que dans cette affiche incriminée (et que vous avez dans les mains)

(1) Voir *Progrès médical*, 21 mars 1903, page 213.
(2) Voir *Bulletin officiel de l'Union des syndicats médicaux de France*, 5 avril 1903, page 117.
(3) CHARLES GIDE, l'Alcool, M. Duclaux et l'Assistance publique. *L'Émancipation*, 15 février 1903, page 20.
(4) Un syndicat de marchands de spiritueux ayant fait placarder, en réponse à l'affiche de l'Assistance publique, une nouvelle affiche invoquant MM. DUCLAUX et BOIX et accusant les hôpitaux d'être des consommateurs d'alcool de premier ordre, l'administration de l'Assistance publique a communiqué aux journaux la note suivante : « le vin, dont les qualités d'achat varient peu, est donné à notre personnel à raison de 65 centilitres en moyenne par jour et de 35 centilitres aux vieillards valides hospitalisés. On voit que, loin d'abuser, nous usons très modérément... En 1902, pour 29 000 personnes hospitalisées, chaque jour, la consommation a été de 23 litres de rhum et de 45 000 litres d'alcool, chiffres bien inférieurs à ceux cités par l'affiche des commerçants en liqueurs, et il convient de mettre en regard les 5 200 000 litres de lait consommés par nos malades. »

l'alcool est déclaré nuisible à tout le monde, au même titre que l'opium ou l'arsenic?

On peut bien dire que tous ces produits sont des poisons, nuisibles à tout le monde, que tout le monde aurait tort de fumer l'opium ou de se faire des piqûres de morphine.

Mais cela ne veut pas dire que l'arsenic et l'opium ne sont pas des médicaments, très utilement employés tous les jours pour le plus grand bien des malades.

Tous les médicaments sont des poisons (1). Il est bon que le médecin les prescrive et il est bon qu'on interdise leur distribution libre au public et qu'on affiche leur nocivité et leur toxicité, pour tous ceux à qui les médecins ne les prescrivent pas.

Les *Archives de thérapeutique* ont récemment ouvert (2) une sorte de referendum parmi les médecins sur cette question : *l'alcool est-il un bon médicament?* et nous avons été, à peu près tous, unanimes à déclarer que : *oui, c'est un bon médicament,* à condition, bien entendu, que comme pour tout médicament, les indications et la dose soient toujours précisées par un médecin dans chaque cas particulier.

Dans certains collapsus, dans les pneumonies adynamiques, dans certaines bronchopneumonies des enfants, dans la fièvre algide..., l'alcool fait souvent merveille et, à Montpellier en particulier, on ne peut pas ignorer combien le professeur FUSTER s'est montré un utile précurseur en traitant ses tuberculeux par l'alcool et la viande crue.

---

(1) « Tout médicament est poison et tout poison médicament », disait EMILE BOIX dans sa thèse en 1894 (page 9). Voir aussi : EMILE BOIX, Etudes sur l'alcoolisme. *Archives générales de Médecine,* 6 janvier 1903, page 50 et le référendum ouvert par cet auteur dans le même journal (même numéro et suivants.

(2) *Arhives de thérapeutique,* mars 1903.

Un éminent thérapeute allemand, BINZ, s'écriait récemment (1) : « ma conviction est que l'antipathie actuelle de maint médecin pour l'utilisation thérapeutique de vins généreux ou de leurs produits de distillation a coûté la vie à plus d'un malade qui, menacés par le collapsus, ou se trouvant en état d'inanition, eussent été sauvés par un emploi judicieux de l'alcool. »

Donc, voilà qui est entendu : *l'alcool est un aliment* et *l'alcool est un médicament.*

Mais cela n'empêche pas que l'alcool puisse être aussi un poison; et, dans les expériences d'ATWATER et BENEDICT, il n'y a rien qui infirme, à un degré quelconque, les anciens travaux expérimentaux et cliniques qui établissaient nettement la toxicité et les dangers de l'alcool pour l'organisme.

Les anciennes preuves des dangers qui vous ont été présentées, à diverses reprises, dans une série de Conférences (2) restent vraies (3).

(1) BINZ de Bonn, De l'alcool comme médicament d'après les recherches des dix dernières années. Rapport présenté à la *Hufeland'sche Gesellschaft* le 16 octobre 1902, avec l'analyse de plusieurs travaux importants sur l'alcool aliment et l'alcool médicament. Traduction française de RENÉ CORNELIUS. *Archives générales de Médecine*, 24 mars 1903, page 733. Il est intéressant de rapprocher de ce rapport l'article de MARCEL LABBÉ, l'Alcool et la résistance de l'organisme aux maladies (*Presse médicale*, 16 août 1902, page 786), qui contient aussi l'analyse d'une série de travaux intéressants. Voir également : ALFRED MARTINET, l'Alcool en thérapeutique. *Presse médicale*, 19 février 1903, page 145. Comme argument des antialcooliques outranciers, il cite cette jolie phrase de BUNGE : « croit-on vraiment que l'homme civilisé et le champignon de la levure soient liés par les liens de la symbiose pour que l'un se nourrisse des excréments de l'autre ? »

(2) ROOS HÉDON, MAIRET, QUESNEL, BENNER, Cinq conférences sur l'alcoolisme à la *Société antialcoolique de l'Hérault*, avec une introduction de LEENHARDT-POMIER, président de la Société, 1902.

(3) **Voir** tout le chapitre III, page 42, du livre déjà cité de ROMME.

Rien d'ailleurs ne serait plus décourageant que la contradiction, si elle existait, entre d'anciennes et de nouvelles expériences. Cela prouverait que la science se refait constamment et se détruit elle-même.

Heureusement, il n'en est rien. La science se complète et se perfectionne, sans être obligée de faire aux nouveaux une place conquise par la réfutation et la suppression des faits anciens.

Il ne faut pas dire, avec l'auteur du *Conflit*, qu'en science le passé n'est qu'un « bourbier dans lequel la tradition nous enfouit et nous étouffe »; il ne faut pas croire que « la science ne marche qu'en détruisant sans pitié »; il ne faut pas s'écrier avec Ibsen : « la vérité d'aujourd'hui, n'est-ce pas l'erreur de demain (1)? »

Non. Quand, en science, vous trouverez une contradiction entre des expériences, également honnêtes et sérieuses, cherchez la cause de la contradiction et vous verrez qu'il n'y a d'opposition qu'entre les *conclusions*, souvent trop vite généralisées, mais qu'il n'y en a pas entre les *faits* (2) eux-mêmes, qui se complètent au contraire et conduisent à une conclusion commune plus élevée.

Quand on a vu apparaître les expériences très rigoureuses et très scientifiques d'Atwater et Benedict sur l'alcool aliment, on a été immédiatement frappé de la contradiction qui éclatait entre les conclusions américaines et les conclusions que d'autres physio-

(1) Félix le Dantec, Immatériel et inconnaissable. *Revue blanche*, 1er mars 1902, et *Les limites du connaissable. La vie et les phénomènes naturels*. Bibliothèque de philosophie contemporaine, in-8°, 1903, page 122.

« (2) Il n'y a pour l'homme de vérités possibles, c'est-à-dire sur lesquelles il puisse solidement compter, que les faits qu'il peut trouver, et non les conséquences qu'il en tire. » (Lamarck. Cit. Félix le Dantec, livre cité, page 11.)

logistes avaient tirées d'expériences plus anciennes,
mais tout aussi scientifiques, sur l'alcool poison. Et,
non sans quelque joie, on a cru constater une fois de
plus que la science nouvelle ne conquiert rien, qu'elle
remplace simplement la science passée (dont elle proclame ainsi la banqueroute), que la science en général
tourne, comme l'ours ou l'écureuil dans leur cage, sans
faire un pas en avant, qu'elle progresse à la façon
des expérimentateurs américains sur leur motocycle,
s'éreintant à faire des kilomètres sans bouger de place...

Eh bien! non. Il n'en est rien.

Certes, la contradiction est formelle entre les conclusions successives des divers physiologistes; mais il n'y
a aucune contradiction entre les faits qu'ils ont observés : il suffit de savoir dégager la conclusion commune.

Ainsi, dans une expérience souvent citée (1) et pas
ancienne, CHAUVEAU (2) est arrivé à cette conclusion
précisément inverse de celle d'ATWATER et BENEDICT :
que l'alcool ne peut pas remplacer le sucre dans l'alimentation d'un animal qui travaille.

L'expérience est très semblable à celle des Américains, sauf qu'elle est faite avec un chien.

Ce chien était habitué à tourner une roue et faisait
ainsi des kilomètres (sur place) comme les anciens
chiens tournebroches. — On le nourrissait avec de la
viande et du sucre : il marcha pendant cinquante-
quatre jours, à une vitesse moyenne de vingt-quatre
kilomètres par jour et il engraissa d'un kilogramme.
Dans une seconde série, on remplace une certaine
quantité de sucre par une quantité isodyname d'al-

(1) HÉDON, conférence citée, page 333.
(2) CHAUVEAU, *Académie des sciences*, 21 janvier 1901.

cool : il ne marche plus qu'avec mollesse, il ne peut
aller que vingt-sept jours (au lieu de cinquante-quatre)
avec une moyenne de dix-huit kilomètres et demi seulement par jour (au lieu de vingt-quatre) et il maigrit
plutôt qu'il ne gagne.

La conclusion semble rigoureuse : l'alcool ne peut
pas remplacer le sucre dans l'alimentation. Conclusion
inverse de celle à laquelle ATWATER et BENEDICT viennent
d'arriver, à la suite d'expériences analogues et aussi
rigoureuses.

Comment expliquer cela?

C'est très simple. Comme l'a très bien fait remarquer
HÉDON, c'est uniquement une question de dose d'alcool
employée.

A ce chien qui pesait vingt kilogrammes, CHAUVEAU
donnait quarante huit grammes d'alcool (à la place de
la quantité correspondante de sucre), c'est-à-dire qu'il
lui donnait une dose plus de deux fois plus forte que
celle des Américains.

Nous avons vu que les Américains donnaient à leurs
sujets une dose journalière tout au plus égale à la
dose physiologique, c'est-à-dire environ un gramme
d'alcool par kilogramme d'animal. Cela aurait fait
vingt grammes d'alcool pour le chien et CHAUVEAU lui
en donnait quarante-huit.

La toxicité de l'alcool, insignifiante et négligeable à
la dose de vingt grammes, apparaissait funeste et dépas-
sait la valeur alimentaire à quarante-huit grammes.

De plus, CHAUVEAU donnait tout cet alcool en une
fois, tandis que les Américains l'échelonnaient dans
toute une journée.

En somme, ATWATER et BENEDICT prouvent qu'un
ouvrier peut mettre impunément *un litre* de vin léger
dans le menu entier de son alimentation journalière.

CHAUVEAU prouve que ce même ouvrier ne peut pas impunément boire tous les jours et d'*un trait deux litres et demi* de ce même vin !

Il n'y a plus rien de contradictoire entre ces deux séries d'expériences.

Les *conclusions* étaient contradictoires parce qu'elles étaient trop vite généralisées. Les *faits*, loin de se contredire, se complètent au contraire très heureusement.

GREHANT (1) poursuit depuis longtemps d'intéressantes expériences sur la quantité d'alcool qui passe dans le sang, quand il a été ingéré par l'estomac. C'est cet alcool qui va porter son action toxique sur les divers organes.

Il injecte à un chien cinq grammes d'alcool par kilogramme d'animal : l'animal reste ivre pendant plus de cinq heures et pendant tout ce temps on trouve dans son sang de quatre à six décigrammes d'alcool, pour cent centimètres cubes de sang.

Il diminue alors les doses d'alcool injectées et détermine la quantité d'alcool qu'on peut trouver dans le sang sans qu'il se développe d'effet toxique. Il trouve que cette dose tolérée est d'un milligramme environ d'alcool pour cent centimètres cubes de sang.

Or, savez-vous combien d'alcool il faut faire prendre à un chien pour qu'il n'ait qu'un milligramme dans son sang : un centimètre cube par kilogramme d'animal, c'est-à-dire notre dose physiologique.

GREHANT réalise ainsi à volonté l'expérience de CHAUVEAU et l'expérience d'ATWATER et BENEDICT; suivant qu'il donne à ses chiens un gramme d'alcool par kilo-

(1) GREHANT, les dangers de l'alcoolisme. Conférence faite au muséum d'histoire naturelle le 1er mars 1903. *Revue scientifique* 28 mars 1903, page 385.

gramme d'animal ou plus, il trouve dans le sang un milligramme d'alcool ou plus (pour cent centimètres cubes), c'est-à-dire une dose inoffensive ou une dose toxique.

Donc, les expériences des divers physiologistes, loin de se contredire mutuellement, conduisent à cette conclusion commune (1) que *l'alcool est à la fois un aliment et un poison* et que, si on veut obtenir l'effet alimentaire et éviter l'effet toxique, il ne faut pas dépasser la dose journalière d'un centimètre cube d'alcool, par kilogramme d'animal, en l'administrant dilué et par prises successives.

La *Clinique* est aussi nette dans ses conclusions que la physiologie : elle considère l'alcool comme un poison dangereux et elle montre ses effets désastreux sur tous les tissus de l'organisme, sur les grands appareils, sur la nutrition dans son ensemble, sur le système nerveux, sur l'hérédité et sur la race (2).

Rien dans les expériences d'ATWATER et BENEDICT ne touche à l'énorme accumulation de faits réunis par les médecins.

Ne voulant étudier que la valeur alimentaire de l'alcool, les expérimentateurs américains ont volontairement réalisé les conditions nécessaires pour réduire

---

(1) Voir PAUL GALLOIS, La question de l'alcool aliment. *Bulletin médical*, 28 mars 1903, page 293.

(2) Tous les avis recueillis dans l'enquête de *la Revue* sont identiques sur ce point. L'alcool reste « un élément de décadence physique et de ruine morale pour la plupart des nations européennes » (BERTHELOT) ; il y a quatorze alcooliques sur vingt-quatre tuberculeux dans une salle d'hôpital (FAISANS) ; l'alcool pousse dans les asiles de la Seine presque la moitié des pensionnaires (MAGNAN); le crime est tributaire de l'alcool soixante-dix fois sur cent (GARNIER); sur cent enfants idiots ou arriérés, quarante et un ont des parents alcooliques (BOURNEVILLE).

au minimum l'effet toxique, donnant une *dose* minime
d'alcool, donnant cet alcool *très dilué*, l'*échelonnant* en
plusieurs prises dans la journée, ne le donnant pas
à jeun, ne l'*associant* à aucune essence et enfin ne le
donnant pas *pendant longtemps* (puisque chaque expérience ne dure que trois ou quatre jours).

De sorte que ces expériences n'infirment en rien les
propositions suivantes qui résument l'opinion unanime
des médecins : il ne faut donner un sens universel et
absolu à aucune des trois formules « l'alcool est un
aliment », « l'alcool est un médicament », « l'alcool est
un poison ». Aucune de ces qualifications, il ne la
mérite constamment, partout et toujours. *L'alcool n'est
pas plus un poison* DANS TOUS LES CAS *qu'il n'est un aliment
ou un médicament* DANS TOUS LES CAS.

La valeur toxique de l'alcool varie suivant beaucoup
de circonstances et l'œuvre du médecin consiste précisément à analyser ces conditions de toxicité plus ou
moins grande de l'alcool et à les signaler au public
afin qu'il les évite et les fasse éviter.

Je vais passer rapidement en revue les principales
de ces conditions qui font varier la toxicité de l'alcool
bu et vous verrez que les expériences d'ATWATER et
BENEDICT ne modifient, pour aucune, les conclusions
antérieures de la Clinique.

1. Le premier élément qui influe sur la toxicité de
l'alcool est la *dose* à laquelle on le prend.

Quelque bien portant que l'on soit, quelque supérieure que soit la qualité de l'alcool employé, quelque
diluée et naturelle que soit la forme de l'alcool consommé, il y a toujours une dose qu'on ne peut pas
dépasser sans danger.

Je pense que vous ne m'en voudrez pas de dire que ceci est vrai, même du vin. Même le vin, franc et naturel, peut faire mal et fera mal si on en use d'une manière exagérée et immodérée.

Vous vous rappelez ce bon type de Malavoine (1) qui, dans la *Source fatale*, invite tous ceux qu'il rencontre « à prendre quelque chose ». Il ne boit que du vin et s'écrie : « moi, j'ai toujours prétendu que le vin ne faisait pas de mal, et j'en suis un exemple. Depuis trente ans que j'avale trois ou quatre litres par jour, je n'ai jamais eu une minute de maladie. Le vin, ça soutient, ça donne du ton. Tandis que l'alcool! Ah! ne me parlez pas de l'alcool! »

Ce Malavoine est un ivrogne et s'alcoolise atrocement.

Pour les diverses formes d'alcool bu, et toutes choses égales d'ailleurs, il y a, pour l'homme travaillant, une dose (2) que l'on modifiera naturellement très souvent suivant la nature et les réactions de chacun.

Sur ce premier point de la *dose physiologique*, *non toxique*, les expériences d'ATWATER et BENEDICT ne contredisent en rien la Clinique traditionnelle et ses anciennes conclusions, puisque les expérimentateurs américains consommaient précisément cette dose que nous permettons.

2. En second lieu, le *degré de dilution* de l'alcool influe puissamment sur sa toxicité.

Les soixante-dix à quatre-vingts grammes d'alcool

_____

(1) ANDRÉ COUVREUR, *Source fatale*.

(2) Je ne suis pas de l'avis de H. LABBÉ quand il dit (l'Alcool, agent d'alimentation, agent d'intoxication. L'alcool et les liqueurs, *Presse médicale*, 21 mars 1903, page 249) : « on ne peut prétendre à introduire l'alcool dans l'organisme sous une dose physiologique : cette dose, comme toute ration alimentaire, est essentiellement contingente et astreinte à un coefficient personnel et impossible à évaluer dans la pratique. »

que nous permettons tous les jours à l'ouvrier qui travaille ne pourraient pas être bus *pur* et feraient beaucoup plus de mal, étendus de leur quart d'eau qu'étendus de dix fois leur volume d'eau.

Ce qui fait que, toutes choses égales d'ailleurs, à égale quantité d'alcool, le vin pur est plus dangereux que le vin étendu d'eau ; le vin léger est moins dangereux que le vin très alcoolisé ; le vin en général est moins toxique que les liqueurs.

Je n'admets donc pas l'opinion de H. Labbé quand il dit (1) : « il y a là une équivoque détestable qui ne doit pas subsister. L'alcool est aussi toxique, aussi désorganisant, sous la forme dite de vin qu'il l'est sous la forme même d'alcool plus ou moins coupé. Toutes choses supposées égales d'ailleurs, il n'y a plus là qu'une question de doses... »

Non. Je ne le crois pas. Certainement la dose fait beaucoup ; cela va de soi. Mais, pour la même dose, le degré de concentration ou de dilution fait également beaucoup.

Je ne permets un litre de vin à sept ou huit degrés par jour que si on l'étend d'eau et je ne permettrais pas de le remplacer par sept ou huit petits verres d'eau-de-vie pure, qui font cependant à peu près la même quantité d'alcool.

3. Du degré de dilution se rapproche le *mode d'absorption :* en une fois ou en plusieurs.

Le chien de Chauveau était ivre parce qu'il avalait tout son alcool de la journée en une fois ; les sujets américains n'éprouvaient rien parce qu'ils échelonnaient leur alcool dilué dans toute la journée.

(1) H. Labbé, *loco cit.*, page 249.

Vous savez les effroyables catastrophes que déterminent ces paris insensés, à la suite desquels deux malheureux avalent, coup sur coup, un nombre de verres, qui, échelonnés en vingt-quatre heures, pourraient les rendre malades, mais ne les tueraient pas.

Donc, comme les sujets d'ATWATER et BENEDICT, échelonnez le plus possible l'alcool que vous vous permettez dans une journée.

4. Une condition qu'on a signalée avec raison comme ayant fortement accru l'innocuité de l'alcool dans les expériences américaines, c'est que chacune de ces expériences n'a jamais duré que trois ou quatre jours (1), c'est-à-dire qu'aucune de ces expériences ne vise l'*habitude* de l'alcool. Or, l'habitude est une condition grave d'augmentation de la toxicité de ce produit.

Une quantité d'alcool légèrement exagérée, dépassant un peu la dose physiologique permise, ne fera pas grand mal si on ne la prend qu'un jour. Quelques extras, en carnaval, ne sont pas un crime, même contre l'hygiène ; mais à condition que Carême viendra ensuite, c'est-à-dire qu'on ne prendra pas l'habitude de cette intempérance.

Je ne vous demande pas de vous enrôler dans cette ligue que, dit-on, auraient fondée les Anglais « pour la suppression des tournées ». Un Français n'aimerait guère accepter des politesses sans les rendre. Mais le mieux est de ne pas prendre l'habitude du cabaret, du café ou du cercle (salon de consommation) : ce sont des lieux où il est difficile d'aller régulièrement sans accep-

(1) « ... Et moi, je signale aux médecins que les expériences en question ont duré, chacune, de *trois* à *quatre* jours, chiffre insignifiant, bien **insuffisant**... » TRIBOULET, *loco cit.*, page 43.

ter et offrir des « tournées », sans prendre l'habitude de l'alcool et sans devenir inconsciemment un alcoolique.

Rappelez-vous cet autre héros d'ANDRÉ COUVREUR qui « faisait précéder chacun de ses repas d'un apéritif : un bitter le matin, une absinthe le soir ; il sablait largement sa bouteille de vin en mangeant ; et le café était accompagné d'un ou exceptionnellement de deux verres d'eau-de-vie. Jamais on ne l'avait vu gris et, si quelqu'un lui avait dit qu'il était buveur, il aurait protesté avec énergie ».

Voilà un excès qui, à l'état de *noce* isolée, n'est pas bien terrible, mais qui conduit rapidement à l'alcoolisme grave s'il est devenu habitude.

Voilà la tentation qui nous menace tous, mes frères, bien plus que la *soulographie* grossière et maladive du héros de GEORGES OHNET (1). Ce n'est pas tant l'*Assommoir* qui nous guette que les terrasses de la place de la Comédie.

C'est ce qu'exprime très bien le premier alinéa de l'affiche que je vous ai fait distribuer : « l'alcoolisme est l'empoisonnement chronique qui résulte de l'usage *habituel* de l'alcool, alors même que celui-ci ne produirait pas l'ivresse. »

5. Il va sans dire que la dose journalière d'alcool, permise à un ouvrier travaillant, ne s'applique qu'à l'ouvrier bien portant et variera, dans de fortes proportions, suivant la santé antérieure et le tempérament du buveur.

Les arthritiques supportent mal l'alcool et sont intoxiqués par une dose que supporteraient très bien d'autres sujets.

(1) GEORGES OHNET, *Marchand de poison*.

Le genre de vie du buveur a encore beaucoup d'importance : un sédentaire enfermé supportera moins bien la même dose d'alcool qu'un ouvrier travaillant activement en plein air.

Il faut même tenir compte des maladies ambiantes qui peuvent menacer le sujet, soit sous forme d'épidémie régnante, soit à cause de la profession du buveur.

Sur cette condition de la toxicité de l'alcool, fixée par la Clinique, comme sur les autres, les expériences américaines n'ont apporté aucun élément nouveau ou contradictoire.

« Qui dira ce qui se serait produit si les sujets observés (par ATWATER et BENEDICT) avaient pu être expérimentalement infectés avec des microbes pathogènes, avant et après le régime alcoolique (1)? »

D'où cette proposition émise par HÉRICOURT (2) dans une récente enquête : « l'alcool, même à la dose que quelques-uns veulent qualifier d'hygiénique, peut parfaitement être cause de mort... en diminuant la résistance de l'organisme aux maladies infectieuses. »

6. Sans éprouver, non plus, de démenti des nouvelles expériences, la Clinique de tous les temps a encore affirmé que tous les poisons, l'alcool en particulier, ont une action bien plus pernicieuse quand ils sont présentés à un estomac vide : *l'heure de l'absorption n'est pas indifférente pour une dose donnée d'alcool.*

D'où la condamnation absolue, prononcée bien souvent, des apéritifs alcooliques.

C'est ce que vient encore de proclamer l'Académie

(1) J. H., la Question de l'alcool. *Revue scientifique*, 7 février 1903, page 161.
(2) HÉRICOURT, enquête citée de *la Revue*, page 337. Voir aussi : Verdict des savants sur l'alcool. Affiche du 23 mars 1903, *Chronique médicale*, 1ᵉʳ avril 1903, p. 227.

de médecine dans sa délibération du 10 mars 1903,
prise après l'article de Duclaux et que je vous ai fait
distribuer :

« L'Académie signale, en particulier, le danger des
apéritifs, c'est-à-dire des boissons à essence et à alcool
prises *à jeun*. Le fait que ces boissons sont prises
avant les repas rend leur absorption plus rapide et
leur toxicité plus active. »

7. Enfin les expérimentateurs américains n'ont consommé que de l'alcool étendu d'eau sans addition
d'aucune essence ni d'aucune substance extraite.

L'innocuité constatée par Atwater et Benedict n'infirme donc en rien les conclusions de la Clinique sur
ce dernier élément, si considérable, de toxicité et de
danger : *le mélange à l'alcool-boisson d'essences diverses
et de substances extraites.*

Il vient d'y avoir tout récemment à l'Académie de
médecine (1) une discussion extrêmement instructive
sur cette question. Et quand je dis « discussion »,
j'emploie un mot éminemment impropre. Car tous les
orateurs ont condamné les essences.

Le très important Rapport du regretté Laborde n'a
été réellement combattu que par le contre-rapport du
Syndicat central des négociants en liqueurs et spiritueux de France et des colonies (2).

A la tribune de l'Académie, on a simplement disputé
sur le nombre des essences les plus perverses et sur
la peine à leur infliger, la proscription ou la surtaxe;
et, en définitive, l'Académie a voté les conclusions

(1) *Académie de médecine.* Rapport de Laborde, 27 janvier
1903. Discussion en février. Vote des conclusions le 10 mars
1903.
(2) Voir *Gazette médicale de Paris*, 7 mars 1903, page 85, et
Contet, *Gazette des hôpitaux*, 10 février 1903, page 161.

que je vous ai fait distribuer et dont la première résume bien la question : « l'Académie déclare que toutes les essences naturelles ou artificielles sans exception, ainsi que les substances extraites, incorporées à l'alcool ou au vin, constituent des boissons dangereuses ou nuisibles (1). »

Je m'arrête. La démonstration me paraît complète.

Les expériences américaines, résumées par DUCLAUX, ont été très bien conduites; on peut les accepter comme scientifiquement démonstratives et pas n'est besoin que les Sociétés antialcooliques demandent à DUCLAUX ou à d'autres de les soumettre à un contrôle et à une contre-enquête expérimentale (2).

Nous acceptons leurs conclusions. J'admets qu'elles établissent que l'alcool est un aliment (3). Mais elles ne prouvent en rien que l'alcool n'est pas un poison et elles laissent, sur ce point, persister, intactes et concluantes, toutes les expériences antérieures des physiologistes et toutes les observations anciennes des cliniciens (4) sur la toxicité de l'alcool et sur les diverses conditions qui accroissent cette toxicité.

Donc, rien dans ces expériences n'est de nature à décourager les ligues antialcooliques; au contraire.

Non seulement il ne faut pas considérer l'œuvre des antialcooliques comme devenue mauvaise. Mais il faut

(1) Depuis vingt-cinq ans, la consommation des boissons à essence a passé de 10 755 à 27 123 hectolitres par an. (LANCE-REAUX. *Académie de médecine* février 1903.)

(2) Comme le demande le *Bulletin médical*, 17 janvier 1903, page 45.

(3) Je ne dis même pas que c'est un « faux aliment » (docteur PIERRE. Conférence citée).

(4) Il y a 66 pour cent d'alcooliques dans les malades qui consultent à la Salpêtrière (RAYMOND) et 50 pour cent dans les entrants à Sainte-Anne (MAGNAN). *Académie de médecine*, février 1903.

voir dans ces expériences même un encouragement à cette grande lutte antialcoolique qui garde une si haute portée patriotique et sociale.

Car ces expériences précisent le terrain sur lequel doivent se placer et se maintenir les Sociétés antialcooliques et sur lequel notre Société de l'Hérault s'est toujours maintenue; ce qui lui a valu même des horions et des brocards.

La Société antialcoolique de l'Hérault a toujours distingué les antialcooliques et les abstinents : elle a prêché l'antialcoolisme, jamais l'abstinence.

Et elle a si bien et si nettement posé cette distinction (bien avant les expériences d'ATWATER et BENEDICT) que les fanatiques de l'antialcoolisme intransigeant le lui ont amèrement reproché.

Les discussions actuelles donnent à cette querelle (1) une saveur toute spéciale.

Le docteur LEGRAIN a traité nos antialcooliques de l'Hérault de « maladroits amis »; il s'est écrié, indigné, en parlant d'eux : « ils sont légion ceux qui, croyant servir une cause, la servent tout de travers et la compromettent ». Il les a traités « d'ennemis au cœur de la place », « d'arrivistes qui changent de thèse comme de cravate », « qui ne sont ni carpe ni lapin », qui ne sont que « des hybrides, des malformés, des incomplets sur qui personne ne pourra jamais compter », « des faiblards sans conviction », etc., etc.

Vous qui connaissez personnellement tous nos excellents collègues de la Société antialcoolique de l'Hé-

_____

(1) Voir : docteur LEGRAIN, Maladroits amis, *Le Relèvement social,* 1er juillet 1902; lettre du professeur PLANCHON, *ibidem,* 15 juillet 1902; docteur LEGRAIN, A propos des amis maladroits, *ibidem,* 1er août 1902.

rault, vous souriez de cette accumulation bizarre
d'épithètes sonores. Et c'est nous qui sommes les mé-
ridionaux et les provinciaux, tandis que le grain, non
à l'eau-de-vie, fondait sur nous du Nord et de Paris!

Pourquoi cette grande colère?

Uniquement parce que nos antialcooliques de l'Hérault avaient voulu défendre et appliquer cette thèse,
dont les expériences d'ATWATER et BENEDICT démontrent
encore mieux l'exactitude : que si l'alcool est un
poison, il est aussi un aliment; qu'il y a des boissons
hygiéniques qui peuvent contenir de l'alcool; qu'au
lieu de crier contre toutes les formes d'alcool, il vaut
mieux préciser les formes et les doses sous lesquelles
l'alcool est un poison très dangereux; que c'est là le
seul moyen de faire une lutte antialcoolique vraiment
scientifique et pratique.

Le docteur LEGRAIN ne pouvait pas accepter cela,
pas plus qu'il n'a accepté la lumineuse réponse du
professeur PLANCHON, lui qui a fait mettre en grosses
lettres dans son service de Ville-Évrard des inscrip-
tions (1) comme celle-ci : « le vin ne soutient pas, ne
nourrit pas, ne réchauffe pas ».

Voilà une formule bien difficile à soutenir après les
expériences d'ATWATER et BENEDICT; et ne vous semble-
t-il pas que les « maladroits amis » se déplacent,
comme les rieurs, et que c'est plutôt dans la Seine
que dans l'Hérault qu'il faut chercher « ceux qui,
croyant servir une cause, la servent tout de travers et
la compromettent! »

Le docteur LEGRAIN a dit plus récemment que DU-
CLAUX trouvera la juste punition de son article « dans

---

(1) Enquête citée de la *Revue*, page 403.

17

cette haute manifestation de la finance alcoolique et dans les malédictions dont une myriade de victimes vont l'abreuver d'ici peu! »

Je crois injuste de dire que l'article de Duclaux n'a suscité que l'approbation des mastroquets et le procès des liquoristes contre le Préfet de police. Il a fait naître aussi des travaux, des Mémoires, sur lesquels je me suis appuyé dans cette Conférence ; et il a amené l'antialcoolisme à préciser son terrain, qui devient ainsi plus solide, étant garanti des exagérations compromettantes et antiscientifiques.

Il a conduit beaucoup de savants à indiquer leur manière de voir et il nous a permis d'entendre les affirmations suivantes de Roux et de Landouzy.

Le sous-directeur de l'Institut Pasteur dit : « il faut continuer la lutte contre l'alcoolisme... Quant à l'usage du vin, l'expérience séculaire portant sur des peuples entiers montre qu'il n'a pas d'inconvénients si l'on en boit modérément (1). »

Et le professeur de Clinique médicale de l'Université de Paris : « les antialcooliques restent maîtres du terrain sur lequel ils entendent se placer... A mon sens, le vin *naturel* pris sagement, avec les variantes que comportent les âges, les constitutions, les tempéraments, le genre de vie, les professions, etc., le vin *naturel,* pris comme boisson de table à dose alimentaire (2), ne saurait mériter ni les suspicions, ni les accusations que maints antialcooliques intransigeants devraient réserver exclusivement à l'usage de certaines eaux-de-vie, de certains rhums, de certains apéritifs

(1) Depuis Noé, on sait distinguer l'*usage* et l'*abus* de l'alcool et l'*usage* des boissons fermentées paraît avoir été universel, même chez les peuples à civilisation croissante.

(2) Voir aussi la communication d'Arnozan au dernier Congrès des Sociétés savantes à Bordeaux (avril 1903.)

et surtout des liqueurs, celles-ci particulièrement pernicieuses, puisque, aux inconvénients de l'alcool, s'ajoutent les dangers des essences. »

Je n'ajouterai rien à ces sages paroles, derrière lesquelles on ne peut retrouver ni les exagérations traditionnelles ni les intérêts égoïstes du Midi producteur de vins. Ces paroles sont le jugement d'un grand clinicien, porté après l'article de Duclaux.

Et elles reproduisent exactement la pensée que mon collègue Forgue (1) développait quand il disait dans sa Conférence de 1899 :

« ... Je viens... recommander la tempérance et non prêcher l'abstinence totale... Voyez-vous ce banquet de l'avenir où les convives mornes et sobres, abstinents et végétariens, seront attablés en face d'un plat de lentilles et d'une bouteille d'eau de Vals! Gardons le vin, gardons-le tel que Dieu l'a donné à l'homme, sang généreux des grappes mûres, sentant le terroir de France et non point altéré par les chimies des fabricants... »

Tout cela montre que vous restez dans le vrai, Messieurs de la Société antialcoolique de l'Hérault, qu'on doit vous remercier et vous encourager à poursuivre votre œuvre.

On rapportait (2) récemment cet *attendu* d'un jugement américain que « ce n'est pas l'affaire de la justice d'empêcher les gens de faire des bêtises si cela leur plaît ».

Ce n'est peut-être pas là en effet le rôle de la justice

(1) Forgue, *Pourquoi et comment il faut combattre l'alcoolisme.* Conférence faite à Cette sous les auspices de la Société antialcoolique de l'Hérault, 1899, pages 1 et 19·
(2) *Montpellier médical*, avril 1903.

et je ne demande pas pour la France une de ces lois draconiennes comme l'Angleterre vient d'en voter (1), qui ne frappent d'ailleurs que le pauvre diable d'ivrogne, même accidentel, sans résoudre la question sociale de l'alcoolisme.

Je ne demande même pas que nos gouvernants imitent le négus Ménélik qui « a fait mettre aux arrêts deux de ses généraux qui s'étaient fait envoyer clandestinement, de Londres, quelques bouteilles de vin et d'autres liqueurs (2). »

Mais, si ce n'est pas le rôle de la loi et de la justice « d'empêcher les gens de faire des bêtises », c'est toujours le rôle de la société, des braves gens et des classes dirigeantes.

On doit toujours répandre et répéter à haute voix dans tous les carrefours cette proposition, qui est ma conclusion :

*Après comme avant, et peut-être plus qu'avant, les expériences d'*ATWATER *et* BENEDICT, *il est démontré que l'alcool à certaine dose réduite et dans certaines conditions d'administration, est un aliment permis, mais que l'alcool reste un poison grave et que l'alcoolisme reste une des grandes plaies, un des grands fléaux des sociétés modernes et que l'œuvre des ligues antialcooliques reste une œuvre saine, utile, fondamentale et nécessaire pour la Patrie et pour l'Humanité.*

(1) *Archives de thérapeutique,* 15 avril 1903, page 161.
(2) Le *Rappel.* Cit. *Progrès médical,* 25 avril 1903, page 311.

UN DEMIFOU DE GÉNIE

AUGUSTE COMTE

DÉSÉQUILIBRÉ CONSTANT ET FOU INTERMITTENT (1)

Montpellier se prépare à inaugurer un beau monument, dû au ciseau d'Injalbert, en l'honneur d'un de ses plus illustres enfants : Auguste Comte. — A cette occasion, mon éminent collègue de la Faculté des Lettres Foucault vous dira demain ce qu'a été le philosophe, le fondateur du positivisme, le rôle immense qu'a joué Auguste Comte à l'aurore et pour l'orientation de ce siècle, qui, commencé en 1820, va finir dans quelques années; qui, sur les ruines de la Révolution, a commencé la restauration de l'édifice social en France et qui, au point de vue scientifique, est né avec le télégraphe et mourra en léguant l'aéroplane à son successeur.

Je ne veux certes pas empiéter sur l'étude de Foucault et exposer ou juger l'œuvre de philoso-

(1) Conférence faite à Montpellier au Cercle Montalembert le 21 juin 1911, veille du jour de l'inauguration du monument d'Injalbert, élevé en l'honneur d'Auguste Comte dans le jardin de l'Esplanade.

phie scientifique et sociale d'Auguste Comte. Mais la
vie de ce grand homme soulève une question grave,
qui intéresse beaucoup les médecins et qui par suite
n'est pas indifférente au public montpelliérain, qui
comprend si bien et écoute si aimablement les choses
de la médecine; c'est la question des *rapports du génie
avec la maladie.*

Auguste Comte a-t-il été malade? Quelle maladie
a-t-il eue? Quels rapports cette maladie a-t-elle eus
avec le développement et l'évolution de son génie philosophique?

Voilà la question que je voudrais examiner et étudier
devant vous, après beaucoup d'autres auteurs et notamment après mon éminent ami, le professeur Georges
Dumas, dont je discuterai certaines conclusions, mais
dont j'utiliserai très largement la grande et intéressante documentation (1).

Auguste Comte a été fou. Ceci, personne ne le conteste et je vous le démontrerai facilement tout à l'heure.
La question controversée ne porte donc pas sur ce
point.

Mais il est tout aussi certain que Comte a guéri de
la crise de manie pour laquelle il avait été interné. La
question se pose alors de savoir s'il avait été ou non
malade en dehors de cette période d'internement,
c'est-à-dire aux époques de sa vie où il produisait ses
œuvres magistrales.

Non seulement la question a été discutée, mais elle
a même été plaidée.

Quand, le 5 septembre 1857, Auguste Comte mourut

(1) Georges Dumas, *Psychologie de deux messies positivistes.
Saint-Simon et Auguste Comte.* Bibliothèque de philosophie contemporaine, 1905.

à l'âge de cinquante-neuf ans, sa veuve attaqua le testament qu'il laissait et qui la déshéritait, et, conseillée et soutenue par des disciples illustres de son mari, comme LITTRÉ, elle fit plaider par Mᵉ Griolet devant la première chambre du tribunal civil de la Seine que le *testateur était fou* et même qu'il avait été fou toute sa vie. Après des débats retentissants, le tribunal déclara que le testament incriminé ne témoignait d'aucune tare mentale.

Mais ce jugement ne clôtura pas les discussions. Avec LITTRÉ, STUART MILL, JOSEPH BERTRAND, ALFRED FOUILLÉE ont admis qu'Auguste Comte était mort fou. GEORGES DUMAS s'est au contraire efforcé de démontrer que, pendant les douze dernières années de sa vie, il n'avait donné aucun signe de folie... et le grand public attend le jugement définitif.

Je crois que la question est mal posée et insoluble, si on ne discute, comme maladie, que la folie. Pour comprendre Auguste Comte dans toute sa vie psychologique, il faut admettre la possibilité d'une autre maladie, qui n'est pas la folie, c'est la *demifolie*, véritable maladie dont notre compatriote a été certainement atteint *toute sa vie*.

Voilà la thèse que je voudrais établir devant vous : Auguste Comte a été un fou intermittent et il a été demifou toute sa vie ; il a donc été demifou au moment où il a publié tous ses plus beaux ouvrages ; nous trouverons donc dans la vie de Comte une nouvelle et lumineuse démonstration de cette proposition qui m'est chère : on peut avoir du talent, même du génie, et être, aux mêmes moments, atteint de demifolie. *Auguste Comte a été un demifou de génie;* on peut donc voir et on voit souvent les *demifous vendre la sagesse.*

I

D'abord Auguste Comte a été *fou intermittent.*

Le 2 avril 1826, Comte avait commencé son *cours de philosophie positive;* il le continua le 5 et le 9 avril. « Mais quand les auditeurs se présentèrent le mercredi 12 avril pour entendre la quatrième leçon, ils trouvèrent la porte et les volets clos. A leurs questions, on répondit qu'Auguste Comte était malade. En réalité il était fou. »

La crise commença par une espèce de fugue. Il sort de chez lui, va faire une sorte de confession à Lamennais devant l'abbé Gerbet, ne rentre pas. Le 15, on le retrouve à Saint-Denis, à l'hôtel du Grand-Cerf, d'où il écrit des lettres incohérentes à sa femme, à Blainville et à Lamennais. Puis il va à Montmorency. C'est là que le trouve madame Comte; il se calme un peu et va, avec sa femme, promener sur les bords du lac d'Enghien. Là, persuadé que « bien qu'il ne sût pas nager, il ne se noierait pas », il veut sauter dans l'eau et entraîner sa femme avec lui. Son excitation va en croissant; il se dit persécuté par le prince de Carignan... et on est obligé de l'interner dans la maison de santé d'Esquirol, qui diagnostique une crise de manie (18 avril). Il y séjourne et y est traité près de huit mois. Le 2 décembre, il sort, *non guéri,* dit le billet de sortie signé par Esquirol.

Sur le désir de sa mère venue de Montpellier pour le soigner, Auguste Comte, qui n'était jusque-là marié que civilement, se marie à l'église Saint-Laurent : pendant l'allocution du prêtre, Comte tient des propos antireligieux, puis il signe l'acte de mariage *Brutus Bonaparte Comte*. Les jours suivants il est encore agité : au moment des repas, il essayait de planter son couteau dans la table comme le montagnard écossais de Walter Scott, disait-il ; puis il demandait le dos succulent d'un porc et récitait des morceaux d'Homère. Souvent aussi, il saisit son couteau et le lança contre sa femme, sans l'atteindre toutefois.

Le mieux se manifeste. Le 18 décembre, madame Comte mère revient à Montpellier. Cependant, en avril 1827, il va se jeter dans la Seine du haut du pont des Arts et est ramené par un garde royal. En juillet, il part pour rejoindre sa famille à Montpellier ; mais il s'arrête à Nîmes « et rebrousse chemin pendant un jour, pour aller retrouver sa femme... »

Il se remet à ses travaux intellectuels avant la fin de 1827 ; il est « tout à fait guéri en août 1828 » et « le 4 janvier 1829, trois ans après la grande crise, il reprend l'exposition de la philosophie positive, rue Saint-Jacques 159, devant un auditoire aussi choisi que le premier ». A ce moment, dit Georges Dumas, « Comte s'était retrouvé ; il reprenait sa pensée au point où l'avait rompue la crise de 1826. »

Deux autres crises analogues, mais moins graves, sont survenues en 1838 et en 1845.

Parlant de cette dernière, Auguste Comte écrit à Stuart Mill : « le trouble a consisté en insomnies opiniâtres, avec une mélancolie douce mais intense et oppression profonde, longtemps mêlée à une certaine faiblesse. J'ai dû suspendre quinze jours tous mes devoirs journaliers et rester même huit jours au lit. »

Voilà donc bien démontrée la première partie de la thèse : Auguste Comte a été fou intermittent. La seconde partie est plus intéressante et plus discutée : avant les crises de folie, dans les périodes qui ont séparé ces diverses crises, enfin après 1845 (date de la dernière crise) jusqu'à sa mort (douze ans après) Auguste Comte était-il bien portant au point de vue mental ou, à défaut de folie, était-il atteint de cette maladie psychique que, faute de meilleur mot, je propose d'appeler demifolie ?

Voilà la question à étudier.

II

D'abord quel était l'état mental de Comte avant la première crise de 1826 ?

Classiquement, on attribue la crise de 1826 à deux causes : le surmenage cérébral et les infortunes conjugales.

Le surmenage cérébral avait été, en effet, extrêmement intense.

Pauvre, Comte luttait constamment contre la misère. « Obligé de vivre en donnant des leçons de mathématiques, il ne trouve presque plus d'élèves et n'a pour toute ressource que sa collaboration à un journal, *le Producteur*. » Il ne sait plus où donner de la tête (dit-il lui-même). « C'est pour sortir de cette gêne, autant que pour faire une exposition dogmatique de son système, qu'il conçoit alors le projet du fameux cours privé », dont la préparation le surexcite violemment. Il cherche un auditoire, « composé surtout d'hommes illustres ou célèbres ». Le 31 mars, il a « fortement médité » ce qu'il va dire, mais en même temps, il « n'a pas écrit une ligne » ; et il allait commencer le lendemain une série de soixante-douze leçons sur le positivisme.

Il commence en effet, comme je l'ai dit, le 2 avril, mais a sa crise de manie après sa troisième leçon.

Le surmenage est bien réel : excès de travail, préoccupations d'argent, angoisse du succès, difficultés de l'entreprise... tout est réuni pour entraîner une énorme fatigue cérébrale. Mais pour que cette fatigue cérébrale devienne d'emblée une crise aiguë de psychose qui nécessite son internement et ne permet la reprise du travail intellectuel que trois ans après, il faut que Comte fût singulièrement prédisposé, qu'il eût antérieurement à un très haut degré ce que l'on appelle-le *tempérament psychopathique*.

En réalité, une seconde cause était intervenue pour déterminer ce premier accès de folie : c'est son infortune conjugale sur laquelle il faut insister un peu parce qu'il y a là, à côté d'une cause de son état mental, une première manifestation de cet état mental antérieur.

Auguste Comte s'était marié civilement avec sa maîtresse, qu'il avait ramassée dans les rangs les plus bas de la société : Caroline Massin, fille naturelle d'un acteur, inscrite sur les registres de la préfecture. Il savait ces détails et quand le mariage a lieu à la mairie du quatrième arrondissement, cette femme a pour témoin un de ses anciens amis, resté son protecteur, Cerclet. Et cette situation de Cerclet, Comte la connaît aussi ; il garde des relations amicales avec cet homme, il accepte ses bienfaits et le journal *le Producteur* qui

comme je l'ai dit, le faisait vivre était dirigé par ce
Cerclet.

Ces détails enlèvent beaucoup de valeur à la déclaration que fait Auguste Comte pour expliquer ce mariage
bizarre : « ne me jugeant ni beau, ni même aimable,
disait-il à LITTRÉ, et tourmenté d'un vif besoin d'affection, je choisis une épouse qui dût m'aimer par une
intime reconnaissance fondée sur ce mariage exceptionnel. »

Caroline Massin ne se crut pas tenue à une grande
reconnaissance puisqu'elle apportait à Auguste Comte
la protection et les subsides de Cerclet et d'autres amis.
Car, écrit Comte lui-même, « pendant les premières
années de notre union, cette femme, habituée à l'ai-
sance facilement obtenue, se montrait sans scrupule
disposée à reprendre son métier primitif aussitôt que
nous éprouvions des embarras pécuniaires » ; et il
ajoute plus loin : « elle osa me proposer pour la dernière fois d'accueillir un riche galant vers la fin de
1829 ».

Ces déclarations éclairent singulièrement cette
union d'Auguste Comte avec Caroline Massin et nous
empêchent de voir là le geste naïf du futur grand
prêtre de l'humanité, cherchant à relever une femme
malheureuse, mais restée saine dans sa déchéance.

Dans ce mariage les auteurs ont vu une cause, qui,
jointe au surmenage cérébral dont j'ai parlé, a amené
la crise mentale de 1826. Ce point de vue est vrai, mais
il n'est pas le seul. Dans les circonstances qui ont
accompagné cette union, je vois aussi un premier
signe de cet état de déséquilibre psychique dans lequel
Auguste Comte a vécu toute sa vie : le grand philosophe nous apparaît dépourvu de tout sens moral; ou

du moins, si on ne veut pas en faire nettement un *amoral*, il faut au moins en faire un *hypomoral*; il faut le classer dans les demifous que mon collègue MAIRET a bien étudiés dans ces derniers temps avec EUZIÈRE sous le nom d'*invalides moraux*.

Car, remarquez-le bien, les invalides moraux ne sont pas dépourvus de toute moralité; ainsi, si certains n'ont pas le respect de la propriété, ils ont celui des personnes ou réciproquement. Chez Auguste Comte la lacune morbide porte sur tout le groupe des sentiments affectifs relatifs à la famille; il n'a aucune idée de la famille.

D'abord il n'a aucune idée de la dignité de l'épouse.

Sachant qu'il va épouser une fille publique, il annonce ainsi son prochain mariage à son ami Valat : « j'épouse une femme de vingt-deux ans qui n'a d'autre dot que celle qui inspire à Harpagon de si comiques remontrances : son bon cœur, ses grâces, son esprit d'une trempe peu commune, son amabilité, son heureux caractère et ses bonnes habitudes ».

Par la suite, cette femme le rend si malheureux qu'il écrit au même ami, neuf mois après son mariage, que « pour son plus mortel ennemi, il ne souhaiterait pas un bonheur pareil au sien ».

Il connaît les fugues et les infidélités sans nombre de cette femme qui n'a été en rien convertie ni rachetée, et il la garde pendant dix-sept ans, lié par une sorte d'affection bestiale, maladive, dépourvue de toute dignité.

Cette longue continuation d'une vie déshonorante exclut toute comparaison de cette union avec les folies de jeunesse ou d'âge mûr que les plus sages peuvent commettre, sans être malades, par seule impulsion passionnelle.

Après la séparation, LITTRÉ voulant rapprocher les

deux époux, Auguste Comte refuse, non pas parce qu'il a enfin compris l'indignité morale de sa femme, mais parce qu'elle n'a pas elle-même assez bien compris et adopté la doctrine positiviste.

A aucun moment de sa vie, il n'a jamais d'ailleurs la moindre estime pour elle et dans son testament, voulant léguer ses œuvres à la société positiviste, pour triompher d'une résistance possible de sa femme, « il déclare posséder contre elle un secret tellement grave que, s'il le divulguait, son indigne épouse serait même abandonnée de son principal défenseur (LITTRÉ) ». Ce secret, c'était la révélation de sa vie avant son mariage.

Peut-on être plus complètement dépourvu de sens moral et plus complètement ignorer ce que doit être la femme que l'on appelle et que l'on choisit pour fonder un foyer et créer une famille? Jamais on ne voit d'ailleurs Auguste Comte préoccupé d'avoir et d'élever des enfants pour cette humanité dont il s'occupe tant.

Il ne comprend pas plus la mère que l'épouse. Pour cette pauvre mère qui vient de Montpellier pour le soigner pendant sa maladie, il n'a pas un mot aimable de reconnaissance. Cette mère lui demande de se marier religieusement, quoiqu'elle eût pour sa belle-fille une répugnance bien compréhensible; pour la remercier, Auguste Comte tient des propos antireligieux pendant la cérémonie et n'est pas ému par le spectacle de sa mère, qui, dit GEORGES DUMAS, d'après LONCHAMPT, « agenouillée, pleurait, appelant la bénédiction de Dieu, s'offrait en victime expiatoire à sa colère ».

Madame Comte retourne à Montpellier, attendre et préparer le retour de son fils. Elle attend plus d'un an. Enfin, en juillet 1827, Comte se met en route; mais, arrivé à Nîmes, comme je vous l'ai dit, c'est-à-dire presque au terme du voyage, au lieu d'aller embrasser

sa mère, il repart et refait ce long trajet pour aller
retrouver sa femme à Paris.

Vous remarquerez ce qui fait vraiment le caractère
morbide de cet état d'âme que j'analyse : c'est l'*inconscience* absolue de notre philosophe.

Je n'ai certes nulle envie de considérer comme demifous tous les égoïstes et les arrivistes qui n'aiment pas
leur mère et font des mariages indignes : ceux-ci le
font sachant ce qu'ils font, préférant les avantages
matériels reçus à l'accomplissement du devoir moral
qu'ils n'ignorent pas.

Chez Comte, il n'y a rien de semblable, il n'y a chez
lui ni calcul ni mépris d'une loi morale connue. Il agit
tout naturellement, poussé par un psychisme maladif,
dans lequel il y a une lacune immense, dans lequel il
y a un *trouble maladif de l'idée de famille.*

Ce n'est pas là seulement la preuve d'un *tempérament*
psychopathique comme le voudrait GEORGES DUMAS.
C'est vraiment un *signe de maladie.*

Et comme les crises de folie intermittente déjà étudiées sont aussi un signe de maladie, nous pouvons
dire que ce trouble morbide de l'idée de famille est le
deuxième stigmate de la maladie d'Auguste Comte.

Ce n'est pas le dernier.

III

A côté de ce trouble profond de l'idée de famille,
Auguste Comte avait aussi un *trouble* non moins profond *de l'idée de soi* qui se traduisait par un *orgueil*
immense, *maladif.*

Il faut bien distinguer l'orgueil maladif dont on n'est pas responsable de l'orgueil normal qui est un mérite et de l'orgueil péché dont on est responsable.

L'orgueil est une émotion légitime, basée sur l'idée saine que l'on a de soi; c'est un moyen de défense dans la vie; en donnant, à chacun de nous sur cette terre, une mission plus ou moins modeste, la Providence nous a donné, à tous, une connaissance suffisante de cette mission pour que nous ayons le désir ardent de la remplir; l'orgueil des résultats acquis est le stimulant nécessaire pour réaliser les progrès ultérieurs.

L'excès de cet orgueil, orgueil au sens de l'Église catholique, est un péché; c'est une exagération voulue de l'idée de soi avec toutes ses conséquences.

Comme pour l'idée de famille, le trouble de l'idée de soi devient maladif, symptôme de demifolie, quand il est énorme, illogique, non justifié et *inconscient*.

Nous allons voir que l'orgueil d'Auguste Comte avait bien tous ces caractères (toujours dans sa vie ordinaire, c'est-à-dire en dehors de ses périodes de folie).

« De sa jeunesse à sa mort, dit GEORGES DUMAS, Comte ne rêva rien de moins que de réformer le monde; et ce rêve, il le conçut et l'aima de toute la force de son âme, avec la foi ardente d'un Messie. » Il n'avait pas vingt ans quand, à côté de Saint-Simon, il prend conscience de sa mission; bientôt il se découvre une « capacité politique, dont il ne se serait jamais cru doué ». Dès 1822, il parle de son rôle social, « il voit déjà la société réorganisée, grâce à lui, par la science ».

« De ce jour, il croit à sa mission... il sera l'organisateur du nouveau pouvoir spirituel capable de remplacer l'Église et de réformer l'Europe par l'éducation;

il mettra fin à l'anarchie moderne, il fermera la période de crise ouverte par la Révolution. »

Les crises maladives qu'il subit de temps en temps ne font qu'accroître ses facultés. Le principal résultat de la crise de 1838, écrit-il, a « consisté en une vive excitation permanente de mon goût naturel des divers beaux-arts, surtout de la poésie et de la musique, qui reçut alors un notable accroissement habituel ».

Cette *satisfaction de soi*, cet *optimisme euphorique* s'accompagne naturellement d'idées de persécution : on méconnaît sa valeur, sa mission.

En 1844, il perd sa place d'examinateur à l'École polytechnique et il écrit à Stuart Mill : « mes misérables ennemis, outre l'espoir de me réduire à l'indigence, ont aussi, je le sais, confusément tendu toujours à déterminer, par le concours de leurs attaques avec mes propres travaux, quelque terrible et irréparable retour du fatal épisode de 1826; mais leur abominable espoir sera, j'ose l'affirmer, toujours complètement illusoire. »

La publication du sixième et dernier volume de son cours ne change pas sa situation pénible. Alors il se tourne vers l'Angleterre, où Stuart Mill avait beaucoup admiré ses livres et l'avait placé « dans la plus haute place des penseurs européens ». Alors il n'hésite pas « à accepter, à solliciter même de ses adhérents anglais les cinq mille francs qu'il venait de perdre; il n'est pas inutile, disait-il, d'essayer aujourd'hui si la philosophie positive a acquis assez de crédit en Angleterre pour y pouvoir réaliser un emprunt de six mille francs ». Cette somme est, en effet, vite trouvée.

Mais, l'année suivante, quand les Anglais refusèrent de renouveler le secours, Comte écrivit à Stuart Mill une très longue lettre « pour lui prouver que le sub-

side aurait dû être perpétuel », que les Anglais qui
l'avaient obligé manquaient à un devoir social » en ne
le secourant plus. Il les englobe, eux et le ministère
français, dans le même anathème. « Chacun, disait-il,
devant subir la responsabilité de ses actes volontaires,
j'ai donc acquis le droit de blâmer moralement tous
ceux qui, refusant de diverses manières leur juste
intervention, ont sciemment concouru à laisser un
consciencieux philosophe lutter seul contre la détresse
et l'oppression, de manière à consumer par des fonctions subalternes tant de précieuses journées de sa
pleine maturité, qui devait rester consacrée tout entière à une libre élaboration, dont l'importance n'est
plus contestée ».

Désespérant de sa patrie et de l'Angleterre, Auguste
Comte lance alors un *appel au public occidental*. Cet
Occident, auquel il s'adresse, « comprend la France,
l'Angleterre, l'Italie, l'Allemagne, l'Espagne, c'est-à-
dire les grandes puissances occidentales, par qui la
régénération positive devait commencer avant de
s'étendre à la terre ».

« L'Occident fut sourd ; mais LITTRÉ entendit et, sur
son initiative, fut institué le subside annuel dont Auguste Comte vécut jusqu'à sa mort ». Il remercia sans
chaleur, convaincu, écrivait-il à LITTRÉ, « que l'ensemble de mes services mérite déjà que le public me
défraye, même quand ma détresse actuelle ne provien-
drait pas d'une injuste spoliation ».

En 1852, il trouva même ces subsides insuffisants et
« n'hésita pas à faire les démarches nécessaires pour
les augmenter : il demanda de l'argent à des Américains, il pria M. Vieillard, sénateur, d'en demander
pour lui aux conservateurs qu'il croyait pouvoir rallier à la politique du positivisme, bien convaincu que

l'importance de son rôle social légitimait ses demandes ».

Cette obligation de concourir au subside qui lui est
dû est « tellement irrécusable, dit-il, pour quiconque se
reconnaît positiviste, que je l'érigerai prochainement
en condition préliminaire d'une telle qualification ».

Plus tard, il tient à ce que ses adhérents lui permettent, par leurs secours, de conserver un appartement
assez coûteux, auquel il tenait à cause des visites de
Clotilde, et il écrit : « vu les fruits décisifs que l'Occident en a déjà retirés, j'oserai taxer d'ingratitude tous
ceux qui, participant aux bienfaits publics ou privés
de la religion nouvelle, me laisseraient matériellement
ravir le siège de sa fondation. Les positivistes trop
abstraits, que toucherait peu l'importance évidente
d'un tel domicile envers mon bonheur personnel, devraient au moins se reconnaître obligés de me le conserver comme précieux instrument de travail... »

La mort seule arrêta, en 1857, l'épanouissement progressif de son orgueil morbide.

A ce moment, dit GEORGES DUMAS, « il se croyait
depuis Kant le plus grand penseur que l'Occident eût
produit; il disait qu'il avait uni la science d'Aristote
au génie politique de saint Paul; il parlait, sans l'om-
bre d'un doute, de l'incomparable mission que lui avait
assignée l'ensemble de l'évolution humaine. Il était sûr
de son immortalité; il savait que la postérité le mettrait au rang de Descartes et d'Aristote; il faisait espérer à son amie Clotilde qu'il la rendrait immortelle.
Comme principale récompense personnelle des nobles
travaux qui me restent à accomplir sous ta puissante
invocation, j'obtiendrai peut-être, lui disait-il, que ton
nom devienne enfin inséparable du mien, dans les plus
lointains souvenirs de l'humanité reconnaissante ».

« Dans l'ordre pratique, il se considérait comme le chef religieux de l'Occident régénéré, il réclamait le Panthéon, usurpé par le catholicisme, pour la célébration du culte positiviste, pour l'exercice de cette religion nouvelle dont il avait formulé les rites; et comme représentant du nouveau pouvoir spirituel, comme pape scientifique, il conseillait les hommes politiques, il écrivait à M. Vieillard, sénateur, à l'ancien vizir Reschid Pacha, au tsar lui-même, pour défendre ou pour exposer la politique conservatrice du positivisme. Il alla jusqu'à concevoir la possibilité d'un rapprochement entre les positivistes et les Jésuites et il adressa au général de la Compagnie un ambassadeur extraordinaire pour lui proposer une alliance contre les protestants et les sceptiques ».

« Ce n'est pas tout : il tenait toute prête une constitution nouvelle de la société humaine, une organisation précise du nouveau pouvoir spirituel et du nouveau pouvoir temporel, qui devaient régir à l'avenir toutes les nations occidentales; il instituait le gouvernement politique des banquiers dans chaque pays, l'autorité spirituelle d'un seul pontife pour toute la race humaine et il fixait à trente-trois ans le temps nécessaire pour le complet établissement du positivisme sur la terre. »

Sur tous ces points, il n'admettait plus ni discussion, ni critique, il excommuniait les rebelles, les expulsait de la société positiviste qu'il avait fondée « et n'admettait pas qu'on méconnût le caractère religieux et quasi sacré dont il s'était investi ». Il fallait qu'on adressât « au vénéré grand-prêtre de l'humanité » les lettres qu'on lui envoyait.

Tous ceux qui n'admettaient pas tous ces rêves de son immense orgueil étaient ses ennemis, qui organisaient contre lui la guerre active ou la conspiration du silence; il les accable de son dédain.

Aux obsèques de son ami et bienfaiteur Blainville, « il a le mauvais goût de prononcer un long discours où, comme représentant de la religion de l'humanité, il apprécie sévèrement l'homme qui lui fit tant de bien... Dès les premiers mots, les prêtres et les collègues de Blainville, professeurs et membres de l'Institut, justement froissés de ce manque de tact, s'étaient silencieusement retirés ». Loin de s'émouvoir de cette désapprobation, Comte écrit, peu après, en publiant ce discours : « pour mieux comprendre ce discours, il faut noter que son début avait déterminé le brusque départ de tous les représentants officiels des diverses classes en décadence, théologiques et académiques. »

Je crois la démonstration suffisante de l'orgueil immense, démesuré, maladif d'Auguste Comte.

Avec GEORGES DUMAS, qui a merveilleusement analysé cet orgueil de notre philosophe, j'admets que ce n'est pas là un signe de folie : Auguste Comte n'était pas un *mégalomane* au sens que les médecins-aliénistes donnent à ce mot; il n'était pas atteint du *délire des grandeurs.*

Mais (et en ceci j'ai un avis différent de celui de GEORGES DUMAS), je ne crois pas que cet orgueil soit naturel, normal, adéquat à la conscience de l'œuvre même de Comte. Cet orgueil n'a pas les caractères de celui que Pasteur, Claude Bernard ou Aristote ont pu avoir en se rendant compte de l'importance de leur œuvre.

L'orgueil de Comte est disproportionné; il correspond à une idée de soi, non pas seulement exagérée, mais faussée et dénaturée, maladivement perturbée : c'est un véritable *trouble de l'idée de soi.*

Voilà, avec la folie intermittente et avec le trouble de l'idée de famille, le troisième stigmate de cet état, qui est moins que la folie, mais qui est plus que le tempérament psychopathique; c'est le troisième stigmate de la demifolie.

J'ai encore à vous en faire connaître un quatrième.

IV

Le *trouble maladif de l'idée religieuse*, qui est le quatrième symptôme de la demifolie d'Auguste Comte, constitue ce que l'on appelle habituellement le *mysticisme* de notre philosophe.

Je veux bien employer ce mot pour me conformer à l'usage, à la condition que vous distinguerez bien le *mysticisme vertu* du *mysticisme symptôme*, comme nous avons distingué *l'orgueil péché* de *l'orgueil symptôme*.

Ce mysticisme de Comte se révèle et se manifeste spécialement dans deux phases de son histoire : l'amour de Clotilde de Vaux et la constitution de la religion positive.

Comme le dit GEORGES DUMAS et quoi qu'en aient dit d'autres auteurs, Auguste Comte n'était pas un vieillard quand il rencontra et aima Clotilde de Vaux : il avait quarante-six ans; elle en avait trente, était « aimable et jolie »; tout le visage avait « cette expression délicate, cette beauté fine que donne la phtisie à ceux qu'elle tue ». Le seul tort de cette femme intelligente « fut de se croire du talent et d'écrire pour le public ». Elle publia des nouvelles, des vers « d'une désolante niaiserie », où il y avait, disait-elle, « d'assez jolies pensées. »

Auguste Comte l'aima profondément et sa passion débuta par la crise mentale de 1845 (qui devait être la dernière), crise provoquée et prolongée, dit GEORGES DUMAS, par la coïncidence de cette crise d'amour avec « l'élaboration initiale » du *système de politique positive*.

Avec peine, Auguste Comte sort de cette crise, s'efforce de vaincre sa passion, de la transformer en respectueuse amitié; il a longtemps des troubles du sommeil et de la digestion, subit des variations pénibles dans l'attitude de Clotilde; se sent toujours à la merci de ses émotions... En même temps, « Clotilde dépérissait minée par une maladie de poitrine, et Comte, qui l'aimait plus que jamais, la voyait mourir lentement, au moment même où l'intimité, tous les jours plus étroite de leurs relations, pouvait lui faire considérer comme prochain le bonheur qu'il lui demandait. Elle mourut dans ses bras le 5 avril 1846, au commencement de sa trente-deuxième année ».

Dès le début, cet amour avait pris un caractère religieux et mystique tout à fait spécial, dont le contraste avec l'amour sensuel de 1825 vous étonnera peut-être, mais ne surprendra pas les médecins aliénistes; car ces contrastes sont fréquents en médecine mentale.

« Du vivant même de son amie, dit GEORGES DUMAS, Auguste Comte lui avait voué un culte comme à un dieu; il faisait du fauteuil, où elle s'asseyait pendant ses visites, un autel devant lequel il lui adressait des invocations et des prières. Ce fauteuil, dit-il dans son testament, ayant toujours été le siège de madame de Vaux dans ses saintes visites du mercredi, je l'érigeai, même pendant sa vie et surtout après sa mort, en autel

domestique. Il pourra remplir cet office tant que le permettra sa conservation, avec les fleurs que me fit ma
sainte collègue et que j'ai constamment appliquées
dans leur vase, à nos rites publics, quoique flétries
depuis longtemps... Les lettres de Clotilde, ses fleurs,
les vers ridicules qu'elle composait, tout devenait aussitôt l'objet d'adoration religieuse... »

A la mort de Clotilde, le culte devient plus intense
et plus précis; à partir de ce moment, jusqu'à la mort
d'Auguste Comte, toute la vie sentimentale du philosophe tient « dans l'adoration mystique et contempla-
tive de son amie ».

Dès le cinquième jour après la mort de madame de
Vaux, « il réglait minutieusement les exercices du culte
qu'il allait lui rendre et qu'il devait pratiquer trois fois
par jour pendant treize ans et demi.

» Aussitôt levé, à cinq heures et demie, il faisait une
prière d'une heure qui se composait d'une commémoration et d'une effusion.

» La commémoration durait quarante minutes.
Comte, agenouillé devant le fauteuil-autel, évoquait
l'image de Clotilde, récitait des vers en son honneur
et revivait par la pensée, et suivant un ordre chrono-
logique, toute l'année de bonheur qu'il avait vécue
près d'elle. A chaque étape de ce chemin de l'amour,
correspondait un titre différent.

» De juin à septembre, c'était *l'initiation fondamentale;*
de septembre à octobre, *la crise décisive;* d'octobre à
janvier, *la transition finale;* de janvier jusqu'à la fin,
'état normal.

» Chaque étape était elle-même subdivisée; dans la
transition finale, Comte distinguait *l'épanchement total,
l'abandon sans réserve, la familiarité continue;* dans l'état
normal, *l'intimité complète, la parfaite identité, l'union*

définitive, etc., etc., et, à mesure qu'il avançait dans cette revue de ses souvenirs, il se récitait des fragments des lettres de Clotilde, il évoquait d'elle des images différentes.

» L'effusion durait vingt minutes : Comte agenouillé devant les fleurs de Clotilde, évoquait d'abord son image et lui récitait des vers italiens, puis il se levait pour se rapprocher de l'autel et, debout, adressait à son amie des invocations... Il lui disait : *un,* union, continuité ; *deux,* arrangement, combinaison ; *trois,* évolution, succession... adieu, ma chaste compagne éternelle. Adieu, mon élève chérie et ma digne collègue. *Addio sorella. Addio cara figlia. Addio casta sposa. Addio santa madre...* Puis il s'agenouillait encore devant le fauteuil-autel recouvert de sa housse », et répétait trois fois cette prière : *amem te plus quam me, nec me nisi propter te,* « que je vous aime plus que moi, que je ne m'aime moi-même que pour vous » (1); prière empruntée à l'*Imitation de Jésus-Christ,* que Comte lisait tous les jours et dont il recommandait la lecture à ses disciples comme « guide journalier pour étudier et perfectionner notre nature ».

Il renouvelait ses prières au milieu du jour, puis le soir, au lit, sur son séant.

Voilà le culte quotidien. Toutes les semaines il allait visiter sa tombe et, tous les samedis, il faisait dans l'église Saint-Paul une méditation d'une demi-heure, en commémoration, dit-il, « de l'incomparable cérémonie accomplie en ce lieu le jeudi 28 août 1845, d'où j'ai toujours daté mon mariage spirituel avec mon angélique compagne, quand nous y fûmes parrain et marraine de son neveu ».

(1) *Imitation de Jésus-Christ.* Traduction Lamennais. Livre III, chap. v.

Enfin, tous les ans, le jour de Sainte-Clotilde, « il composait des confessions qu'il allait lui dire au cimetière et où il lui exprimait tous les sentiments qu'il avait éprouvés depuis douze mois ».

Pendant que le culte de Clotilde se développait, Auguste Comte développait aussi sa religion de l'humanité et, intriquant les deux conceptions (qui étaient deux formes du même délire religieux), « il finit par vouloir imposer à l'Occident et à la terre le culte intime qu'il rendait à Clotilde... Il ordonna, comme des rites systématiques, ses prières, ses effusions, ses commémorations ; il voulut que chaque positiviste honorât l'humanité comme il honorait Clotilde ».

Quels étaient donc maintenant les autres éléments de cette religion conçue et fondée par Auguste Comte, forme définitive de son trouble morbide de l'idée religieuse ?

Il chercha le modèle de son système dans l'organisation du catholicisme qu'il admirait beaucoup. « Dans sa pensée, deux mille temples positivistes devaient s'élever dans l'Occident régénéré ; à chacun de ces temples devaient être attachés des aspirants qui s'occuperaient de science pure, des vicaires chargés du professorat et de la prédication morale, et des prêtres qui auraient pour fonction de baptiser, de marier, d'enterrer les fidèles et surtout de les conseiller au nom de la science sociale.

« En même temps, tout un culte précis était institué où se retrouvaient les formules, les gestes du culte catholique, depuis les prières positivistes jusqu'au signe de la croix » ; il cherchait même à concréter des formes symboliques ou figurées pour préciser l'adoration des fidèles.

Il admet que chacun doit se donner trois anges gardiens : la mère, l'épouse et la fille. Pour lui c'est Clotilde de Vaux, sa mère Rosalie Boyer (celle qui était allée de Montpellier à Paris pour le soigner et le faire marier religieusement) et enfin la femme qui le servait, Sophie Bliot, qu'il appela sa fille.

« Ces anges peuvent être morts ou vivants, et, si l'un d'eux manque dans notre parenté ou s'il est indigne, nous pouvons le remplacer, comme Comte l'a fait lui-même pour la fille et pour l'épouse, par une femme de notre choix. »

Plus tard, il associe le culte de la Vierge à celui des anges gardiens. Puis, dans cette religion nouvelle, il admet des saints avec lesquels il compose son calendrier.

« Descartes, Bichat, Aristote, Shakespeare, Jules César, Moïse donnent leur nom à des mois de l'année et, à côté de Linné, de Sophocle, de Phidias et de Racine, saint Augustin, Bossuet et sainte Geneviève ont leur jour de fête ». Il « canonise » tous ceux qui ont servi la cause de l'humanité « dans l'ordre religieux, artistique, militaire, scientifique ou industriel ».

Au-dessus de tout cela, il déifie l'Humanité sous le nom de Grand-Être.

« A ce seul véritable Grand-Être, écrit-il, dont nous sommes sciemment les membres nécessaires, se rapporteront désormais tous les aspects de notre existence individuelle ou collective, nos contemplations pour le connaître, nos affections pour l'aimer et nos actions pour le servir. »

« Plus tard, à ce Grand-Être, premier objet du culte, Comte adjoignit la Terre qu'il appela le Grand Fétiche et l'Espace qu'il appela le Grand Milieu » et le culte dut s'adresser à cette Trinité positive.

Dans ce cadre, dont la bizarrerie, pour ne pas dire plus, est tout d'abord évidente, Auguste Comte plaçait des détails minutieux que gouvernait notamment sa théorie des nombres, que STUART MILL a qualifiée de « pitoyable niaiserie ».

Il admet d'abord trois nombres sacrés, les trois premiers : 1, 2 et 3, « parmi lesquels 1 représente toute systématisation, 2 distingue toujours la combinaison et 3 définit partout la progression ». Il y ajoute ensuite les nombres premiers 5, 7, 11, etc., qui sont des « racines universelles »; ce qui explique « la prédilection spontanée qu'ils inspirent partout ».

Les premiers de ces nombres premiers sont plus particulièrement précieux : ce sont les « doublement premiers »; puis il y a les « triplement premiers » qui ont encore une dignité supérieure. Enfin 7 et 13 apparaissent prépondérants (après les nombres sacrés).

Cela posé et compris, « nous devons introduire dans tous les actes de la vie autant de nombres sacrés ou premiers que les circonstances le permettent. Comte demande 3 prières par jour; il fixe le nombre des sacrements à 7; il choisit, quand il écrit son testament, 13 exécuteurs testamentaires; il pense et il agit autant qu'il le peut par 1, 2, 3, 7 et 13 ». Il ne se permet que des phrases de 2 lignes de manuscrit et de 5 lignes d'imprimé et des alinéas de 7 phrases.

Il exige l'application de ces règles pour toutes les compositions et voudrait des poèmes comprenant 3 chants d'introduction, 7 chants pour le corps du sujet, 3 chants pour la conclusion; ce qui fait en tout 13 chants et rien que des nombres premiers.

Dans cette conception du culte de Clotilde de Vaux, de la religion de l'Humanité et de la théorie des nombres, n'ai-je pas le droit, sans discuter davantage, de

trouver un quatrième stigmate de la demifolie, qu'il
s'agit maintenant de caractériser définitivement et
synthétiquement en concluant?

V

Vous êtes peut-être tentés de conclure de tout ce
qui précède, comme Caroline Massin concluait devant
le tribunal civil de la Seine, qu'Auguste Comte est
mort fou et a été fou toute sa vie?

Je ne crois pas cette conclusion logique. Comme les
juges du tribunal de Paris et comme GEORGES DUMAS,
je conclus que, si (ce qui n'est pas discutable) Auguste
Comte a été fou en 1826 et à deux ou trois autres
reprises à la suite, en dehors de ces périodes bien
définies, il n'était pas atteint d'aliénation mentale,
notamment pendant qu'il écrivait les livres qui l'ont
immortalisé.

Mais cela veut-il dire que dans ces mêmes périodes
il n'était pas psychiquement malade, qu'il n'avait
aucune maladie psychique, qu'il était bien portant au
point de vue psychique? Je ne le crois pas; et ici, je
me sépare complètement de GEORGES DUMAS à qui j'ai
cependant emprunté toute la documentation de cette
conférence — tant il est vrai que, par l'analyse critique
des mêmes faits, deux médecins (car GEORGES DUMAS
est docteur en médecine en même temps que professeur de psychologie à la Sorbonne), deux médecins
peuvent parfois aboutir, sur un même point, à un avis
différent. — Ceci est connu depuis les temps d'Hippocrate et de Galien.

Dans toutes les manifestations, que j'ai résumées plus haut, de la vie normale d'Auguste Comte, il y a deux caractères constants qui signent la nature maladive des phénomènes : c'est d'une part le déséquilibre, la désharmonie, l'illogisme, et, c'est d'autre part, l'inconscience, chez le sujet, de cet illogisme et de ce déséquilibre.

J'ai déjà montré ces caractères dans l'idée que Comte se fait de la famille, de la femme, de l'épouse et de la mère. Le philosophe n'a aucune conscience de l'énormité de sa situation familiale; Caroline Massin et Clotilde de Vaux représentent les deux types de son idéal féminin : la conception est aussi maladive dans un cas que dans l'autre. Il méconnaît toute sa vie la haute valeur de sa mère jusqu'au jour où il lui décerne le titre d'ange gardien en même temps qu'à sa domestique.

Pour son orgueil la même démonstration est également facile : Comte a une très fausse idée de soi. S'il n'était orgueilleux que de ses doctrines philosophiques, de sa grande œuvre de sociologie basée sur la science, on comprendrait quelques bouffées d'une personnalité un peu exagérée. Mais les réactions d'Auguste Comte sur l'idée qu'il a de soi ne sont pas l'exagération d'un sentiment vrai et justifié, elles sont l'expression d'une perturbation maladive de ce sentiment.

C'est une idée folle de se regarder comme le grand prêtre de l'humanité, de fixer à trente-trois ans la date de la régénération universelle de la terre par le positivisme... Ce n'est plus là l'exagération de l'orgueil normal et physiologique; c'est un phénomène pathologique; c'est une maladie de l'orgueil.

Enfin les idées religieuses et le mysticisme de Comte

sont également maladifs, illogiques et déséquilibrés.

Je ne considère pas comme maladif le fait de vouloir fonder une religion; mais je déclare maladif le fait de vouloir ériger en religion nouvelle ce pastiche de la religion catholique, dans lequel tout ce qui est acceptable est ancien et imité et dans lequel tout ce qui est nouveau est absurde.

Pour mieux dire, la religion d'Auguste Comte n'est qu'un amas d'absurdités, mal dissimulées derrière les vieux noms de la religion catholique.

La question des rapports de la science et de la religion peut être résolue de diverses manières et j'ai un profond respect pour toutes les solutions autres que celle des catholiques. Mais encore faut-il que dans ces solutions il y ait du bons sens et de la logique.

Ainsi je comprendrais Auguste Comte, pénétré du désir de remplacer tout, même la religion, par la science; combattant toutes les religions et essayant de mettre à leur place la science positive. C'était là la seule conclusion logique des doctrines d'Auguste Comte.

Mais, au lieu de développer logiquement cette idée, Comte veut édifier une nouvelle religion, qui remplacera les autres, alors que sa doctrine aboutit à les supprimer toutes et il construit un monstre qui n'a de religion que le nom; il parodie les anges gardiens et les fait créer par l'homme qui les choisit à son gré; il admet un Dieu dont il n'affirme même pas l'existence en dehors de nous; à ce Grand Être il associe la Terre et l'Espace, caricaturant encore la sainte Trinité des chrétiens...

Tout est à l'avenant dans cette conception religieuse de Comte, qui serait grotesque et risible, si le ridicule en religion n'était pas plutôt toujours pénible et souverainement attristant.

La science étant la seule base, reconnue par Comte, de toutes nos connaissances et la science étant par définition impuissante à rien édifier de religieux, notre philosophe construit un édifice pseudoreligieux, qui n'a aucune base, aucun fondement et par suite aucune logique, aucune vraisemblance, qui est l'œuvre de l'imagination pauvre d'un malade, d'un demifou (pour ne pas dire plus).

Là est, à mon sens, l'erreur de ceux qui, comme BRUNETIÈRE, se sont laissé prendre par ce mot « religion » et ont vu dans Auguste Comte un défenseur, un restaurateur de l'idée religieuse après la Révolution, alors qu'il est non seulement areligieux, mais absolument antireligieux. On peut même dire qu'il est, contre l'idée religieuse en général, un adversaire infiniment plus redoutable que les philosophes du dix-huitième siècle, dont il a semblé vouloir corriger et réparer l'œuvre néfaste.

Ici je suis obligé, Messieurs, d'ouvrir une parenthèse. Ma conférence était écrite tout entière, quand ont paru, dans l'*Eclair* (1), des articles, qui, sous des signatures très autorisées, défendent une doctrine bien différente de celle que je développe devant vous et prouvent que beaucoup d'excellents catholiques persistent à voir, dans Auguste Comte, non un ennemi et un détracteur, mais un ami et un apologiste de notre religion.

La lecture de ces articles a fait naître en moi la terreur d'être pour vous, ce soir, un sujet de scandale. Je

_____

(1) Abbé RAOUL PRADAL. L'*Eclair* de Montpellier, 18 et 20 juin 1911. Voir, sur ce sujet, dans le même journal, des articles de CHARLES PONSONAILHE (4 juin 1911) et de FÉLICIEN PASCAL (14 juin 1911).

me suis vu compromettant, par mes hérésies, l'ortho-
doxie du Cercle Montalembert et remerciant ainsi, de
cette horrible manière, M. l'abbé Tixeron de son aimable
hospitalité.

Pour conjurer ce danger et diminuer mes remords,
je me suis alors décidé, non à changer le texte et les
conclusions de ma conférence (j'avoue que je n'en ai
pas eu le courage), mais à intercaler ici et à vous lire
(ce que je ne voulais pas faire avant les articles de
l'*Eclair*) une lettre que notre illustre et saint Évêque
m'a fait l'honneur de m'écrire dès qu'il a su mon désir
de vous parler ce soir.

Lettre de Monseigneur de Cabrières (1).

6 juin 1911.

TRÈS CHER DOCTEUR,

On me communique la carte par laquelle vous indiquez
votre intention de donner, un de ces jours, une conférence
sur la maladie d'Auguste Comte.

J'applaudis à cette pensée et j'y vois un moyen de témoi-
gner de l'étonnement que me cause le rapprochement bien
inattendu, que font quelques-uns de nos meilleurs écri-
vains catholiques, entre leurs doctrines et les opinions du
fondateur du positivisme.

(1) En apprenant mon intention de faire une conférence sur
la maladie d'Auguste Comte à propos de l'inauguration du
monument que lui élève la ville de Montpellier, Mgr de Cabrières
m'a fait l'honneur de m'adresser la lettre ci-dessus et m'a autorisé à la publier. Je tiens à exprimer à Sa Grandeur toute ma
respectueuse reconnaissance et à dire ma joie de trouver une
grande conformité de vues entre les idées exposées par moi et
celles qu'expose Monseigneur. Malgré cette conformité, que je
crois complète, je tiens à dire que Mgr de Cabrières n'avait pas
lu ma conférence quand il a bien voulu m'adresser sa lettre.
Je reste donc entièrement et seul responsable de tout ce que
contient cette conférence.

C'est bien le cas de dire que « tout chemin mène à Rome », même un mauvais chemin, suivi intentionnellement dans un sens opposé au christianisme. Cette prétendue religion d'Auguste Comte, qui a fait tant d'emprunts à notre langue religieuse, est bien éloignée de notre foi et a pu en détourner bien des esprits. Vous diminuerez, en caractérisant cette maladie intellectuelle, la responsabilité morale du philosophe, à qui l'on se propose d'élever un monument.

Puisse-t-il en effet n'avoir pas eu la vue des destructions que son système supposait et s'être trouvé devant Dieu plus chrétien que ne l'étaient ses paroles et ses actes.

Je ne pourrai pas vous entendre, obligé que je suis d'être à Béziers et en tournée, au jour où vous parlerez; mais j'applaudirai de loin à votre conférence et je vous remercie de la faire.

Agréez, très cher docteur et ami, mes très affectueux respects.

† A. DE CABRIÈRES,
Ev. de Montpellier.

Me voilà donc, Messieurs, une fois de plus, sauvé du bûcher par une autorité qu'aucun de nous ne discute, que nous respectons tous autant que nous l'aimons, par MGR DE CABRIÈRES, qui non seulement m'a permis, mais m'a demandé de publier sa lettre avec ma conférence.

Je ferme la parenthèse, après avoir souligné que Monseigneur ne connaissait, quand il a écrit cette lettre, que la thèse à développer devant vous et non le texte même de cette conférence, dont je reste seul responsable, ne voulant pas me montrer, au moins ce soir, atteint de cette maladie du siècle qu'EMILE FAGUET vient de stigmatiser si brillamment sous le nom d'« horreur des responsabilités », corollaire et aboutissant du « culte de l'incompétence ».

Donc, et je reprends ici le texte primitif de ma conférence, ce qu'on appelle la religion d'Auguste Comte n'a rien d'une religion; c'est le rêve d'un malade, illogique et inconscient de son illogisme.

Auguste Comte a bien contribué vraiment à commencer et à orienter l'œuvre de reconstruction sociale, nécessaire au lendemain de la Révolution. Oui, on peut bien représenter l'œuvre de Comte, comme l'a fait INJALBERT, par la sagesse ou plutôt la *science conduisant l'humanité,* non vers la famille (que notre philosophe n'a pas comprise ni connue), mais *vers le bonheur social.* Voilà l'œuvre d'Auguste Comte, le produit de sa haute intelligence et de son génie philosophique.

Mais sa religion ne fait pas partie de cette grande œuvre : sa religion est, comme son orgueil et comme son union avec Caroline Massin, un symptôme de la maladie dont il était atteint et qui était, non la manifestation, mais *la rançon de son génie.*

Donc, en dernière analyse, je peux dire que Comte a eu des accès de folie et que, dans l'intervalle de ces accès, toute sa vie, il a été un malade. Auguste Comte a été un *fou intermittent* et un *demifou constant.*

De cette proposition je me permettrai, en finissant, de tirer encore deux conclusions.

D'abord cette histoire clinique de l'illustre malade est une nouvelle et éclatante preuve de l'existence des demifous, existence dont beaucoup de médecins s'obstinent à douter.

Si l'on admet la division de l'humanité en deux catégories, les fous et les bien portants, Auguste Comte ne peut être scientifiquement placé dans aucun des deux groupes, il n'a pas été fou toute sa vie, comme le voulait Caroline Massin, il n'a même pas été fou depuis 1845 jusqu'à sa mort, comme le voulait LITTRÉ. Ceci, GEORGES DUMAS l'a péremptoirement démontré; mais, d'autre part, en dehors des périodes de folie, Auguste Comte n'était pas bien portant, il a été *toute sa vie* un déséquilibré hypomoral, orgueilleux et mystique; ce que l'on appelle, en clinique mentale, un *dégénéré*.

L'histoire d'Auguste Comte est donc une merveilleuse preuve de l'existence des demifous avec cette caractéristique clinique, qui est si fréquente chez ces malades : chez lui, coexistent la dégénérescence psychique et la supériorité intellectuelle. Comte était bien vraiment un dégénéré supérieur, un *demifou de génie*.

Dès lors, et ceci est ma seconde conclusion, on voit combien cette étude médicale contribue à l'apologétique, ou tout au moins à la juste critique de l'illustre philosophe, combien elle le grandit, en élaguant de sa vie, sous couleur de symptômes morbides, tout ce qui la ternissait et l'enlaidissait.

Mon étude, commencée et conduite sans préjugé et sans but préconçu, débarrasse la mémoire et la personnalité d'Auguste Comte de toutes ces scories qui les salissaient et empêchaient de voir aussi nettement le brillant joyau de ses doctrines philosophiques.

En classant ainsi dans les symptômes de la demifolie, c'est-à-dire dans les tares pathologiques dont Auguste Comte n'est pas responsable, tous ces tristes épisodes de sa vie, je rends plus faciles et plus équitables la discussion et l'appréciation de l'œuvre pour laquelle sa ville natale s'apprête à le glorifier : son œuvre de philosophie scientifique.

Je ne veux pas rechercher si sa maladie n'a pas influé aussi sur certaines de ces doctrines philosophiques elles-mêmes : ceci n'appartient pas à mon

sujet de ce soir, et du reste j'ai discuté ailleurs les doctrines philosophiques d'Auguste Comte et on sait que
nous ne comprenons pas de la même manière les
limites de la biologie. Ce n'est pas le moment de revenir sur ces idées.

Me cantonnant, ce soir, dans mon rôle de médecin,
j'ai voulu uniquement faire une préface au discours
que prononcera demain le professeur Foucault; j'ai
voulu alléger de ses tares morbides le grand philosophe dont on peut discuter les doctrines, mais qu'il
ne faut pas rendre responsable de ses rêves de malade.

Je vous remercie, Messieurs du Cercle Montalembert,
de m'avoir permis de venir chez vous mettre toutes ces
choses au point et donner ainsi sa véritable significa-
tion à la cérémonie de demain.

Demain, nous pourrons tous, quelle que soit notre
opinion sur le fond des doctrines philosophiques d'Auguste Comte, nous pourrons, au moment où l'on dévoi-
lera la belle œuvre d'Injalbert, nous incliner, tous, res-
pectueusement, pleins de compassion pour ce demifou,
irresponsable de ses insanités morbides, et pleins d'admiration pour le philosophe montpelliérain, qui, ébloui
par les magnifiques progrès de la science positive,
en a peut-être méconnu les limites infranchissables,
mais qui a consacré toute sa vie à réaliser la haute et
grande pensée de sa jeunesse : rénover la société par
la science et faire de la science l'instrument de la marche
indéfiniment ascendante de l'Humanité vers le bonheur
social universel !

LES FAITS DU SPIRITISME

ET NOS CONNAISSANCES SUR L'AU-DELA (1)

I

Avec la question de nos origines, le mystérieux problème de l'au-delà et de la survivance s'est imposé, s'impose et s'imposera toujours à l'attention angoissée de l'homme. Plus nous fouillons scientifiquement et complètement la vie actuelle, plus nous restons convaincus que cette vie individuelle n'est qu'une étape de la vie totale et universelle et nous nous demandons anxieusement ce qu'était notre vie avant la naissance et ce qu'elle sera après la mort.

Naturellement, la question se pose à tous, quelle que soit l'opinion philosophique et religieuse de chacun. L'évolutionniste comme le partisan de la création individuelle, le spiritualiste comme le matérialiste, tous se posent, avec la même anxiété, l'éternelle question : D'où venons-nous ? Où allons-nous ?

Si la question s'est toujours posée dans les mêmes termes, les méthodes pour la résoudre ont nécessairement varié suivant les époques, et on retrouve dans

(1) Cette conférence, qui devait être faite à Paris à *Foi et vie* et n'a pu être prononcée à cause d'une indisposition de l'auteur, a été publiée dans *Æsculape*, mars et avril 1911.

l'histoire évolutive de ces méthodes les trois phases de la loi d'Auguste Comte : la phase théologique, la phase métaphysique et la phase scientifique. Les trois méthodes de recherches ont été employées avec des succès très divers.

Toutes les religions et toutes les philosophies donnent, au problème, une solution plus ou moins positive, précise et consolante. Avec la méthode scientifique les choses sont beaucoup moins avancées.

Depuis cent ans, on a vu la science positive faire de tels progrès dans toutes les directions qu'on est arrivé à admettre qu'elle n'a point de limites, qu'elle est susceptible de solutionner tous les problèmes et alors, de tous côtés, on lui a posé la question : qu'étions-nous avant la naissance? Que serons-nous après la mort?

Pour la première question, on se rappelle les espérances qu'ont fait naître les théories évolutionnistes dès leur apparition. Il semblait que le problème de nos origines était résolu et résolu scientifiquement.

Il n'appartient pas au programme de cette conférence de démontrer que ces espérances ont été déçues et que la démonstration scientifique de nos origines n'est pas faite. Je me contenterai de citer cette phrase de Remy de Gourmont : « parmi les problèmes qui se rattachent à l'idée d'évolution, problèmes dont elle semblait avoir au moins résolu le principe, celui de l'origine de l'homme, qui nous intéresse particulièrement, est le plus compromis. Sa solution est tout aussi éloignée de nous qu'avant les travaux biologiques de Darwin et philosophiques d'Herbert Spencer. »

Pour la seconde question (nos connaissances sur l'au-delà), on a sommé aussi, itérativement, la science de nous donner une solution, sous peine d'être déclarée en faillite et on a pensé d'abord qu'elle donnait une

solution négative : les progrès de la dissection aidés
du microscope et les perfectionnements de la balance
ne permettant pas de démontrer l'existence de l'âme,
principe de vie et immortelle, des spiritualistes, on en
a conclu que cette âme n'existait pas et que, par conséquent, il n'y a pas de survivance de l'âme humaine.

On a bientôt vu que ce raisonnement simpliste n'a
rien de scientifique et que la science n'apporte aucune
solution, ni dans un sens ni dans l'autre, au problème
de l'au-delà et de la survivance.

On ne s'est pas tenu pour battu : nous assistons,
depuis un demi-siècle, à un nouvel essai, bien curieux
et bien intéressant, de solution du problème de l'au-
delà par la science positive : c'est cet essai, dont on
parle beaucoup, que je voudrais exposer et discuter
dans le présent article.

C'est sur les faits dits du spiritisme qu'est basée
cette tentative d'appuyer, sur une base scientifique
expérimentale, nos connaissances sur la survivance de
l'âme humaine.

Depuis longtemps, on attribuait aux *esprits* (âmes
survivantes des morts) les phénomènes connus sous le
nom de *maisons hantées*. Mais les observations n'étaient
pas plus scientifiques que les expériences faites avec
le baquet de Mesmer.

En 1847, au moment où BRAID « désoccultait » le
magnétisme animal et le faisait entrer dans la science
sous le nom d'hypnotisme, les misses Fox, habitant
une « maison hantée » de New-York, se mettaient à
causer avec les « esprits », d'abord en frappant dans
les mains, puis en faisant le cercle autour de tables
(1850), dans lesquelles l'esprit résidait et que l'esprit
faisait se mouvoir et parler par ces mouvements

mêmes avec un alphabet convenu. Ces phénomènes (1) ne furent d'abord qu'un amusement de salon ; mais plus tard, ils ont été scientifiquement étudiés, ils sont devenus objets de recherches et d'observation scientifiques.

Dès lors, comment ne pas céder au désir de voir dans ces faits une démonstration scientifique de la survivance de l'âme humaine, le début d'une étude scientifique du problème de l'au-delà.

Puisque les esprits font tourner et parler les tables, puisque nous pouvons communiquer avec eux, évoquer un parent ou un ami mort, un grand homme disparu... c'est que ces esprits existent, quelque part, ailleurs que dans notre monde visible ; donc, l'immortalité de l'âme est démontrée scientifiquement ; la base scientifique du spiritualisme est trouvée. Nous pouvons même ainsi, non seulement prouver la réalité de l'au-delà, mais avoir des détails, des renseignements sur cette autre vie, en interrogeant les esprits que nous évoquons...

On comprend comment, progressivement et logiquement, s'est établie cette notion que, dorénavant, la question de l'au-delà est devenue une question scientifique, est désoccultée et ne doit plus être résolue que par les méthodes et les recherches scientifiques : cette question n'est plus le monopole des métaphysiques et des religions ; la science remplace les métaphysiques et les religions ou, pour les esprits qui veulent garder leurs doctrines philosophiques et religieuses, la science démontre positivement la légitimité des seules solutions spiritualistes pour le problème de la survivance humaine.

« Depuis cinquante ans, dit Léon Denis, une com-

_____

(1) Voir *Idées médicales*, page 147.

munication intime et fréquente s'est établie entre le monde des hommes et celui des esprits. Les voiles de la mort se sont entr'ouverts... Les âmes ont parlé... (dans l'expérimentation), il n'est pas de succès possible, pas de résultat assuré sans l'assistance et la protection d'en haut... Les modes de correspondance qui relient les hommes vivants sur la terre s'étendent peu à peu aux habitants du monde invisible... Le spiritisme n'est pas seulement la démonstration, par les faits, de la survivance; c'est aussi la voie par où les inspirations du monde supérieur descendent sur l'humanité. A ce titre, il est plus qu'une science; c'est l'enseignement du ciel à la terre. »

ALLAN KARDEC avait déjà écrit l'Évangile « selon l'enseignement donné par les esprits supérieurs à l'aide de divers médiums ». Il y a quelques années à peine (1902), GABRIEL DELANNE intitule son livre *Preuves absolues de nos communications avec le monde des esprits,* c'est-à-dire, ajoute-t-il dans le texte « avec les âmes des personnes qui ont vécu sur la terre »; et il démontre dans son livre « que la médiumnité véritable est bien due à l'action des intelligences désincarnées ».

Ces auteurs n'ont pas manqué de tirer les conclusions naturelles des prémices ainsi posées.

LÉON DENIS intitule son livre : *Traité de spiritualisme expérimental* et dit : « le spiritisme... a tourné les pensées vers l'au-delà; il a réveillé dans les consciences brumeuses et endormies de notre temps, le sentiment de l'immortalité; il a rendu plus vivante, plus réelle, plus tangible, la croyance à la survivance des disparus. Là où il n'y avait que des espérances et des croyances, il a apporté des certitudes... Toute croyance doit être appuyée sur des faits. C'est aux manifestations des âmes affranchies de la chair, et non à des textes obscurs et vieillis, qu'il faut demander le secret des lois qui régissent la vie future et l'ascension des êtres. »

De même, DELANNE : le spiritisme est « la démonstration expérimentale de l'existence de l'âme et de son immortalité... Le positivisme étroit de notre époque, en refusant de s'occuper de ce qui ne tombe pas sous les sens, croyait avoir relégué l'âme des spiritualistes dans le royaume des chimères et voici que ses adeptes sont contraints d'en constater la réalité ». Les expériences des médiums sont « la base sur laquelle s'appuiera la démonstration de la survivance ».

On est arrivé ainsi à confondre presque, comme synonymes, les deux mots « spiritisme » et « spiritualisme »; le docteur ENCAUSSE (PAPUS) intitule son livre : *l'Occultisme et le spiritualisme*. Un spiritualiste, dit MARCEL MANGIN, n'a évidemment pas de peine à devenir spirite et GASTON MÉRY a même prononcé le mot de « catholicisme expérimental ».

La conclusion de MYERS est bien importante : « je prétends, dit-il, qu'il existe une méthode d'arriver à la connaissance des choses divines avec la même certitude, la même assurance calme auxquelles nous devons le progrès dans la connaissance des choses terrestres. L'autorité des religions et des Églises sera ainsi remplacée par celle de l'observation et de l'expérience... Notre siècle de science se pénètre de plus en plus de cette vérité que les relations entre le monde matériel et le monde spirituel ne peuvent pas être d'un caractère uniquement moral et émotionnel... Et, en ce qui touche spécialement cette affirmation centrale, la vie de l'âme se manifestant après la mort corporelle, il est clair qu'elle peut de moins en moins se faire prévaloir de la tradition seule et doit de plus en plus chercher sa confirmation dans l'expérience et l'étude modernes... Si les résultats des recherches psychiques avaient été purement négatifs, les données (je ne dis pas l'émotion) du christianisme n'auraient-elle pas reçu un coup irréparable? D'après mon opinion personnelle, nos recherches nous ont donné des résultats tout différents, largement positifs... l'affirmation vague et imparfaite de la révélation et de la résurrection est, de nos jours, confirmée par de nouvelles découvertes et de nouvelles révélations... Les révélations contenues dans les messages ayant leur source dans les esprits désincarnés... montrent d'une façon directe ce que la philosophie n'a pu soupçonner : l'existence d'un monde spirituel et l'influence qu'il exerce sur nous. »

On comprend le mot de BOURDEAU : « l'originalité de MYERS, c'est d'avoir rajeuni le vieil animisme, en prétendant l'appuyer sur un appareil scientifique. »

ERNEST BOZZANO montre que le « seul fait de l'existence des phénomènes métapsychiques, considérés en rapport avec la loi de l'évolution et sans tenir compte de l'hypothèse spirite, suffit à démontrer la survie de l'esprit après la mort du corps ».

« Si CÉSAR LOMBROSO a pu, dit *Luce e ombra* (1905), nous avouer personnellement, il y a quelques jours, dans le local de notre rédaction, qu'il croyait désormais à la survivance d'une partie au moins de la personnalité humaine, nous le devons à la ténacité admirable d'Ercole Chiaïa, qui sut mettre à profit la conscience honnête du savant et l'entraîner, pour ainsi dire, devant l'évidence des faits. »

« Le matérialisme a vécu », conclut DUPOUY; de même, pour Mgr ÉLIE MÉRIC, grâce à toutes les recherches expérimentales, « le matérialisme est vaincu... C'est une grande consolation de voir aujourd'hui les sciences expérimentales, les sciences naturelles, estimées à l'excès par les esprits de notre temps, confirmer à leur tour les pressentiments de la conscience et l'enseignement de la philosophie. C'est une grande joie pour l'esprit de voir enfin la métaphysique, la philosophie et les sciences se réunir pour condamner le matérialisme et affirmer l'existence de l'âme et son immortalité. »

En dehors du catholicisme, le rabbin DANTE LATTES pense que le « spiritisme, qui est devenu une science expérimentale, sévère, étendue, est sur le point de nous dévoiler les mystères de l'au-delà, en transformant en conviction sûre ce qui n'est actuellement que de la foi... Ses phénomènes et son hypothèse aident le sentiment religieux et moral et apportent un grand avantage et beaucoup de lumière aux faits de notre histoire, aux pratiques et aux croyances de notre foi ».

De même, le vénérable archidiacre COLLEY dit que « pour plusieurs millions de chrétiens qui ne sont pas satisfaits de leur religion, le spiritisme se présente vraiment comme un envoyé de Dieu pour sauver les hommes de ce matérialisme sadducéen qui ne voit rien au delà du tombeau. Le spiritisme est une cure pour le manque de foi, surtout parce qu'il fournit une preuve scientifique de la continuation de la vie au delà de la tombe ».

Voilà donc une thèse parfaitement établie et admise par une série d'esprits distingués, appartenant à des écoles philosophiques et religieuses très diverses; ils se trouvent réunis par l'unité de cette conviction : les faits du spiritisme sont établis scientifiquement; ils prouvent l'existence d'esprits avec lesquels nous entrons en communication, donc l'âme survit après la mort de l'homme; nos connaissances sur l'au-delà sont précisées et désormais étayées sur la science positive. Dans cette doctrine, le croyant et le spiritualiste trouvent une heureuse confirmation de leur foi et de leur doctrine; l'incroyant et le matérialiste trouvent une doctrine différente de la leur, mais à laquelle ils peuvent se rallier parce qu'elle donne à la notion de survivance le caractère non d'un dogme religieux ou métaphysique, mais d'un fait scientifique que l'on doit, non croire, mais admettre.

Je crois malheureusement que cette thèse n'est nullement fondée et qu'elle doit être remplacée par une thèse absolument opposée : dans les faits dits du spiritisme, une partie est réellement et scientifiquement démontrée; mais ces faits ne nécessitent en rien l'admission d'esprits désincarnés et par conséquent ne prouvent nullement la survivance et ne nous donnent aucune notion nouvelle sur l'au-delà. Or, c'est là le groupe de faits sur lesquels il faudrait baser toute la doctrine adverse, puisque seuls ils sont scientifiquement établis. Quant aux autres faits invoqués par les spirites, je ne crois pas que leur existence scientifique ait encore été réellement établie; on ne peut donc pas édifier sur eux une doctrine aussi grave que celle de la survivance. De plus, ces faits, non démontrés encore, entreraient-ils un jour dans la science positive, je ne crois pas qu'ils nécessitent, eux non plus, la théorie spirite, et par conséquent, qu'ils justifient l'admission scientifique de la survivance.

D'un mot, les faits dits du spiritisme, alors même qu'ils seraient tous démontrés comme scientifiquement existants, n'ajouteraient rien à nos connaissances sur l'au-delà. Voilà la conclusion que je voudrais développer.

Pour entreprendre cette tâche difficile je n'ai qu'un titre : je suis personnellement convaincu, d'un côté, de la survivance de l'âme humaine et de l'existence d'un au-delà et, de l'autre côté, de l'existence avérée d'un certain nombre de faits du spiritisme et de la possibilité pour certains autres d'entrer un jour dans le domaine de la science positive et démontrée. C'est donc avec joie que je verrais ces deux convictions s'étayer, se démontrer, se corroborer mutuellement ; je serais heureux de trouver dans ces faits démontrés du spiritisme des arguments apologétiques en faveur de mes convictions philosophiques et religieuses. Je ne suis sceptique sur aucun des deux termes du problème, je suis ennemi *a priori* de ceux qui veulent traiter ces questions par le dédain ou la moquerie. Je suis donc, semble-t-il, dans un état d'âme qui donnera quelque poids et quelque valeur à l'opinion négative, contraire à mes désirs, dont je vais essayer de démontrer la justesse.

II

Un premier argument, d'une valeur médiocre (je le reconnais), contre la thèse spirite peut être tiré de la diversité des conclusions auxquelles, en définitive, arrivent ses adeptes, quand ils veulent formuler la doctrine à laquelle ils aboutissent : une doctrine uniquement basée sur la science positive et sur la seule constatation des faits scientifiques doit être la même pour tous les expérimentateurs, au même moment de l'histoire de la science.

Or, comme je l'ai dit ailleurs, « les uns voient dans

l'occultisme la démonstration expérimentale du catholicisme (GASTON MÉRY), la preuve sans laquelle la religion chrétienne serait bien mal en point (MYERS); d'autres y voient la transformation en science de la foi judaïque (DANTE LATTES), tandis que certains y voient au contraire un grand danger pour la foi (GODFREY RAUPERT) et d'autres, une religion pour ceux qui ne sont pas contents de la leur (COLLEY). LAPPONI y voit l'œuvre à peu près constante du démon, ROLFI distingue les cas du démon et ceux des anges. Pour DRUMONT, c'est l'existence du surnaturel démontrée par la science et, pour Mgr ÉLIE MÉRIC, la preuve de l'agilité et de l'intelligence pénétrante des esprits. MYERS en déduit une conception bouddhiste du Cosmos et COURRIER salue l'avènement du spiritisme dans nos belles cathédrales à la place du catholicisme vieilli ».

Je dis que, quoique réel, l'argument est médiocre parce que la divergence et la contradiction n'apparaissent entre les conclusions des auteurs que quand elles dépassent le fait de la survivance et veulent formuler une doctrine philosophique ou religieuse complète. Limitées à l'affirmation de la vie au delà, ces diverses conclusions gardent une assez grande unité pour qu'il soit nécessaire de les réfuter d'une manière plus précise.

La question se pose donc ainsi : les faits du spiritisme accroissent-ils nos connaissances sur l'au-delà en nous démontrant la survivance de l'âme humaine (ou esprit)?

Je vais limiter d'abord la discussion aux faits dont l'existence est scientifiquement démontrée ; je les grouperai sous les sept chefs suivants : magnétisme animal et hypnotisme (suggestion), tables tournantes, pendule explorateur, baguette divinatoire, cumberlandisme avec contact, cristallomancie, médiums et transes.

Je rappelle d'abord en quoi consistent les faits de chacun de ces groupes.

A la fin du dix-huitième siècle, qui se targuait de tant d'incrédulité, l'année même où Voltaire y venait mourir (1778), Mesmer y faisait son entrée et commençait à magnétiser les gens réunis autour de son baquet. Là se passent des scènes étranges de convulsions, d'assoupissement, de pleurs, de hoquets, de rires. Tous sont soumis à celui qui magnétise, au Maître, qui, vêtu d'un habit de soie lilas ou de toute autre couleur agréable, promène sa baguette avec une autorité souveraine.

Le marquis de Puységur (1784) voit un homme qu'il avait magnétisé s'endormir paisiblement et continuer, dans son sommeil provoqué, à parler, à s'occuper très haut de ses affaires. Il magnétise un arbre et, par l'intermédiaire de cet arbre, agit sur un très grand nombre de sujets. Pour éveiller le sujet, il lui touche les yeux ou l'envoie embrasser l'arbre qui l'a endormi tout à l'heure et qui maintenant le désenchante.

L'abbé de Faria endort sans passes ni gestes, en disant « dormez » d'un ton impératif.

Tous ces phénomènes restent occultes et mystérieux jusqu'au milieu du dix-neuvième siècle, puisque le 1er octobre 1840, après une série de rapports et sur la proposition de Double, l'Académie de médecine décide qu'elle ne répondra plus aux communications concernant le magnétisme animal, de même que l'Académie des sciences regarde comme non avenues les communications relatives à la quadrature du cercle et au mouvement perpétuel.

20

Encore en juin 1842, l'Association britannique refuse d'entendre les premières communications de JAMES BRAID, qui heureusement ne se décourage pas, fonde l'hypnotisme et établit scientifiquement les faits de l'*hypnose* et de la *suggestion*, bien étudiées ensuite par BERNHEIM et par CHARCOT et dont l'existence ne peut pas être révoquée en doute.

L'existence des *tables tournantes* est tout aussi scientifiquement et positivement démontrée.

Les tables tournent réellement dans certains cas, alors qu'autour de la table il n'y a, les mains appuyées dessus, que des gens d'absolue bonne foi, c'est-à-dire des personnes ne poussant pas volontairement et ne sentant pas qu'elles poussent. Le temps n'est plus où l'on pouvait dire que c'était toujours là une illusion ou une fumisterie.

La table peut ainsi tourner, se déplacer, frapper des coups avec un de ses pieds qui se soulève et retombe et par suite répondre, en langage spirite, aux questions posées.

Le *pendule explorateur* est « un instrument qui sert à la divination depuis un temps immémorial ». On tient avec deux doigts un fil flexible auquel est suspendu un corps lourd comme une bague ou un bouton ; on peut attacher le fil au pouce et faire pendre le bouton dans un verre.

Sans mouvements volontaires et conscients du sujet qui tient le fil, le bouton se meut et va frapper le verre : il frappe ainsi un certain nombre de coups, indique l'heure, une date, l'âge d'un témoin ou répond à une question dans le même langage que la table.

La *baguette divinatoire* est une baguette de coudrier en forme de fourche, qui sert à découvrir les sources, les trésors dissimulés et même les traces des criminels.

« Le devin prend dans ses deux mains les deux branches de la fourche et s'avance sur le terrain qu'il doit explorer, en ayant soin de ne pas bouger volontairement les bras. Si, sur un point du parcours, la baguette oscille, s'incline jusqu'à tordre les poignets du devin qui ne peut résister, c'est là qu'il faut fouiller, pour trouver les sources et les trésors. » (PIERRE JANET.)

« Avant la défense de M. le cardinal Le Camus, dit LE BRUN, l'usage en était très commun dans le Dauphiné. Beaucoup de gens de la campagne, hommes, garçons et filles, vivaient du petit revenu de leur baguette... On consultait la baguette sur le passé, le présent et l'avenir. Elle se baissait pour répondre *oui*, et s'élevait pour la négative. »

On connaît l'exercice, très répandu en Angleterre sous le nom de *Willing game*, et en France sous le nom de *lecture des pensées* ou *cumberlandisme* (du nom de celui qui l'a introduit il y a quelques années).

On cache un objet à l'insu du sujet qui a les yeux bandés. Une personne, qui sait où est l'objet, entre en communication avec le sujet, en lui touchant la main ou la tempe. Cette personne directrice pense fortement à l'endroit où est l'objet; le sujet y va directement et découvre l'objet. Ceci peut être varié à l'infini : on pense un acte à accomplir, un numéro à trouver...

On réussit très bien, sans le concours d'aucun professionnel, sans prestidigitateur, entre gens tous d'absolue bonne foi.

C'est dans une carafe posée sur une coupe d'or, et placée dans le sombre enfoncement d'une tonnelle, où quelques rochers factices figuraient une grotte, qu'au dire d'ALEXANDRE DUMAS Joseph Balsamo, le futur Cagliostro, fait voir à l'archiduchesse Marie-Antoinette, la future reine de France, l'avenir terrible qui l'attend et à la vue duquel la Dauphine, à genoux, essaye vainement de se relever, chancelle un instant, retombe, pousse un cri terrible et s'évanouit.

C'est d'une coupe d'argent que Joseph, le ministre de Pharaon, se servait pour augurer et interpréter les songes.

Au seizième siècle, il y eut une sorte de petit cristal qui fit le tour de l'Europe entre les mains d'un Anglais, John Dee. Les personnages, qui apparaissaient dans cette pierre magique, causaient et renseignaient les individus.

SAINT-SIMON raconte les révélations faites en 1706 au duc d'Orléans, le futur régent, par un individu qui prétendait « faire voir dans un verre rempli d'eau tout ce qu'on voudrait savoir ».

On connaît bien aujourd'hui les conditions scientifiques dans lequelles il faut se placer pour réaliser et bien observer ce phénomène, qu'on appelle *cristallomancie*.

Vous prenez, dit PIERRE JANET, une boule de verre, et vous la disposez dans un endroit qui ne soit ni complètement obscur ni tout à fait lumineux ; on se place en plein jour, on entoure le cristal d'écrans, de paravents ou d'étoffe noire ; puis on installe le sujet commodément et on le prie de regarder fixement. On ne voit d'abord que des choses insignifiantes ; puis cela se précise. On voit apparaître des dessins, des figures d'abord très simples, des étoiles, des lignes, des lettres, des chiffres. Au bout de quelques instants, on aperçoit des figures colorées, des personnages, des animaux, des arbres, des fleurs. On regarde avec émotion, on se complaît dans ce petit spectacle. On peut arriver à voir des scènes entières, dans lesquelles des personnages se meuvent et parlent. L'image peut devenir très fixe, sera retrouvée telle quelle, quand on est revenu à la boule après s'en être éloigné; elle peut être grossie par la loupe. Certains peuvent même sortir cette image de la boule, l'objectiver sur un papier et la dessiner.

Une jeune femme, dit GASTON MÉRY, prit un verre d'eau, appela à son aide l'esprit Aracra, et dépeignit les personnes absentes sur lesquelles on l'interrogeait. Elle les fit même voir à certains témoins de la scène.

C'est un phénomène de ce genre que GUY DE MAUPASSANT décrit dans le *Horla*, quand, regardant dans une glace, il ne s'y voit pas, et a toute une hallucination prolongée.

Tout le monde ne réussit pas ces diverses expériences avec le même succès : on appelle *médiums* les sujets qui les réussissent le mieux, qui font très vite tourner une table, mouvoir un pendule ou une baguette, qui dirigent très bien dans le cumberlandisme, sont facilement hypnotisés ou voient rapidement dans une boule de cristal.

Avec les médiums parfaits, on peut faire des expériences bien plus complètes. Quand on leur pose des questions, ils répondent avec un pied de table ou avec une planchette munie d'un crayon, ils écrivent directement au crayon, dessinent ou parlent. Certains gesticulent, se meuvent, jouent des scènes entières et complètes. On a cité des médiums musiciens (pianiste, harpiste...) Le médium, en transe, peut changer de personnalité et alors réaliser de véritables histoires, des romans complets.

On connaît le roman martien et le roman royal d'Hélène Smith, qui se transportait dans la planète Mars ou se transformait en Marie-Antoinette, et vivait la vie de ces nouveaux personnages.

Les évocations d'esprits sont courantes dans ces
· expériences.

Quand il parle avec une table, le médium évoque
l'âme d'un grand homme ou d'un parent mort, à son
gré, suivant le conseil d'un assistant. La plupart des
médiums ont des *esprits familiers* qui viennent plus habituellement les diriger. Pour Mlle Couesdon, c'était
l'ange Gabriel; chez mistress Piper, c'est le docteur
Phinuit, décédé, qui vient habiter son corps, se substituer à sa propre personnalité, se sert de ses organes,
s'exprime par sa bouche; il y a aussi des *esprits amis*,
que le docteur Phinuit consulte avant de parler par la
bouche de Mrs Piper. Simultanément, un esprit peut
parler par la bouche du médium et un autre, écrire
par sa main; on a même vu les deux mains de Mrs Piper en transe écrire simultanément, inspirées chacune
par un esprit différent, pendant que Phinuit se servait
de la voix du même médium. Plus tard, Georges Ro-
binson se substitua à Phinuit comme esprit familier.

De même, Hélène Smith est d'abord dirigée dans ses
transes par l'esprit familier de Victor Hugo. Puis, pendant une période de transition d'environ un an, la protection de Victor Hugo devient impuissante à défendre
le médium contre les invasions d'un intrus nommé
Léopold, qui aurait eu avec Hélène de mystérieuses
relations dans une existence antérieure. La bataille
entre Victor Hugo et Léopold est curieuse et se termine par la défaite définitive de Victor Hugo, qui disparaît et cède la place à Léopold.

Voilà tout un ensemble de faits dont l'existence est
scientifiquement établie. Sont-ils de nature à nous
éclairer sur l'au-delà, à étendre et à préciser nos connaissances sur la survivance?

Oui, répondent ceux qui adoptent la théorie spirite. Dans le sous-titre de ses *Recherches sur la médiumnité*, GABRIEL DELANNE promet des « preuves absolues de nos communications avec le monde des esprits » et, dans son livre, il s'efforce de démontrer » que la médiumnité véritable est bien due à l'action des intelligences désincarnées ».

Je crois, pour ma part, qu'il n'en est rien et que les faits indiqués plus haut peuvent être acceptés comme scientifiquement établis sans qu'on ait besoin d'avoir recours à l'évocation des esprits ou des âmes désincarnées. Ils sont tous explicables par les notions, aujourd'hui bien établies sur le psychisme inférieur (1), c'est-à-dire l'*activité psychique inconsciente et involontaire*.

Déjà, en 1833, CHEVREUL, étudiant de très près le mécanisme du pendule explorateur, concluait que le mouvement était produit par une action musculaire involontaire ; et, en 1846, GERDY disait : « il faut s'habituer à comprendre qu'il peut y avoir sensation sans perception de la sensation ». Voilà le germe du psychisme involontaire et inconscient (*subconscient* pour beaucoup), dont les beaux travaux de PIERRE JANET ont définitivement fixé l'histoire.

Dans le cerveau, au-dessous des neurones (centre O) qui président à la pensée supérieure, au psychisme conscient et volontaire, sont des neurones en très grand nombre qui président à la pensée inférieure, au psychisme involontaire et inconscient (ou subconscient, dans le sens de « au-dessous du seuil de la conscience ») : neurones qui forment le polygone psychique.

Quand lady Macbeth erre, un flambeau à la main,

(1) Voir le *Psychisme inférieur* et *Idées médicales*, page 1.

dans une crise de somnambulisme, elle pense et agit avec ses centres psychiques inférieurs ou polygonaux. Quand Archimède parcourt les rues de la ville, tout nu, en criant « Eurêka », il marche avec son psychisme inférieur et pense à son problème résolu avec son psychisme supérieur.

Dans la vie normale, l'homme éveillé pense et agit avec tout l'ensemble de ses centres psychiques. Mais, dans une série de circonstances (sommeil, état de distraction...) les deux ordres de centres se dissocient; l'activité polygonale (ou inférieure) et l'activité (supérieure) du centre O se manifestent différemment : dans le sommeil, O dort et le polygone rêve; chez Xavier de Maistre distrait, le polygone le conduit chez Mme de Hautcastel, alors que O avait décidé d'aller à la cour.

Cette notion, très classique aujourd'hui, des deux activités psychiques, distinctes et dissociables dans certains cas, explique bien et désocculte tous les faits cités plus haut ou du moins les fait rentrer dans un grand groupe d'autres phénomènes scientifiquement connus et par conséquent leur enlève toute valeur démonstrative sur l'au-delà.

Quand un sujet est hypnotisé, il est en état de désagrégation suspolygonale; l'action de son centre O est plus ou moins complètement annihilée et son polygone obéit plus ou moins aveuglément aux centres psychiques réunis de l'hypnotiseur. C'est la définition de l'état de suggestibilité.

Quand une table tourne, c'est que les assistants la poussent, mais par des mouvements involontaires et inconscients, c'est-à-dire sans fraude voulue. Et quand la table frappe des coups et parle, c'est la pensée d'un des assistants qui s'exprime ainsi par les pieds de la table, à l'insu et sans le consentement voulu dudit assistant.

De même, quand le pendule explorateur oscille et quand la baguette divinatoire tourne, ces mouvements n'ont rien de surnaturel ni d'extraordinaire ; ils sont le résultat de contractions musculaires, dans les doigts de l'opérateur, contractions musculaires inconscientes et involontaires, commandées et dirigées par le polygone à l'insu du centre O. Et si (comme le croient certains) il y a réellement des sourciers qui ne font tourner leur baguette qu'au voisinage des sources, c'est qu'ils ont dans leurs centres psychiques inférieurs des notions inconscientes qui leur font reconnaître en effet la présence de la source.

Dans le cumberlandisme, le liseur de pensée est réellement guidé par les mouvements involontaires et inconscients de son guide (qui, lui, connaît la cachette vers laquelle il faut aller).

Dans le cristal, le polygone désagrégé du sujet s'absorbe et s'autosuggère un spectacle qui constitue une véritable hallucination polygonale.

Toute la vie du médium en transe est une vie de polygone désagrégé de son centre O. Il réalise, dans ses centres psychiques inférieurs, une personnalité nouvelle et joue ainsi un rôle nouveau. Ce personnage est distinct du personnage ordinaire et normal en ce qu'il est inconscient ; il est distinct du même personnage simulé en ce qu'il est involontaire.

Ainsi quand on évoque l'esprit d'un archevêque ou d'un général, le médium se transforme polygonalement en archevêque ou en général et vit ce nouveau personnage, non comme un acteur qui a appris et joue un rôle, mais inconsciemment et involontairement.

Est-il besoin d'insister pour montrer que dans tous ces faits, scientifiquement étudiés et positivement établis, il n'y a intervention d'aucun esprit désincarné, d'aucune âme arrachée à la vie supraterrestre, il n'y a par suite aucune preuve de l'existence d'un au-delà quelconque.

Quand on évoque l'esprit de Victor Hugo ou de Chateaubriand, c'est le médium qui réalise ces personnages avec ses propres forces psychiques et, sous la signature de ces grands hommes, il fait des vers de mirliton ou de la prose à la façon de M. Jourdain.

LAPPONI, qui admet cependant une origine surnaturelle à ces phénomènes, remarque combien est étrange « la facilité avec laquelle les esprits savent adapter leurs goûts à ceux des gens qui les cultivent. On dirait que, comme l'antique Pythonisse prenait parti pour le roi Philippe en rendant ses oracles, les esprits d'aujourd'hui partagent les opinions de ceux qui les consultent : pieux avec les personnes pieuses, aimant avec ceux qui aiment les leurs, politiciens avec les politiciens, hommes d'affaires avec les commerçants, savants avec les érudits, vulgaires et grossiers avec le vulgaire ».

En somme, cela prouve que les révélations de ces prétendus esprits ne dépassent nullement l'intelligence et les forces psychiques des assistants et par suite ne révèlent rien sur l'au-delà.

De même, le professeur CHARLES RICHET, à qui on ne peut certes pas reprocher une hostilité de parti pris sur toutes ces questions, CHARLES RICHET montre « l'étrange caractère des personnalités » réalisées par les esprits évoqués dans ces expériences. Ainsi Aristote revient pour parler en français ou en anglais et donner des conseils aussi profonds que ceux-ci : « persévérez, avec de la patience vous réussirez »; ou : « demain, vous aurez de meilleurs résultats ». « Si par l'écriture automatique cette personnalité donne des signes de sa soi-disant existence, elle écrit avec l'écriture du médium et fait les mêmes fautes d'orthographe que le médium même... S'il s'agit de personnalités moins illustres qu'Aristote, elles ont oublié certains faits caractéristiques, étant incapables, par exemple, de donner leur prénom et le nom de la ville où elles ont vécu. Phinuit, le contrôle de Mme Piper, était un soi-disant Français de Metz, qui parlait en anglais et avait oublié le français à force de soigner les nombreux Anglais habitant Metz. On pourrait, sans peine, ajoute RICHET, trouver quantité de pareilles inepties. »

Hélène Smith, le célèbre médium si bien étudié par le professeur FLOURNOY, incarne d'abord le médium de Cagliostro : Lorenza Feliciani, jusqu'au jour où on lui démontre que Lorenza Feliciani n'a jamais existé que dans l'imagination d'ALEXANDRE DUMAS. Alors elle évoque et incarne Marie-Antoinette; mais quoiqu'elle personnifie ce personnage avec beaucoup d'intelligence, elle prend un accent plutôt anglais qu'autrichien, elle fait des autographes qui ne ressemblent en rien à ceux de Marie-Antoinette, elle cause la veille de sa mort avec la princesse de Lamballe massacrée trois mois avant, elle fume avec Philippe-Égalité jusqu'à ce qu'on lui ait fait remarquer l'invraisemblance de cette habitude qu'elle n'a pu contracter que dans l'autre monde; elle emploie les mots *dérailler* (au figuré), *mètre* ou *centimètre* et ne s'étonne que tardivement si on prononce devant elle les mots *tramway* ou *photographie*.

Les médiums qui, comme Hélène Smith et Mme Smead, ont fait descendre leurs esprits de la planète Mars ne nous ont pas apporté sur cet astre des révélations plus sensationnelles que n'en a porté à Victorien Sardou l'esprit qui signait son message « Bernard Palissy sur *Jupiter* » ou à Flammarion, celui qui signait Galilée.

Donc, comme dit FLOURNOY, « les soi-disant communications spirites... sont un pur produit de l'imagination subconsciente du médium, travaillant sur des souvenirs ou des préoccupations latentes ».

Les données, classiques aujourd'hui, sur le psychisme inférieur et la mémoire polygonale inconsciente, permettent même d'interpréter certains faits, qualifiés antérieurement de télépathie, divination ou prophétie.

Ainsi MAURY voit en rêve, plusieurs jours de suite, un certain monsieur à cravate blanche, à chapeau à larges bords, d'une physionomie particulière et ayant dans la tournure quelque chose d'un « anglo-américain ». Ce monsieur lui est absolument inconnu. Mais plus tard il le rencontre, tel qu'il l'a vu en rêve, dans un quartier où il était allé souvent avant son rêve et où il l'avait certainement vu, inconsciemment et sans s'en rendre compte. Voilà qui donne au rêve l'apparence d'une divination ou d'une prémonition, alors qu'en réalité il s'agit uniquement d'une résurrection des impressions inconsciemment reçues et emmagasinées.

BROCKELBANK perd un couteau de poche, le cherche vainement, n'y pense plus. Six mois après, il en rêve, voit la poche d'un vieux pantalon abandonné où est son couteau. Il s'éveille, y va, le trouve. — Divination! Non. Souvenir polygonal réapparaissant dans le sommeil.

La chose devient bien plus jolie, mais pas plus mystérieuse, quand le polygone agrémente sa ressouvenance d'un peu de roman.

Une fillette perd un petit couteau auquel elle tenait beaucoup et ne le trouve plus. Une nuit, elle rêve qu'un frère qu'elle avait perdu et beaucoup aimé lui apparaît et la conduit par la main à l'endroit précis où était le couteau. Elle s'éveille, y va et le trouve. — On prévoit combien il sera difficile d'empêcher cette enfant de croire à une révélation d'outre-tombe. Et cependant c'est un simple fait de réminiscence polygonale.

Une jeune fille, raconte encore MYERS, voit dans un cristal l'annonce de la mort d'une de ses amies, fait totalement étranger à son moi conscient. En se reportant au *Times*, elle trouve, dans une feuille dont elle s'était servie pour protéger sa face contre la chaleur de la cheminée, l'annonce de la mort d'une personne portant le même nom que son amie; de sorte que, ajoute MYERS, les mots ont pénétré dans le champ de sa vision, sans atteindre son esprit éveillé. — En effet, grâce au cristal, la jeune fille avait retrouvé dans son polygone inconscient un souvenir qui y avait été réellement déposé à son insu, sans aucune télépathie.

On voit bien, par ces exemples, de quelles précautions il faut s'entourer, avec quel soin il faut faire l'enquête avant de déclarer supranaturelle une expérience, avant de conclure à l'existence et à l'intervention d'un esprit réincarné.

Pour qu'un esprit fît réellement, dans une expérience, la preuve de sa présence et de son identité, il faudrait qu'il fournît des renseignements absolument nouveaux, inconnus du médium et des assistants.

Le fait ne s'est jamais positivement produit, même quand des savants ont organisé, de leur vivant, des expériences de contrôle qui devaient être réalisées après leur mort, comme ont fait le docteur HODGSON, MYERS ou plus récemment WILLIAM JAMES.

ERNEST BOZZANO, qui a fait, dans les *Annales des Sciences psychiques,* une série de très intéressants articles pour démontrer « l'identification spirite », parvient uniquement à démontrer que « l'hypothèse spirite a acquis graduellement le droit à la considération scientifique ».

Ceci est certain et je l'accepte. C'est bien sans parti pris et scientifiquement que je considère et discute l'hypothèse spirite et que je la déclare non scientifiquement démontrée dans l'état actuel de nos connaissances.

Comme le dit MORSELLI, « l'identification des esprits n'est admise, même par les spirites, que comme une supposition invérifiable; jusqu'ici, toujours et partout, elle a fui à l'évidence ».

Les partisans de l'hypothèse spirite reconnaissent, avec ALEXANDRE AKSAKOFF, que « la preuve incontestable de l'identité d'un esprit, sous quelque forme qu'il se manifeste, est impossible ».

Or, ceci serait nécessaire pour que l'existence des esprits fût scientifiquement démontrée et qu'on pût, de cette démonstration, tirer quelque conclusion sur l'au-delà. On ne peut en effet pas dire, avec le même AKSAKOFF : « nous devons nous contenter d'une preuve relative, qui consiste à en devoir admettre la possibilité. »

Non certes, nous ne pouvons pas nous contenter de cela au point de vue où nous nous sommes placés. Pour sortir définitivement de l'occultisme, pour entrer dans la science et avoir force de fait scientifique, l'hypothèse spirite doit faire sa preuve.

Or, cette preuve n'est pas encore faite.

Dès lors, Bozzano ne me rangera pas parmi les critiques à « idées préconçues *misonéistes* », qui classent tous les partisans du spiritisme parmi « les mystiques et les déséquilibrés » et qui déclarent l'hypothèse spirite « absurde et insoutenable ». Non certes. Je déclare simplement que l'hypothèse spirite n'est pas démontrée; qu'elle n'est pas *encore* démontrée si l'on veut; et ceci suffit pour que tous les faits étudiés ci-dessus ne puissent en rien étendre, étayer ou modifier nos connaissances sur l'au-delà.

C'est ce que reconnaît d'ailleurs ERNEST BOZZANO lui-même quand il dit, comme conclusion de son ouvrage : « on est forcé de reconnaître qu'au point de vue scientifique et philosophique la matière psychique recueillie jusqu'ici ne peut suffire à résoudre définitivement le grandiose problème d'outre-tombe, de sorte qu'il conviendra d'attendre que cette matière s'accumule longtemps encore avant d'entreprendre, avec la certitude du succès, l'érection du temple si souhaité où Science et Foi se tendront fraternellement la main. »

III

Tout ce que je viens de dire ne s'applique, bien entendu, qu'aux faits énumérés plus haut, c'est-à-dire : l'hypnotisme et la suggestion, les mouvements des tables touchées par les médiums, la baguette divinatoire, le pendule explorateur, la cristallomancie, le cumberlandisme avec contact et les romans polygonaux des médiums en transe.

Il faut parler maintenant de faits plus extraordinaires pour lesquels l'hypothèse spirite peut reparaître avec plus de vraisemblance parce qu'ils sont plus difficiles à expliquer par les hypothèses scientifiques ordinaires. Tels sont : la suggestion mentale, la télépathie, la télesthésie et les prémonitions, les déplacements d'objet à distance, la clairvoyance et les apparitions de fantômes.

Je crois facile de démontrer que l'existence des faits de ce groupe n'est pas scientifiquement établie.

Je rappelle d'abord en quoi consistent ces faits.

On dit qu'il y a suggestion *mentale* quand on suggère quelque chose à un sujet sans employer la parole, l'écriture ou le geste, c'est-à-dire sans employer aucun des procédés habituels de communication des hommes entre eux.

Le phénomène est le même dans le cumberlandisme *sans contact*, c'est-à-dire quand on guide un sujet vers une cachette sans le tenir par la main, sans le toucher et sans lui faire aucun signe.

Si cette transmission de la pensée d'un cerveau à un autre se fait à distance, c'est la *télépathie*. L'impression télépathique peut précéder et annoncer un événement futur : c'est alors une *prémonition* ou une *prophétie*; appliquée à un événement présent, c'est une *divination*. Si l'impression télépathique s'applique au passé et vient d'un sujet mort, c'est la *psychométrie* ou télépathie *retrocognitive*.

Si la sensation perçue en dehors des moyens connus part d'un objet, c'est-à-dire si le sujet voit un objet invisible pour tout le monde ou s'il entend un son que personne ne peut percevoir, on dit qu'il y a *clairvoyance* ou *clairaudience*. C'est la faculté de voir à travers les corps opaques, c'est la faculté des voyantes.

A distance et toujours par des procédés et des intermédiaires inconnus jusqu'ici, peut être transportée une impression, non plus sensitive ou sensorielle, mais motrice : ce sont alors les déplacements d'objet *sans contact*.

Le plus ancien exemple de ces déplacements sans cause immédiate connue est fourni par les *maisons hantées*. Tantôt on entend des bruits sur le plateau de la table, sur les meubles, sur les murailles ou au plafond : ce sont les *raps*. Tantôt ce sont les déplacements d'objets volumineux comme les produit Eusapia Paladino ou seulement l'ascension d'un pèse-lettres sans contact de la main ou les apports lointains de fleurs ou de fruits, comme les réalisait Anna Rothe.

Dans ces mouvements à distance il faut placer aussi l'écriture sur une ardoise séparée par une table de la main du médium.

Enfin on a observé des *matérialisations :* apparition de phénomènes lumineux, de véritables fantômes, dont on a pu prendre des photographies et des moulages. .

Voilà les faits vraiment extraordinaires sur lesquels s'appuie surtout aujourd'hui l'hypothèse spirite.

Sans avoir le temps de développer mon argumentation sur ce point capital, je crois pouvoir dire que l'existence positive de ces faits n'est pas scientifiquement démontrée. Voici le plan et les idés principales de cette démonstration, que j'ai exposée ailleurs.

Il faut d'abord bien rappeler qu'un fait peut apparaître tout à fait extraordinaire et inexplicable, alors qu'il est absolument naturel : il suffit que nous n'en voyions pas le mécanisme et que nous ne connaissions pas le truc. C'est ce qui nous arrive à toutes les représentations de prestidigitateurs habiles.

Nous savons qu'il n'y a rien de supranaturel dans leurs expériences; mais nous ne nous expliquons pas comment ils peuvent faire sortir d'un chapeau des fleurs, des cigares et un lapin vivant.

Tous les faits des médiums ont été reproduits par des prestidigitateurs. On sait comment Robert Houdin reproduisit et dévoila les expériences de l'armoire mystérieuse que les frères Davenport attribuaient aux esprits. Kellar, prestidigitateur très connu, imite avec grand succès l'écriture sur ardoises et finalement se fait « fort d'imiter n'importe quel phénomène média-nimique après l'avoir vu trois fois ». De même, Davey a merveilleusement reproduit, avec les seuls procédés des prestidigitateurs, l'écriture directe sur l'ardoise, les raps et les matérialisations. Davis a réalisé des séances dont le compte rendu a été publié comme un succès pour le spiritisme et, le lendemain, il déclara que tout avait été de la supercherie et il dévoila ses trucs. Un autre prestidigitateur a parié deux cents livres qu'il répéterait en public une scène de spirites très admirée et a gagné son pari. Tout le monde connaît ces prestidigitateurs qui font pousser le blé ou un yucca ou éclore des petits poissons rouges avec du caviar (Paris les a revus encore récemment).

A côté de ces prestidigitateurs, qui, par des moyens naturels, simulent les phénomènes du spiritisme, il faut placer les médiums qui trompent, qui simulent ou truquent. Ils sont légion. Les uns trichent volontai-rement (c'est l'exception); les autres trichent involon-tairement et inconsciemment : ceux-ci ne sont pas coupables; réellement ils ne fraudent pas, ils ne trom-pent pas sciemment; mais leurs expériences n'ont plus de valeur pour démontrer l'existence des esprits.

Ainsi le médium aux fleurs, Anna Rothe, a été

démasquée en Allemagne et on lui a fait un procès.

JULES BOIS a constaté les trucs puérils et grossiers de la fameuse Florence Cook qui dupa magnifiquement le grand savant William Crookes par le fantôme de Katie King, comme, à la villa Carmen, on a trompé CHARLES RICHET lui-même.

Le médium australien Bailey a été confondu par DE VESME et par le romancier italien FOGAZZARO. HODGSON a démontré que Slade, un des plus célèbres médiums, écrivait sur les ardoises à la façon du prestidigitateur Davey dont j'ai parlé plus haut. Eldred, qui réalisait de merveilleuses matérialisations, a été trouvé en possession de tout un appareil de truquage. Le lieutenant-colonel Mayhew saisit à pleines mains un fantôme matérialisé par le célèbre médium Craddock et reconnut le médium lui-même qui se débattit furieusement ; il poursuivit et fit condamner le mystificateur devant un tribunal de police de Londres en vertu d'un article de la loi édictée par Georges IV, « qui considère comme un coquin et un vagabond (*a rogue and a vagabond*) quiconque a recours à certains stratagèmes subtils de divination et prétend évoquer les esprits de personnes décédées »...

Eusapia Paladino elle-même, dont les expériences sont si remarquables et connues du monde entier, a été convaincue de supercherie. En Angleterre, ses tromperies se multiplièrent tellement que la *Société des recherches psychiques de Londres* n'a pas voulu insérer le compte rendu de ses expériences dans ses mémoires et a décidé qu'à partir de ce moment elle ignorerait ce que ferait Eusapia Paladino, comme elle ignore « ce que font les autres personnes adonnées à ce métier malhonnête ».

Plus récemment, à New-York, une commission de

savants et de prestidigitateurs·a surpris Eusapia trichant, quoique, dit le médium, elle n'ait pas été assu-
jettie à la moitié des contrôles employés à Rome et à
Paris.

Je ne multiplierai pas ces exemples; mais je les terminerai par cette déclaration de FLAMMARION : « je
puis dire que, depuis quarante ans, presque tous les
médiums célèbres sont passés par mon salon de
l'avenue de l'Observatoire, à Paris, et que je les ai, à
peu près tous, surpris trichant. » Certes, comme le dit
encore le même auteur, cela ne veut pas dire qu'ils
trichent toujours. Mais cela suffit à frapper de suspicion toutes leurs expériences. Dès qu'un médium a
certainement trompé une fois, on peut toujours se
demander si, dans les autres expériences du même
médium, la supercherie n'a pas été seulement plus
habile et mieux dissimulée.

A côté des médiums qui trompent, il faut placer les
spectateurs qui *se trompent*. Ceci paraît extraordinaire,
mais existe parfaitement : il ne s'agit peut-être pas
souvent d'hallucination, mais on est très souvent victime d'illusion.

Il est plus difficile qu'on ne croit de bien observer,
dans une demi-obscurité, un phénomène extraordinaire, alors qu'on est ému par les circonstances ambiantes et qu'on s'attend à voir quelque chose de surprenant, sans savoir exactement ce que ce sera.

Ainsi dans des séances de matérialisation dans lesquelles la supercherie a été ensuite démontrée, ici, une
assistante avait reconnu sa mère; là, un assistant
reconnaît sa vieille nourrice, son enfant. Avec le même
Eldred, convaincu ensuite de tricherie, un contre-ami-
ral reconnaît dans **un** fantôme matérialisé un· de ses

proches parentes, récemment décédée, qui avait antérieurement manifesté le désir de lui apparaître.

Dans un fantôme matérialisé par Craddock, une assistante reconnut son beau-père; son mari s'écria d'abord : « c'est bien lui! » mais puis se ravisa et dit : « non, c'est ma mère! »

Ces erreurs d'interprétation et même d'observation se produisent avec des expérimentateurs exercés.

On sait combien l'homme le plus savant est faillible dans ses constatations. Comme démonstration de ce fait, Le Bon a récemment rappelé l'histoire des rayons N que des savants très consciencieux et très avertis ont constatés, analysés, dont ils ont mesuré la déviation par le prisme et qui n'existent pas.

Ces erreurs involontaires sont bien plus fréquentes quand il s'agit des phénomènes occultes.

J'ai signalé ailleurs (1) le curieux entraînement que subissent les expérimentateurs, quand une fois ils sont entrés dans ce genre d'études, et l'évolution que subit leur mentalité. Ils commencent, en savants, des expériences étroites, précises, limitées, de nature, par conséquent, à donner des conclusions vraiment scientifiques. Puis, ils étendent leur champ d'observation, généralisent leurs conclusions et citent, à côté de leurs expériences, d'autres faits infiniment moins scientifiques.

Ainsi Lombroso, qui commence son Mémoire sur des expériences très précises et limitées, avec le cardiographe, parle ensuite, dans le même travail, des fantômes et apparitions de défunts, des auto-lévitations comme celle de Home « qui tourne horizontalement autour de toutes les fenêtres d'un palais et celle

(1) L'Occultisme, 2e édition, page 402.

des deux petits frères de Ruvo qui parcourent quarante-cinq kilomètres en quinze minutes »; des « êtres »
ou des « restes d'êtres » qui pour « prendre une complète consistance » doivent « pour s'incarner » emprun-
ter « momentanément une partie de la substance du médium, qui est en ce moment assoupi, presque agonisant ».

Quand on voit des hommes de cette valeur scientifique laisser dévier leur esprit averti dans de pareilles
constatations et des publications de ce genre, on ne
s'étonne plus de l'emballement des assistants ordinaires, non savants exercés, naïfs, confiants dans
l'honnêteté du médium comme dans la leur propre et
désireux de voir de vraies révélations de l'au-delà.

Ces mêmes erreurs d'interprétation apparaissent de
la même manière quand il s'agit d'apprécier des prophéties et des prémonitions.

La plupart des prophéties, depuis celles de Mlle Couesdon jusqu'à celles de Mme de Thèbes, sont rédigées
dans un style vague qui permet de les considérer
comme réalisées par les événements les plus opposés
et les plus contradictoires.

S'il s'agit d'une guerre ou d'une catastrophe, on ne
dit ni le pays où cela se passera, ni quel sera le vain-
queur, ni la date précise où cela se produira. Or, dans
un temps indéterminé, il y a toujours une guerre
quelque part ou un événement quelconque auquel on
peut appliquer le mot de catastrophe.

Comme exemple, je citerai le quatrain suivant de
Nostradamus, dans lequel on a voulu voir la prédic-
tion de la catastrophe de Courrières :

> Pères et mères, morts de deuls infinis.
> Femmes à deul, la pestilence monstre,
> Le grand n'être plus, tout le monde finir.
> Soubz paix, repos et restons allencontre.

Voici comment on adapte : *deul* est un calembour et indique qu'il y aura un grand *deuil* sur les bords de la *Deule* (qui passe à un kilomètre de Courrières); la *pestilence monstre* viendra des cadavres; le *Grand* qui n'est plus, c'est le président Loubet qui achevait, cette année-là, son septennat; et *tout le monde finir*, c'est la Chambre qui achève son mandat... Si les circonstances l'avaient exigé, n'aurait-on pas, aussi bien, pu voir la réalisation du même quatrain dans la guerre russo-japonaise, la guerre de 70, la catastrophe de la Martinique, la perte du *Lutin*, l'explosion du *Iéna*, ou les tremblements de terre du Sud de l'Italie?

La confiance est à la hauteur de l'ingéniosité chez les croyants. Deux voyantes ont, l'une et l'autre, la vision de la guerre probable; seulement l'une dit que nous serons vainqueurs, l'autre dit le contraire. Le baron DE NOVAYE écrit à ce sujet : « ce qu'il y a de curieux, c'est que pour celui qui a étudié les prophéties, cette contradiction, inconciliable en apparence, est parfaitement explicable. »

C'est ce que RACINE dit dans *Iphigénie* :

> Un oracle toujours se plaît à se cacher :
> Toujours avec un sens il en présente un autre.

En 1906, on n'a parlé longtemps que du sabbat réuni pour découvrir le curé de Châtenay et dans lequel collaboraient, avec des moyens différents et le même insuccès, un juge d'instruction et les gendarmes, le spirite hindou Devah et ses nécromanciennes, le mage Ramana, Pickmann et l'hyène Carlos. Pendant les opérations de ces « devins d'instruction », comme dit ÉMILE FAGUET, le curé dont on repérait le cadavre préparait en Belgique la

publication de ses *Mémoires*. Comme dit alors le
Cri de Paris :

> Chacun à son tour retourna
> Le sol et découvrit... des poires.

Il y a cependant dans le chapitre des télépathies des
faits curieux et troublants. Chacun en connaît quelques-uns personnels ou arrivés à ses proches. GURNEY,
MYERS et PODMORE en ont réuni un grand nombre dans
leur livre sur les *Hallucinations télépathiques*.

Ces faits ne sont pas des hallucinations des observa-
teurs; mais leur existence comme faits télépathiques
n'est pas scientifiquement démontrée.

CHARLES RICHET, dont on connaît la largeur de vues
et le libéralisme scientifique, dit dans sa Préface au
livre de GURNEY, MYERS et PODMORE : « la conviction
que donnent de pareils récits est fragile... Hélas! les
démonstrations expérimentales sont assez faibles pour
qu'il soit bien permis d'être incrédule... Les alchi-
mistes parlaient avec envie de la dernière expérience,
experimentum crucis, qu'ils méditaient comme couronnement de leurs efforts. Eh bien, cet *experimentum
crucis,* personne n'a pu encore le produire. »

Il y a d'abord, comme je l'ai dit plus haut, beaucoup
de réminiscences polygonales, qui apparaissent comme
des impressions télépathiques, et sont uniquement du
« déjà vu » et de l'inconsciemment retenu par le psychisme inférieur.

Puis il y a également les *coïncidences*, dont il faut
tenir très grand compte, ainsi que de ce fait capital,
qu'on raconte et répète à satiété les faits positifs,
tandis qu'on néglige et qu'on oublie les faits négatifs,
c'est-à-dire les faits sans coïncidence.

On raconte souvent dans ma famille l'histoire très

curieuse de la femme de soldat qui, pendant la guerre
de 70, a eu, à Montpellier, la sensation télépathique,
malheureusement réalisée, de la mort de son mari à
la frontière de l'Est. Mais personne n'a relevé les
heures d'angoisse antérieures, pendant lesquelles elle
avait cent fois pensé à la mort violente de son mari.
On n'a retenu que le cas où il y a eu coïncidence avec
la réalité.

« Pour quelques cas, dit très justement Bourdeau,
où des pressentiments, des hallucinations coïncident
avec des maladies et des morts, combien s'en trouve-
t-il où la concordance ne se réalise pas! Si vous faites
tirer un régiment à la cible, dans la nuit, quelques
balles sans doute atteindront le but, sans qu'on en
puisse conclure que les tireurs sont doués d'une
seconde vue. »

De même, pour chacun de nous, les rêves ne prennent d'importance et ne sont retenus que quand ils se
réalisent.

On a beaucoup étudié, il y a quelques années, le
problème suivant : « pourquoi, après avoir cru à tort
reconnaître un passant, rencontre-t-on souvent, peu
d'instants après, la personne que l'on croyait avoir
aperçue? » C'est le fait courant qu'expriment des pro-
verbes en toutes langues : « quand on croit voir le
loup, c'est qu'il n'est pas loin » ou « on en voit la
queue ». Il n'y a là ni télépathie ni prémonition. Roch
a très bien montré que ces cas se rapportent à un acte
de psychisme inférieur ou à une coïncidence.

D'ailleurs, la concordance n'est pas toujours parfaite, entre la sensation dite télépathique, et l'événement qui en serait le point de départ. Il y a des sensations fausses, à vérification incomplète, d'autres qui
sont vagues, prêtant à des interprétations diverses, et

alors sont *a posteriori* adaptées aux faits, grâce à des raisonnements compliqués et discutables.

CHARLES RICHET a obtenu un message « Banca, la mort guette famille » le jour et à l'heure où était assassinée la reine Draga. Suffit-il que le père de la malheureuse reine s'appelât Panta pour que ce fait ait une valeur quelconque?

Dans les expériences de Phaneg, on prédit à un malade qu'il aura une maladie grave de l'*intestin;* en réalité, il meurt de congestion *cérébrale*. Il est vrai qu'il eut, paraît-il, une paralysie de l'intestin. Mais, comme il eut aussi très probablement une paralysie de la vessie, d'un bras et d'une jambe, le médium aurait pu, avec le même succès, prédire la mort par un de ces organes ou même par les poumons ou le cœur. Cela rappelle les descriptions de maladies auxquelles s'appliquent les pilules Pink et dans lesquelles chacun retrouve fidèlement tous les symptômes de son propre cas.

En somme, on ne saurait trop le redire, pour la télépathie, les *faits isolés ne prouvent rien* alors même qu'on en réunirait un très grand nombre. Pour donner de la valeur à un fait positif, il faudrait une *longue contre-épreuve avec le même sujet,* c'est-à-dire que la même personne devrait, pendant des mois et des années, noter exactement toutes les impressions fortes qu'elle éprouve, pouvant être interprétées comme télépathiques ; elle devrait les noter *au moment où elle les éprouve;* puis on noterait la concordance ou la non concordance de l'événement et on verrait si la proportion des concordances est réellement, pour certains sujets, bien plus grande que ne le veut la loi des probabilités et des coïncidences.

Tant que ce travail n'est pas fait (et il n'est pas fait) on peut maintenir que l'existence de la télépathie et de la prémonition n'est pas scientifiquement démontrée. Or, cette démonstration positive serait nécessaire pour étayer l'hypothèse spirite que je combats.

En appliquant toutes ces règles de critique aux différentes observations de faits de ce groupe, on arrive à cette conclusion que l'existence scientifique légale ou positive n'est démontrée pour aucun de ces groupes de faits non explicables par le psychisme inférieur et invoqués pour étayer la démonstration scientifique de l'au-delà.

IV

Ma démonstration pourrait s'arrêter là : 1° les faits, autrefois qualifiés occultes, dont l'existence positive a été démontrée scientifiquement, sont explicables par le fonctionnement des centres psychiques inférieurs; — 2° les faits, qui restent encore occultes et sont inexplicables par le psychisme inférieur et qui pourraient servir de base à l'hypothèse spirite, ne sont pas démontrés comme existence.

Donc, rien ne justifie l'hypothèse spirite et par conséquent aucun des groupes de l'occultisme ne peut servir à étendre ou à préciser nos connaissances sur l'au-delà.

On peut encore ajouter un mot qui rendra ma démonstration plus complète.

Alors même que la science de demain établirait péremptoirement et indiscutablement l'exi*tence des faits occultes de notre second groupe, cela ne rendrait pas nécessaire et ne prouverait pas l'hypothèse spirite.

Ainsi il y a deux ordres de faits qui ne sont pas démontrés mais qui pourraient très bien l'être, un jour ou l'autre : c'est la suggestion mentale et c'est le déplacement sans contact d'un objet rapproché, comme la lévitation d'un pèse-lettres.

Ceci, je le répète et le dis bien nettement, n'est pas encore démontré : tous ceux qui se sont beaucoup occupés de suggestion comme CHARCOT, BERNHEIM, PITRES, ont vainement cherché à donner des ordres mentaux et l'expérience du pèse-lettres n'a jamais réussi dans des conditions rigoureuses d'observation et de contrôle scientifiques.

En 1907 (1), je disais qu'on n'avait pas réalisé encore les expériences idéales (auxquelles je voudrais que jusqu'à nouvel ordre on se limitàt) c'est-à-dire les expériences de lévitation sans contact (pèse-lettres ou table) en pleine lumière. Depuis lors, les expériences n'ont pas été réalisées davantage.

Plus récemment, après avoir assisté à une série de séances avec Eusapia Paladino, D'ARSONVAL conclut : « à l'heure actuelle, une constatation ayant un caractère rigoureusement scientifique ne permet ni de nier ni d'affirmer la réalité des phénomènes de lévitation. »

Donc, personne n'a encore répondu à l'appel de BABINET déclarant que l'Académie des sciences proclamerait *le premier savant du monde entier* celui qui « sans contact aucun et à distance » suspendrait « en l'air, sans autre support que la volonté, un corps pesant plus compact que l'air et tout à fait en repos ».

En 1908, GUSTAVE LE BON a offert un prix de cinq cents francs (porté à mille francs par le prince ROLAND BONAPARTE et à deux mille par DARIEX) au médium qui

(1) Page 385 de la première édition de mon livre sur l'*occultisme*.

réalisera une lévitation d'objet sans contact dans les conditions scientifiques qu'il indique. En avril 1910, Le Bon a déclaré que ce concours n'a donné aucun résultat.

Eh bien! revenant au but plus spécial de cet article, j'ajoute : alors même qu'un jour ou l'autre des concurrents sérieux se présenteraient, gagneraient le prix et établiraient la possibilité du déplacement sans contact et de la suggestion mentale, cela ne prouverait nullement l'existence des esprits réincarnés et de l'au-delà.

Cela prouverait l'existence d'une forme, jusqu'ici inconnue, de radiation, qui va, soit d'un sujet à un autre pour le suggérer, soit d'un sujet à un objet pour le mouvoir.

La découverte d'une forme nouvelle de radiations agrandirait et étendrait merveilleusement la science, mais ne la révolutionnerait pas et ne la transformerait pas dans ses bases.

Nous savons que si nous connaissons beaucoup de formes de l'énergie comme la chaleur, la lumière, le son et l'électricité, si le champ de nos connaissances sur ce point s'étend tous les jours par la découverte des rayons X, des ondes hertziennes, du radium, etc., le champ des radiations inconnues est encore immense et probablement beaucoup plus grand que le champ des radiations connues.

De la télégraphie sans fil ou des rayons Rœntgen il ne faudrait pas, comme on le fait trop souvent, conclure à l'existence de la télépathie et de la suggestion mentale ; mais on peut parfaitement conclure à la *possibilité* de la démonstration ultérieure d'une forme encore inconnue de radiations psychiques qui ne serait perceptible par aucun de nos sens et qui permettrait l'action psychomotrice à distance.

Donc, si la démonstration était faite, un jour, de cette radiation psychique nouvelle, cela ajouterait un chapitre très nouveau et très important à notre science actuelle, mais cela ne prouverait nullement l'existence des esprits réincarnés et ne nous donnerait aucune lumière sur l'au-delà.

Ce que je dis des phénomènes occultes les plus simples, les plus proches de la désoccultation scientifique peut se dire identiquement, même des manifestations les plus mystérieuses, les plus ascientifiques, comme les matérialisations de fantômes.

Certes, ces matérialisations ne sont pas démontrées. Avant les expériences de la villa Carmen à Alger, CHARLES RICHET écrivait que la preuve n'avait pas été faite de ces apparitions de fantômes; et je ne pense pas que la démonstration ait été faite ni même approchée par les aventures de Bien Boa ni même par les dernières expériences de Miller ou d'autres.

Je crois donc que non seulement la démonstration scientifique des matérialisations n'est pas faite, mais encore la question ne paraît pas encore mûre pour une étude scientifique actuelle.

Malgré tout, je suppose même que cet impossible soit réalisé, que l'on arrive à démontrer que certains médiums peuvent matérialiser des fantômes, cela ne prouverait encore pas l'existence des esprits réincarnés, cela prouverait uniquement une forme nouvelle, visible, des radiations psychiques du médium; c'est le médium qui aurait la puissance d'extérioriser et de condenser hors de lui sa force psychique en un fantôme, qui n'aurait toujours rien à voir avec l'autre monde et n'en prouverait nullement l'existence.

Je pense qu'on comprend ma pensée. Je ne suis pas de ceux qui admettent comme démontrée l'existence d'une force psychique radiante, « sortie du corps astral » des occultistes, « od » de CHARLES DE REICHEN-BACH, « rayonnement humain » de BOIRAC, « magnétisme vital » de GASC-DESFOSSÉS; je pense que les divers appareils imaginés pour mesurer ces radiations psychiques, depuis le *magnétomètre* de l'abbé FORTIN et le *biomètre* de BARADUC jusqu'au *sthénomètre* de JOIRE, expriment des formes déjà connues de radiation et en tout cas ne prouvent nullement l'existence d'une force psychique, agent de l'extériorisation psychique.

Mais si un jour (qui ne paraît pas proche) on démontrait réellement l'existence des matérialisations de fantômes, cela prouverait simplement l'existence de radiations psychiques, assez puissantes chez certains individus pour produire, en dehors d'eux, des impressions lumineuses et tactiles de forme et de dimensions, qui donnent la sensation du fantôme.

Avec cette théorie qui était ou est celle de MAC-NAB, de LOMBROSO, de CHARLES RICHET, de SÉGARD, de MAXWELL, on ne pourrait plus objecter aux fantômes la coupe et la forme de leurs vêtements, la langue qu'ils parlent, la mentalité qu'ils accusent. Tout cela ne serait que l'expression du psychisme du médium, on verrait le fantôme comme le médium le pense.

Mais alors aussi la démonstration scientifique de ces matérialisations ne prouverait nullement la réincarnation des esprits et prouverait uniquement une objectivation puissante de la pensée du médium, aboutissant à un objet capable d'impressionner nos sens et la plaque photographique.

On m'accordera qu'en concédant ainsi, par la pensée,

la démonstration ultérieure des matérialisations de
fantômes, j'ai abordé de front l'argument qui paraissait le plus en faveur de l'hypothèse spirite.

V.

Cette fois, ma démonstration est donc bien complète
et définitive.

Il ne reste rien de la tentative faite pour éclairer
scientifiquement l'au-delà par les faits de l'occultisme.

Il est antiscientifique de dire, avec le docteur Bon-
naymé, que les expériences de Blondlot et Charpentier
sur les rayons N, celles de Collongues sur la dynamo-
scopie et la bioscopie, et celles de Joire avec le sthénomètre, nous font avancer « peu à peu vers la connaissance de l'âme par la voie de l'expérimentation » et
nous font penser « qu'un jour viendra où le sublime
espoir de la survivance et du progrès indéfini parmi
les peuples d'outre-tombe nous sera confirmé positivement par la science ».

Non, *aucun des faits de l'occultisme ne nous éclaire
sur l'au-delà :* les uns, déjà désocculés, sont entrés
dans le domaine de la science ordinaire depuis les
études sur le psychisme inférieur et ne justifient
aucune hypothèse spirite ou supranaturelle; les autres
ne sont pas scientifiquement démontrés et, le seraient-
ils un jour, ils formeraient un nouveau chapitre de la
science ancienne sans nécessiter, eux non plus, une
hypothèse spirite ou supranaturelle.

Donc, il ne faut pas, comme on l'a dit, donner dans
l'illusion des savants ou journalistes catholiques, pro-

testants ou juifs, « qui se sont hâtés d'échafauder une apologétique nouvelle sur les données de l'occultisme, qui identifieraient, pour un peu, spiritualisme et spiritisme ».

Au point de vue doctrinal et métaphysique, l'occultisme ne mérite ni anathème, ni canonisation. Il reste simplement un chapitre *préscientifique*, dans lequel les faits attendent leurs *lettres de naturalisation scientifique*.

A ceux qui seraient tentés d'oublier cette doctrine, il faut rappeler ce qui s'est passé pour l'hypnotisme, pour les tables tournantes, le cumberlandisme avec contact, etc. Tout cela a été, en son temps, considéré comme occulte, supranaturel, justiciable de la seule hypothèse spirite ; tout cela aujourd'hui est désocculté et est devenu de la science courante et classique. Il en sera de même pour les autres faits : ou ils seront définitivement démontrés faux et inexistants ou, s'ils sont démontrés exacts, ils entreront, eux aussi, dans la science normale et ne nécessiteront aucune hypothèse spirite ou supranormale.

Et l'au-delà ? me dira-t-on ; que concluez-vous ?

Je conclus que, comme je le disais en commençant, le problème de nos origines et de nos destinées n'est pas de ceux que la science positive étudie et résout. Est-ce à dire que nous devions nous déclarer irrévocablement ignorants de ces questions, si angoissantes, qui s'imposent si impérieusement à notre attention ?

Non. Je ne le crois pas. Seulement, notez que dans cette conclusion, je ne parle plus au nom de la science en général, je parle maintenant en mon nom personnel et exprime une opinion qui n'engage que moi.

La science positive dit ce qu'elle sait, décrit le domaine qui lui appartient, mais ne sort pas de ses limites, ne se prononce pas sur les « terres inconnues » qu'elle ignore.

L'homme reste libre de chercher dans d'autres modes de connaissance les solutions désirées sur ces graves et mystérieuses questions.

On peut même dire avec JULES SOURY : « plus l'homme de science sera savant, plus il aura conscience de son ignorance et de son néant, plus il trouvera digne de lui et de ses pères de s'incliner très bas sur les dalles de la vieille église, prostré dans un spasme de pitié, d'humilité infinies. »

Chacun peut, s'il le croit bon et sans contradiction, aller successivement à son laboratoire et à son oratoire (1).

Au laboratoire il demandera de l'éclairer sur les mystères de notre vie actuelle; à l'oratoire il demandera la lumière sur les mystères de nos origines et de nos destinées.

Loin de considérer, avec SERGI, les religions comme des maladies de l'esprit, il faut dire avec SECRETAN : « la religion, la philosophie et la science ne sont point trois procédés d'inégale valeur pour atteindre la solution du même problème; elles ont chacune, au contraire, leur problème et leur objet distincts. »

Ce sont des modes *parallèles* de connaissance qui voisinent et se complètent dans l'esprit humain sans jamais se croiser ou se couper et qui ne peuvent se rencontrer et se confondre qu'à l'infini, c'est-à-dire lors de la connaissance absolue, complète et définitive de la vérité : ce qui n'est pas de ce monde.

(1) Voir : *les Limites de la biologie*, Bibliothèque de philosophie contemporaine, 6ᵉ édit., avec une préface de PAUL BOURGET.

LE MODE DE RECRUTEMENT
DU CORPS ENSEIGNANT MÉDICAL,

LA QUERELLE DU CONCOURS D'AGRÉGATION
ET LA CRISE MÉDICOSOCIALE CONTEMPORAINE (1)

———

Une fois par an, à l'ouverture de nos cours, l'Université de Montpellier charge un de ses membres de prendre la parole, non plus seulement devant les étudiants (auxquels nous avons l'habitude de nous adresser), mais devant le grand public montpelliérain, c'est-à-dire devant tous les *honnêtes gens* de notre ville, qui veulent bien se dire et être les amis et les protecteurs de notre Université.

La Faculté de médecine m'a chargé de cette mission en cette séance, où l'on proclame, en leur souhaitant la bienvenue, les noms des élus des derniers concours d'agrégation, de ces concours qui ont été précédés de longues polémiques, dont les débuts ont été marqués par de violentes manifestations, qui finalement se sont déroulés avec la sérénité de la justice légale au milieu

———

(1) Discours prononcé, le 3 novembre 1910, à la séance solennelle de rentrée de l'Université de Montpellier, sous la présidence de M. le recteur BENOIST. Les idées contenues dans ce discours ont été développées dans *le Milieu médical et la question médicosociale*. Les études contemporaines, 1911.

de la force armée, de ces concours qui, de toutes manières, ont forcément attiré et retenu l'attention du public sur les affaires intérieures de la famille médicale.

J'ai pensé que, dans ces circonstances, aucun sujet n'était de nature à plus intéresser tout le monde, aucun n'était plus actuel, je dirai presque d'un intérêt plus aigu que : *le mode de recrutement du corps enseignant médical, la querelle de l'agrégation et la crise médicosociale contemporaine,* toutes questions connexes qui s'éclairent mutuellement.

C'est bien là un sujet qui vous intéresse tous, Messieurs, car dans les batailles entre médecins, ce sont les malades qui risquent le plus d'être tués.

Pour une fois d'ailleurs (il faut le reconnaître), l'opinion publique a accueilli, autrement que par des quolibets, le spectacle et le récit de nos discussions et de nos luttes : elle a été émue par les colères des praticiens contre le concours d'agrégation; elle a compris que les accusations portées contre ce concours sont de celles qu'un public français et patriote ne peut pas laisser inaperçues : ce concours, dit-on partout, est une école d'immoralité; dans le jury, c'est un marchandage public entre les professeurs, un échange honteux de compromissions mutuelles pour faire arriver une série d'incapables, dont le nom peut être affiché et publié, dès que le nom des juges est connu, la veille de l'ouverture du concours, qui n'est plus (le mot est, je crois, du docteur HUCHARD) qu'un *concours de circonstances.*

De plus, continue-t-on, comme le professorat tout entier se recrute exclusivement et nécessairement (en fait, sinon en droit) parmi les agrégés, toutes les vraies valeurs en sont exclues par définition, au grand détriment de notre renom à l'étranger, de notre influence nationale. C'est ainsi qu'ont été éliminés Claude Bernard, Pasteur et Duchenne de Boulogne, pour ne parler que des morts.

Tous les lecteurs de la presse quotidienne sont nécessairement convaincus de cette indignité de l'agrégation, lorsqu'ils lisent dans leur journal favori : les uns, que c'est une création de la Restauration, les autres que c'est une institution napoléonienne, d'autres enfin que c'est le plus récent méfait de la constitution républicaine.

Par cette abominable agrégation, ce n'est pas seulement la patrie qui est en danger, c'est aussi et surtout (car ceci est bien plus grave), c'est la santé de nos femmes, de nos enfants et de nous tous. Car les médecins disent et écrivent partout (venu d'eux, l'aveu ne peut pas être révoqué en doute) que tous les praticiens formés depuis quatre-vingts ans (époque de la création du concours d'agrégation) ne sont, à leur sortie de l'école, que des ignorants qui mettent en péril la santé publique.

Et ainsi, toujours à cause de ce malheureux concours d'agrégation qui n'existe qu'en France, on en est réduit, si on ne veut pas tomber sous les coups de ces morticoles assassins, à aller demander le salut aux eaux minérales d'Autriche ou d'Allemagne ou aux pâtes d'Italie rendues plus digestibles sur les bords du lac Léman.

Comment le grand public tout entier ne féliciterait-il pas les praticiens de cette campagne d'assainissement social et de salut public, si courageusement entamée et si vaillamment poursuivie? Ces défenseurs de la patrie ont peut-être un peu dépassé la mesure en salissant la robe des professeurs avec des projectiles malpropres;

mais, ceci, ils ne le voulaient pas, et, comme cela a plutôt nui à leur cause, il est permis de se demander si ce ne sont pas les membres du jury eux-mêmes qui avaient payé les œufs et les tomates.

A Montpellier, on a naturellement ressenti, comme ailleurs, cette émotion générale, parce que les choses de la médecine y sont considérées comme particulièrement intéressantes ; mais, ici, cette émotion s'est doublée d'une grande surprise et d'une certaine humiliation; avant la récente explosion de l'indignation publique, on n'avait rien su voir de ce douloureux état de choses.

On savait bien qu'à la faculté on s'est souvent préoccupé du concours d'agrégation, on a demandé des réformes, on a accumulé des rapports..., mais la sérénité avec laquelle la Faculté reprenait la conversation avec le ministère, quoiqu'elle n'en eût reçu aucune satisfaction, permettait de penser que la discussion, toute académique et intrauniversitaire, n'intéressait pas le grand public et ne visait pas un péril national et social bien grave.

Tous nos concitoyens ont connu et connaissent des agrégés de médecine, les coudoient au cercle ou dans le monde, causent volontiers avec eux, leur demandent des conseils, et aucun, dans cette longue et souvent intime fréquentation, n'avait su découvrir le danger que recélaient astucieusement ces hommes d'apparence si inoffensive.

Les agrégés de médecine de Montpellier apparaissaient comme des hommes honorables, intelligents, ne portant sur leurs figures aucune des tares du criminel-né de Lombroso, travaillant plus que d'autres dans les laboratoires et les hôpitaux, souvent mal récompensés de leurs travaux et de leurs dépenses, à cause de la

brièveté de leurs fonctions, quand les professeurs
s'obstinent à vivre trop longtemps; ne manifestant
cependant aucune humeur apparente de ces longévités
fâcheuses et encombrantes; ne faisant rien pour les
abréger... En somme, on était plutôt tenté de les
plaindre que de les envier.

Même aujourd'hui, Messieurs, que vous savez tout
ce que l'on a publié sur leur compte, vous avez certainement quelque peine à deviner tous ces horribles
complots derrière le front, plutôt calme et serein,
de ces collègues, qui sont sagement assis derrière moi,
dans leur robe noire d'étamine avec devants de soie
cramoisie et chausse de soie, également cramoisie,
bordée de trois rangs d'hermine : ils se permettent
même de sourire en m'écoutant, tant est grande leur
puissance de dissimulation ou leur inconscience !

Le public montpelliérain est obligé de reconnaître
qu'il a également manqué de clairvoyance dans son
appréciation des médecins praticiens. On était habitué
à ne voir ici aucune opposition, souvent même aucune
différence, entre médecins enseignants et médecins
non enseignants. Praticiens et mandarins paraissaient
aussi fraternellement unis que les mandarins eux-
mêmes le sont entre eux. Tous échangent des conseils,
collaborent et se donnent des consultations réciproques
pour le plus grand bien des clients. De tous temps, on
connaît à Montpellier les plus solides et les plus complètes amitiés entre médecins traitants et médecins
consultants.

Qui eût pu jamais penser que ces sentiments de con-
fraternité aimable réunissaient en réalité les destruc-
teurs et les défenseurs de la patrie menacée, le mal-
faiteur et le gendarme? A qui donc se fier désormais?

Non, il est impossible d'admettre une erreur d'observation aussi grossière dans un public aussi intelligent, aussi averti des choses universitaires, aussi imbu de l'esprit de justice et de libéralisme que le public montpelliérain.

Il faut qu'il y ait des malentendus, comme on en trouve toujours à l'origine de toutes les querelles survenues entre adversaires d'égale honnêteté. Il doit être facile de dissiper ces malentendus et de montrer que l'ancien, le séculaire jugement du public montpelliérain sur le corps médical tout entier n'a nullement besoin d'être réformé ni modifié et que tous les médecins, agrégés, professeurs ou praticiens ont le droit de marcher, la main dans la main, la tête également haute, sans se combattre, en s'aimant et en s'aidant mutuellement.

Et d'abord est-il vrai de dire que le mode actuel de recrutement de notre corps enseignant donne de si déplorables résultats dans la formation des médecins praticiens?

Quoique je fasse partie de ce corps enseignant depuis plus de trente-cinq ans, je n'éprouve aucun embarras à vous dire : regardez autour de vous, voyez tous ces praticiens qui vous entourent, que vous aimez, qui ont soigné votre famille, qui ont sauvé vos enfants, qui, même après leurs échecs et dans vos malheurs, sont toujours restés vos amis, vos conseillers... et prononcez vous-mêmes le jugement sur leur valeur médicale.

Certainement vous direz comme moi : l'immense majorité, sinon la totalité, des médecins français est formée de savants honnêtes, consciencieux, bien entraînés à l'observation et au traitement des malades. Ce sont de vrais et bons cliniciens dans toute la grande et noble acception du mot.

S'ils se sont dénigrés eux-mêmes, c'est par un excès de modestie, mal comprise : ils ont cédé à cette manie bien française d'étaler nos misères intestines en les exagérant et d'exalter la valeur de nos concurrents étrangers : manie qui part d'un très noble désir d'impartialité, mais aboutit à un véritable déni de justice pour soi et pour ses compatriotes.

Actuellement, il est bien démontré qu'en Angleterre et en Allemagne la formation du médecin professionnel, du clinicien, du praticien est absolument inférieure à ce qu'elle est en France. Ceci a été proclamé par certains protestataires eux-mêmes.

L'enseignement médical français, avec son mode actuel de recrutement par l'agrégation, n'est donc pas tellement déplorable dans ses résultats pratiques.

Il ne faudrait cependant pas céder à un chauvinisme ridicule et soutenir que tout est pour le mieux dans le concours d'agrégation et qu'il n'y a rien de fondé dans les clameurs que provoque son maintien. Il faut savoir le reconnaître : le concours d'agrégation porte en lui un vice fondamental et malheureusement inévitable et incurable : les jugements y sont portés par des *hommes* qui naturellement, malgré leur robe rouge, gardent les défauts et les faiblesses de l'homme! Vous savez que, s'il est diabolique de persévérer dans l'erreur, il est simplement humain de la commettre.

Les jurys d'agrégation commettent des erreurs : sans le vouloir même, inconsciemment, un juge peut se tromper.

Il est certain que toutes les nominations ne sont pas l'expression de l'impartialité absolue. Plus ou moins consciemment un maître cédera parfois à la tentation de surcoter un élève, dont il connaît, de longue date, l'intelligence et l'assiduité au travail, dont il apprécie les travaux avec d'autant plus d'indulgence qu'il les a lui-même souvent pensés, rédigés et signés avec lui. Les imperfections et les lacunes apparaissent bien plus facilement dans la leçon d'un candidat qui porte l'empreinte d'un enseignement voisin et différent du vôtre. Le candidat, lui-même, qui a son patron dans le jury, acquiert, de cette présence, plus d'assurance, plus d'entrain, et par suite plus de succès dans ses épreuves. Il donne mieux la mesure de tout ce dont il est capable. On peut même dire que les bruyantes protestations des praticiens dans ces derniers temps, en accréditant ces accusations, ont très bien pu paralyser en partie les candidats à qui le sort n'avait pas donné leur maître dans le jury...

Aucun de ceux d'entre nous qui ont siégé dans les jurys d'agrégation ne pourrait affirmer que, malgré toute sa bonne volonté et tous ses efforts d'impartialité, il n'a pas été, une fois ou l'autre, l'objet de suspicions ou d'accusations de ce genre, ayant parfois des apparences de réalité, à la suite de coïncidences fâcheuses... La tristesse que nous éprouvons, lors de l'échec d'un de nos élèves, ne prouve-t-elle pas que nous n'aurions peut-être pas été garantis contre une partialité en sa faveur, si nous avions fait partie de son jury?

Quelle est l'institution humaine, Messieurs, qui est à l'abri de pareilles objections?

On est là en présence d'une série de jeunes gens dont la plupart, je n'hésite pas à le dire, font un bon concours; beaucoup font de très bonnes épreuves qui permettraient de les nommer agrégés sans injustice. Malheureusement on n'a qu'un nombre trop restreint de places à donner : la différence est minime entre les

candidats; ils ont des qualités diverses, qu'il est difficile de comparer exactement. Qui peut affirmer qu'il
n'a pas, inconsciemment et sans désir d'injustice
voulue, donné un point ou seulement un demi-point
de plus à son élève, son collaborateur depuis plusieurs
années?...

Ces constatations loyalement faites me donnent, ce
me semble, plus d'autorité pour m'insurger énergiquement contre les protestataires qui, de ces imperfections inhérentes à la nature humaine des juges (et
qu'ils connaissent bien un peu, eux aussi), voudraient
conclure que tous ces concours d'agrégation ne sont
que des écoles d'immoralité, de brigandage, de crimi-
nelles concessions mutuelles ; que l'on achète couram-
ment la voix d'un professeur de Faculté par la pro-
messe d'un siège à l'Institut ou par la nomination
injuste d'un candidat qui lui est cher et lui sera utile.

En vérité, je demande qu'on nous fasse l'honneur
de croire que l'immense majorité (on n'ose jamais dire
la totalité, puisqu'il s'agit d'hommes faillibles comme
les autres), l'immense majorité des professeurs dans
les jurys d'agrégation est impartiale, s'efforce au moins
de l'être...

Si l'on peut souvent dresser d'avance la liste de ceux
qui seront nommés, cela prouve que ces candidats sont
très forts et déjà désignés par l'opinion publique; et,
si on compose cette liste en se basant exclusivement
sur la composition du jury, on a souvent des décep-
tions. Je pourrais citer plusieurs candidats, qui ont
été nommés dans les concours d'agrégation dont
j'étais juge, qui n'avaient pas leur patron dans le
jury, dont on ne prévoyait pas la nomination, que
leurs épreuves ont imposés et qui ont été préférés aux
favoris prévus.

Car enfin — si la chose est délicate à dire pour un ancien agrégé — je dois pourtant, à cause de mes collègues, dire bien haut que les fruits de ce concours d'agrégation n'ont pas toujours été tellement désastreux. Osera-t-on dire qu'un concours qui, depuis trois quarts de siècle, a donné tous les maîtres que l'on sait dans toutes les Facultés de Paris et de province, que ce concours est une institution détestable, dont le maintien entraînerait infailliblement la ruine complète et définitive de l'enseignement médical en France?

En tout cas, les praticiens, qui mènent et soutiennent cette campagne, sont bien ingrats vis-à-vis de ces maîtres qui les ont formés et qui, en définitive, leur ont appris ce qu'ils savent et qui leur permet de gagner leur vie!

D'ailleurs, comme en pareille matière tout est relatif, il ne suffit pas de dire en quoi le concours d'agrégation est parfois mauvais ; il faut surtout dire en quoi il est *pire* que les autres modes de recrutement. Par quoi donc pourrait-on et voudrait-on remplacer le concours d'agrégation? Par le *privatdocentisme,* par le *choix.*

Toute la campagne des praticiens dans les congrès et dans la presse s'est faite aux cris de : à bas l'agrégation! Vive le privatdocentisme! Ici encore, il y a un grave et regrettable malentendu.

Nous savons bien aujourd'hui ce qu'est le privatdocentisme, tel qu'il existe en Allemagne et en Autriche où il a pris naissance et d'où il est passé avec des variantes en Suisse, en Hollande, en Danemark et en Italie.

Voici la filière habituelle par laquelle il est indispensable de passer pour avoir quelque chance de se faire agréer comme privatdocent : un élève fait de très bonnes études au-dessus de la moyenne, se fait remarquer par un professeur ordinaire, lui demande et obtient d'être désigné comme son *assistant;* avec ce titre, il travaille auprès du professeur pendant quatre ou six ans, puis lui demande et obtient d'être nommé *privatdocent.* La désignation est faite par la Faculté, sur le rapport du professeur patron du candidat. *Il n'est pas d'exemple que le vote de la Faculté n'ait pas été conforme à la conclusion du rapporteur.*

Le privatdocent reste l'homme-lige du professeur qui l'a fait nommer; quand celui-ci change de Faculté il emmène ses assistants et ses privatdocent et les impose comme tels dans la Faculté qu'il va occuper.

Plus tard encore, le privatdocent devient professeur extraordinaire, toujours au choix, sur la proposition, seule compétente et écoutée, du professeur ordinaire, dont il reste le subordonné et dont il complète l'enseignement après entente préalable avec lui.

Voilà le mode de recrutement que veulent substituer au concours ceux qui reprochent à ce concours de laisser une trop large place au patronat du maître pour ses élèves !

Ce système allemand est au premier chef le triomphe du népotisme, du favoritisme, du magistratisme, du discipulisme; pour arriver à quelque chose dans l'enseignement, il faut plaire et ne pas cesser de plaire à un maître. C'est « l'assujettissement complet des élèves aux maîtres, la courtisanerie organisée, les professeurs influents accordant leurs faveurs à leurs élèves préférés et s'arrangeant, sans aucun frein ni contrôle, pour caser toutes leurs créatures, aux dépens de celles de leurs collègues moins en vue. »

Le privatdocentisme constitue en somme l'organisation la plus antidémocratique qu'on puisse rêver. Si on essayait de pareils usages en France, ne crierait-on pas au servilisme et ne rappellerait-on pas les scènes bien connues des *Morticoles* ?

Ne croirait-on vraiment pas que l'auteur des *Morticoles* stigmatisait ce privatdocentisme, quand il écrivait récemment (en parlant des épreuves du concours) : elles « exigent une docilité vis-à-vis des maîtres arrivés, des pontifes, allant jusqu'à la servilité. Ainsi se trouvent annihilés, primés par des fruits secs, beaucoup d'hommes d'esprits originaux, éloquents, auxquels manque seulement la protection d'un mandarin ». Il est impossible d'ignorer « les dessous périodiquement scandaleux de cette agrégation de malheur, fabrique à propulser des protégés, des amis, des gendres de ministres ou d'anciens ministres, machine à caser les élèves médiocres de tel ou tel ».

Léon Daudet ajoute : « le concours de l'agrégation crée, par exclusion, dans l'art de soigner son semblable, un véritable prolétariat médical, mal rétribué, injustement traité ; comme tel, enclin à la révolte et à toutes les tentations mauvaises. » Je crois que cette accusation s'adresse bien plus justement à l'organisation allemande, dans laquelle le fossé est profond qui empêche les praticiens de devenir enseignants, tandis que ceux-ci le franchissent volontiers pour écraser leurs confrères, prolétaires de la profession.

En effet, jamais en Allemagne, un médecin praticien ne devient privatdocent, tandis qu'en France « n'importe qui peut être professeur libre à la faculté. Le nombre des places n'est pas limité ; on n'exige pas l'autorisation et la faveur d'un professeur et, grâce à cette liberté, les praticiens peuvent être professeurs libres; ce qui n'arrive pas en Allemagne. »

J'ajouterai qu'en France il n'est nullement nécessaire, ni en fait ni en droit, d'être agrégé de médecine pour être nommé professeur dans nos facultés. Est-il besoin, dans cette enceinte, de rappeler la grande mémoire qu'ont laissée dans notre École les professeurs Fonssagrives, Kiener, Paulet, Planchon, qui n'avaient jamais été agrégés de nos facultés de médecine? Chacun d'eux fut préféré à un agrégé en compétition et, lors de l'élection du dernier, l'émeute protestataire gronda comme aujourd'hui; seulement, cette fois, c'était en faveur de l'agrégé à qui nous avions préféré Planchon comme plus digne. Vous savez tous combien notre choix était justifié !

Mais si, en Allemagne, les praticiens ne peuvent pas devenir professeurs libres ou privatdocent, ceux-ci peuvent très bien faire de la clientèle. « Beaucoup de privatdocent quittent assez rapidement l'Université et vont faire de la clientèle dans la ville même ou dans une ville voisine de moindre importance. La qualification de docent, inscrite à côté du titre de docteur, leur servira de recommandation, les aidera à se faire médecin ou chirurgien dans quelque hôpital. »

Dans les grandes villes, ajoute un fervent adversaire du concours d'agrégation, « à Berlin notamment, beaucoup de médecins, sans aucun espoir d'arriver jamais au professorat, sans désir même de faire des travaux personnels, n'ont pris ce titre de privatdocent que pour se distinguer du commun des docteurs; il les empêche d'être pris pour un praticien de banlieue, il impose toujours un certain respect à la clientèle et surtout il augmente leurs prétentions en matière de mariage ».

Comment les mêmes hommes peuvent-ils, chez nous, demander à tous les échos la création du privatdocen-

tisme et énergiquement conspuer le certificat d'études
médicales supérieures, dont je vais reparler ?

Toute l'argumentation précédente s'applique au
système du docteur Roux, du professeur BERNHEIM et
d'autres, qui modifient le privatdocentisme allemand,
mais qui maintiennent toujours le *choix* (au lieu de
concours) à la base de notre recrutement.

Le concours reste le moyen le meilleur (ou le moins
mauvais) pour recruter, non les professeurs, mais les
enseignants du premier degré.

Comme on l'a dit avec raison, le concours « permet
un choix éclairé parmi une élite et élimine les médio-
crités que des sympathies d'ordres variés pourraient
faire désigner si le concours n'existait pas. Dire que
c'est sur les titres seuls que devraient se faire les nominations est un *non-sens*. Car, à l'âge où se recrutent les
membres du corps enseignant, ces titres sont en général minimes, même pour ceux qui plus tard compte-
ront parmi les gloires de la médecine ; il n'est donc pas
possible d'en tenir un compte *unique* ».

Le choix sans le concours présente tous les défauts
du concours, multipliés au centuple. Car la présence
d'un public intelligent et impartial constitue, pour le concours, une garantie, un contrôle, qui n'assurent certes
pas l'infaillibilité aux concours d'agrégation, mais qui
manquent totalement dans les divers systèmes du choix.

Je ne parle pas des objections faites à la nature des
épreuves qui constituent un concours d'agrégation : leur
orientation trop livresque et pas assez clinique ou pratique. Ce sont certes là des questions de très haute
importance, qui nous préoccupent tous de longue date.
Mais aux objections de ce genre on répond en étudiant
et discutant des modifications aux règlements en

vigueur, qu'on adapte aux progrès de la science. Ceci
est affaire entre universitaires. Le grand public n'est
intéressé que par la question du principe du concours
(comparé au choix), seule question que je discute ici
et sur laquelle je conclus nettement qu'il faut, à la base
du recrutement du corps enseignant des facultés de
médecine, écarter le privatdocentisme et maintenir
l'agrégation au concours.

C'est le texte adopté à l'unanimité des deux cent
cinquante-quatre votants, dans sa première assemblée
générale en avril 1910, par l'Association des membres
du corps enseignant des facultés de médecine de l'État.
Même délibération en faveur du principe des concours
d'agrégation a été prise par les corporatives d'étudiants en médecine de *Bordeaux, Lille, Lyon, Montpellier, Rouen, Toulouse*.

Du côté des praticiens, un des plus éminents, le docteur HUCHARD, s'est, à plusieurs reprises, déclaré « très
partisan des concours, qu'il faut, dit-il, jalousement
conserver parce qu'ils sont notre meilleure sauve-
garde, parce que, bien dirigés, ils donnent moins de
prise à l'arbitraire »... De même, un autre notable de
la protestation, le docteur NOIR, considère « le concours comme le seul procédé équitable de choix : tout
autre système, dit-il, donnerait naissance aux abus les
plus funestes et aux intrigues les plus répugnantes » ;
et il rappelle un curieux projet de réorganisation de la
médecine en France présenté en 1790 à l'Assemblée
nationale par la Société royale de médecine de Paris,
projet dans lequel il est dit qu'il n'y a « qu'un moyen sûr
pour le bon choix des professeurs : c'est le concours ».

Comment donc le dernier congrès des praticiens, « qui
a réuni douze cents praticiens et auquel ont pris part

23

les délégués de cent quarante groupements profes-
sionnels représentant plus de dix mille praticiens »,
a-t-il pu, poursuivant l'action commencée par les précédents congrès, demander à l'unanimité avec insistance
la suppression immédiate du concours d'agrégation et
son remplacement par le privatdocentisme ?

Certainement, chez beaucoup, il y avait ignorance,
voulue ou plus probablement involontaire, du vrai
sens des mots employés. Mais un mouvement d'opinion aussi formidable et aussi soutenu ne se serait
jamais produit s'il n'avait reposé que sur une équivoque et un malentendu. En réalité, ce cri de « Mort à
l'agrégation et vive le privatdocentisme » n'a été qu'un
cri de ralliement, plus ou moins heureux, pour une
campagne dont les origines et les causes sont beaucoup
plus lointaines et profondes.

Les événements violents, dont nous avons été les
témoins attristés, n'étaient pas illogiques, au moins au
début ; ils ont été comme l'explosion brutale et la manifestation subite, sous le premier prétexte venu, d'un
état d'âme déjà ancien et grave, qui s'est développé
lentement et dont il faut bien pénétrer la nature et la
genèse, si l'on ne veut pas rester à la surface de la
question.

La profession médicale devient de plus en plus difficile, et, de moins en moins, nourrit son homme. Les
études nécessaires pour acquérir le diplôme sont longues et coûteuses ; par l'extension nécessaire de la
science, les exigences des programmes croissent même
tous les jours. Quand le diplôme est obtenu, il faut au
médecin un dévouement continu pour remplir digne-
ment tous les devoirs de sa profession. Le médecin a,
tous les jours, besoin d'une force d'âme et d'une valeur

morale supérieures, la facilité de l'immoralité et la chance de l'impunité étant plus grandes dans notre métier que dans tout autre. Si on ne veut plus du vieux mot de « sacerdoce », on peut bien dire que la vie du médecin digne de ce nom est tout entière une vie de sacrifice.

Tout cela, on le sait quand on commence ses études médicales, à dix-huit ans; on accepte bravement l'idée du travail, du dévouement, du danger, du sacrifice... Mais (il serait puéril de le nier) on voit aussi, au même moment, les dédommagements matériels que cette vie difficile entraînera. On veut bien du sacerdoce, mais on pense vivre de l'autel. Sans avoir l'illusion de penser qu'on fera fortune comme à la bourse ou dans le commerce, on espère pouvoir fonder une famille, doter ses enfants, s'assurer une retraite...

Trop souvent, il faut déchanter; les rêves les plus modestes sont fréquemment déçus.

Je ne parle pas des malchanceux qui ne parviennent pas à travailler (il y en a dans toutes les professions). Je parle du médecin qui travaille, souvent beaucoup, et qui gagne assez pour vivre et faire vivre les siens, au jour le jour tant qu'il travaille; mais qui ne peut pas marier ses filles, peut à grand'peine faire élever ses garçons et surtout, le jour de la maladie (à plus forte raison le jour de la mort), laisse tous les siens dans une misère noire, qui n'est pas même la misère dorée.

Malgré les efforts incessants de nos diverses associations de prévoyance et de secours mutuels, cette misère du monde médical est en croissance continuelle depuis ces trente dernières années. A ce triste état de choses, il y a de nombreuses causes.

C'est d'abord l'encombrement, dont on parle peut-être trop (comme de la surproduction du vin), mais qui est réel. En dehors des questions de service militaire, le nombre croissant des bacheliers entraîne la pléthore dans toutes les professions libérales...

C'est ensuite le changement apporté dans les relations des médecins avec les clients et avec la société.

Les clients se font une fausse idée du rôle du médecin spécialiste et du médecin consultant et ne comprennent plus le rôle si nécessaire du médecin traitant, du médecin de famille.

Les charlatans ont posé le casque, mais pullulent de plus en plus. Le succès des irréguliers et des illégaux de la médecine est croissant dans les milieux, même réputés intelligents. On a récemment élevé un monument à un rebouteux sur une place publique et un médecin, qui gagnait sa vie tant qu'il a dissimulé son diplôme, est mort de faim quand il a été obligé par la justice de montrer qu'il avait le droit d'exercer légalement la médecine.

Les pouvoirs publics manifestent une désastreuse tendance à embrigader les médecins dans un fonctionnarisme étroit, sévèrement surveillé parfois par des incompétents. Sans avoir besoin de vous rappeler la question bien locale des médecins administratifs, je peux bien dire que le dommage causé au corps médical par le mauvais esprit de certaines administrations s'aggrave par ce fait (regrettable, mais bien humain) que certains médecins, entraînés par la lutte pour la vie, acceptent les propositions administratives déconseillées par les syndicats médicaux; d'où, des tiraillements, des dissentiments et toujours le discrédit jeté sur le corps médical et l'aggravation de la crise.

Les sociétés de secours mutuels, qui sont la manifestation d'un des plus beaux et des plus féconds mouvements sociaux de notre temps, diminuent considérablement les revenus du corps médical, soit en faisant bénéficier leurs membres aisés des facilités accordées aux membres indigents, soit en imposant des tarifs d'abonnement qui font descendre à quelques centimes l'honoraire de chaque visite.

Les journaux ont été remplis, tous ces derniers mois, des échos de ces regrettables querelles entre mutualistes et médecins et vous avez pu lire aussi qu'un syndicat médical, composé de cent cinquante médecins, vient d'obtenir son affiliation à la *CGT*.

Je ne donne certes pas ce dernier fait comme une heureuse et logique conséquence des douloureuses constatations antérieures. Mais je le donne comme une preuve matérielle, de plus, de l'existence de la crise professionnelle et de la misère croissante dans le milieu médical.

Comme je tiens à me garder soigneusement des suggestions confraternelles, j'ajouterai que, parmi ces causes de misère médicale, il y en a malheureusement aussi dans le corps médical lui-même : éléments corrompus et corrupteurs, qui portent une lourde part de responsabilité dans la genèse de la crise médicale ; les indignes, les forbans de la profession, mauvais confrères, réclamistes, faiseurs de certificats faux pour les pseudoaccidentés du travail qui veulent une indemnité injuste ou pour les pseudoaliénés dont une famille criminelle veut se débarrasser.

Ces médecins félons sont certainement l'exception. Mais leur existence, grossie et longuement exploitée par nos adversaires et même par le public indifférent, aggrave la crise de la profession...

En tout cas, le fait reste établi : la profession médicale est devenue extrêmement difficile et la lutte pour

la vie de plus en plus âpre. La concurrence professionnelle entre médecins étant très dure, on ne s'est
plus contenté de vouloir en supprimer ou en atténuer
les causes que je viens d'indiquer, ce qui eût été parfait; on a voulu supprimer toutes les inégalités qui,
dans le corps médical lui-même, pouvaient ou sem-
blaient constituer des atouts dans la main de certains
confrères et par suite des éléments d'infériorité pour
les autres.

La bataille a commencé quand, en 1906, le professeur BOUCHARD voulut appliquer une idée, déjà étudiée dans les facultés et les congrès de l'enseignement
supérieur, et créer un grade ou un titre qui indiquait
des études et des connaissances plus complètes que
celles nécessitées par le diplôme de docteur en médecine
et qui devait être exigé de tous ceux qui aspireraient
à l'enseignement.

On avait d'abord voulu créer un diplôme supérieur
de *docteur ès sciences médicales*. Pour moins offusquer
les docteurs en médecine (dont on paraissait diminuer
le titre), le décret du 25 juillet 1906 créa un *certificat
d'études médicales supérieures*. Ce décret souleva une
opposition formidable parmi les praticiens et fut rap-
porté le 20 février 1907 sans avoir été jamais appliqué.

Après avis du *Conseil supérieur de l'instruction publique*
et pour appliquer, sous une autre forme, les mêmes
idées directrices, on divisa le concours d'agrégation en
un concours d'admission aux diverses spécialités et un
concours d'admissibilité qui conférait un titre permanent aux candidats reçus et leur réservait certaines
fonctions dans les Facultés de médecine (décret du
20 février 1907).

Les protestations furent plus vigoureuses que
jamais.

La *Commission de réforme des études médicales* constituée par arrêté ministériel du 4 mars 1907, dans laquelle siégeaient des praticiens et des professeurs, demanda et obtint la modification de certaines dispositions fâcheuses contenues dans le décret. Malheureusement l'arrêté du 28 juillet 1908, qui consacrait ces améliorations, ne fut déclaré applicable qu'à partir de janvier 1909 et alors commença en décembre 1908, sous la présidence du professeur BOUCHARD, ce malheureux concours d'admissibilité acquise, qui légalement devait être le premier et le dernier sur ce modèle, contre lequel s'élevèrent les protestations violentes que l'on sait, qui n'a jamais pu être achevé et dont les premières épreuves ont été annulées.

A partir de ce moment (janvier 1909), on devait légalement appliquer l'arrêté du 28 juillet 1908 qui maintenait la division en deux concours : un d'admissibilité, l'autre d'admission.

En fait, cet arrêté n'a jamais été appliqué : aux protestations qui continuaient à s'élever de tous côtés on pensa répondre en abandonnant toute trace des modifications tentées depuis 1906 et on est revenu à l'ancien concours d'agrégation, tel qu'il existait avant la campagne protestataire, en y apportant quelques modifications heureuses comme : le tirage au sort des membres du jury sans qu'aucune faculté pût avoir la majorité, le président choisi par le ministre dans ce jury désigné par le sort et l'affichage des points attribués à chaque candidat à la fin de chaque épreuve.

C'est avec ces dispositions que parut, en novembre 1909, l'arrêté ministériel qui fixait à la fin du mois de mai 1910 l'ouverture d'une série de concours, qui ont commencé au milieu des scènes de sauvagerie que vous connaissez, qui ont nécessité l'entrée de la force ar-

mée dans la Faculté, ont amené des arrestations et des
condamnations, qui se sont régulièrement tous achevés,
mais après lesquels le *Comité de Vigilance,* organe des
praticiens, a déclaré ne pas abandonner la lutte et
vouloir poursuivre par tous les moyens légaux la suppression immédiate et définitive du concours d'agrégation.

Il faut être médecin pour bien comprendre cette dernière phase de la lutte des protestataires.

Au milieu de la crise médicale et de la misère
professionnelle que vous savez, on comprend bien
l'affolement et le premier mouvement de protestation,
lors de la création du certificat d'études médicales
supérieures : nous ne pouvons pas gagner notre vie
avec ce diplôme qu'on nous a dit donner, à tous, les
mêmes droits ; et on veut encore accorder à quelques-
uns un certificat supérieur qui fera affluer chez son
titulaire les quelques malades qui nous empêchent de
mourir de faim. Non. L'égalité pour tous ! Pas de pri-
vilèges ! — Et quelques meneurs intelligents n'ont pas
de peine à prêcher la croisade contre ce titre nouveau
et à entraîner les masses.

On supprime ce certificat mort-né ; mais on crée une
admissibilité permanente à l'agrégation. Les protestations devenaient moins logiques, puisqu'on avait toujours accepté des professeurs et des agrégés. Mais on
voit là un déguisement de la même première idée. Les
praticiens ne veulent pas paraître avoir été roulés par
un simple changement d'étiquette ; ils continuent la
bataille...

On cède encore, cette fois sur tous les points : on
supprime tous les vestiges et toutes les apparences du
certificat supérieur; on revient au concours tel qu'il

était avant l'ouverture des hostilités ; la victoire des praticiens est complète ; ils couchent sur le champ de bataille et leur satisfaction devrait être absolue : on ne crée plus aucune supériorité nouvelle, aucun élément nouveau de distinction entre les divers médecins.

Cependant les protestations continuent : on demande la tête de l'agrégation, du professorat, de tous les mandarinats, qui sont une vivante insulte au prolétariat médical. Ce sont les praticiens qui doivent prendre la direction de toute l'organisation médicale et, comme ils ont beaucoup plus à faire au ministère de l'intérieur qu'au ministère de l'instruction publique (où ils ne vont que pour solliciter les palmes académiques), c'est au ministère de l'intérieur (sinon, au ministère du travail) qu'il faut transporter l'enseignement de la médecine devenu purement technique et professionnel ; les Facultés de médecine sont inutiles : c'est l'hôpital qui est l'unique centre de l'enseignement médical. C'est là que tout doit se passer. Il faut supprimer tous les cours dits théoriques, renvoyer la science aux facultés des sciences, supprimer les concours d'externat, d'internat, de médecin ou chirurgien des hôpitaux.

Il n'y a qu'un seul diplôme de docteur en médecine : il doit conférer, à tous, les mêmes droits, puisqu'il leur impose les mêmes devoirs. Donc, plus d'inégalité d'aucun genre. Dans une démocratie, tous les citoyens sont égaux ; donc, tous les médecins sont et doivent rester égaux. Il ne faut plus de castes et de classes sociales : pas plus de castes de professeurs ou d'agrégés que de castes de médecins des chemins de fer, des mines ou des sociétés de secours mutuels.

La liberté pour tous ! La liberté pour le malade de choisir son médecin, quand il est ouvrier ou employé

comme s'il est agent de change ; la liberté de le choisir
à l'hôpital comme chez lui; la liberté pour l'élève de
choisir son professeur qu'il paiera. L'État n'a rien à voir
à cela et ne doit s'occuper que de nommer un corps
examinant qui exercera quelque contrôle sur l'enseignement ainsi diffusé. Et encore les membres de ce
corps examinant n'auront pas le droit de se parer d'un
titre quelconque qui les différencie des confrères vis-à-
vis de la clientèle. Pour éviter ce danger, il vaudrait
même mieux qu'il y ait un roulement ou un tirage au
sort parmi tous les praticiens pour désigner les exami-
nateurs de l'année...

A ce tableau qui n'est nullement chargé, je vous
assure, et dont tous les termes pourraient être établis
sur un document précis et publié, vous reconnaissez
tous les caractères d'une *psychonévrose grégaire*, demifolie en commun que caractérisent spécialement :
d'abord *l'obsession phobique* de l'inégalité (que l'on peut
appeler *anisophobie*, si l'on veut parler grec) et ensuite
l'idée de persécution par tout ce qui s'élève ou
menace de s'élever au-dessus du niveau commun.

Personne ne se méprendra (mes confrères moins
que tous autres) sur le sens qu'il faut donner à ce mot
de *psychonévrose en commun*. Cela ne veut pas dire que
j'accuse aucun de mes confrères de détraquement mental et que je veuille me débarrasser des praticiens en
les faisant enfermer. Quand on a fait partie de diverses
assemblées, on sait que les hommes les plus sensés et
les mieux portants au point de vue psychique peuvent,
quand ils sont réunis, être atteints des psychoses aiguës
et passagères les plus graves. Quand mon collègue de la
clinique mentale a été nommé doyen de notre Faculté,
nous avons tous dit qu'il aurait dès lors deux asiles à
diriger. Cela ne voulait évidemment pas dire que nous

nous considérions tous individuellement comme des aliénés ni même comme des demifous.

Les gens les plus sensés font des assemblées de fous.

D'ailleurs cette *phobie de l'inégalité,* dont le corps médical me paraît atteint, ne lui est pas propre et spéciale. On peut dire que c'est la *maladie du siècle,* la maladie de toute notre société contemporaine.

Que l'on envisage les diverses corporations dans leurs relations avec les corporations voisines ou chaque corporation dans les rapports intracorporatifs de ses divers membres, partout on trouvera cette horreur et cette terreur de tout ce qui s'élève, ce fétichisme de l'égalité, cet acharnement à empêcher les pavots de grandir ou, s'ils s'obstinaient à dépasser le niveau, le désir fou de couper toutes les têtes trop hautes.

On voit combien la question dépasse l'agrégation ou le privatdocentisme, combien même elle s'élève au-dessus du corps médical et intéresse la société tout entière. Ce n'est plus une crise médicale; c'est une crise *médicosociale.* Ou plutôt la crise médicale n'est qu'une forme, une manifestation de la crise sociale elle-même.

Le remède à cette terrible et dangereuse maladie du siècle est facile, sinon à appliquer, du moins à indiquer, surtout si l'on se place sur le terrain médical et biologique.

Le dogme de l'égalité sociale, tel que JEAN-JACQUES ROUSSEAU l'a promulgué, est une monstrueuse erreur biologique. Les hommes naissent, vivent et meurent *inégaux,* en santé, en force, en vertu, en aptitudes, en intelligence, en tout.

Donc, l'égalité ne peut s'entendre que dans les

termes où la définit la *Déclaration des droits de l'homme et du citoyen* : « la loi, disait l'Assemblée nationale le 21 août 1789, doit être la même pour tous, soit qu'elle protège, soit qu'elle punisse; tous les citoyens, étant égaux à ses yeux, sont également admissibles à toutes les dignités, places et emplois publics, selon leur *capacité* et sans autres distinctions que celles de leurs *vertus* et de leurs *talents.* »

Voilà la saine doctrine de l'égalité dans une démocratie : pas de caste ou de classe fermée ou inaccessible, *réservée* à quelques-uns à cause de leur naissance : les mêmes droits devant la loi : mais l'inégalité selon les capacités, les vertus et les talents de chacun.

Quoique les mots semblent jurer entre eux, on peut dire que, dans toute *démocratie* bien organisée et viable, il faut une *aristocratie* ouverte; il ne faut pas avoir peur des élites et des inégalités sociales, pourvu que chacun ait la place que lui valent sa capacité, ses vertus et son talent

Comme les missions à remplir dans une société organisée sont diverses et nécessitent des aptitudes différentes, si tous les citoyens étaient égaux au sens de Rousseau (c'est-à-dire comme à l'âge des cavernes), ils devraient tous pouvoir remplir, à tour de rôle, toutes ces missions et alors nul ne se perfectionnerait dans son art. Ce serait l'impossibilité absolue de tout progrès et la destruction immédiate de toute organisation sociale.

La notion exacte de l'inégalité sociale nécessaire apparaît donc simplement comme une expression de la loi de la *division du travail*. Le travail social doit, pour être bien fait, être divisé entre diverses catégories de citoyens, qui par là même sont inégaux.

Mais, remarquez-le bien, cette conception de l'iné-

galité sociale n'implique aucune idée de *supériorité et
d'autorité des uns sur les autres* : le menuisier n'est pas
plus le supérieur du serrurier que le poète n'est supérieur au peintre. De même, le médecin et le manou-
vrier sont indépendants, tout en étant inégaux; le
premier étant nécessaire au second quand celui-ci est
malade et le second étant nécessaire au premier quand
le médecin veut se faire bâtir une maison.

Les différentes catégories de citoyens ont des fonctions sociales différentes, c'est-à-dire que dans une
démocratie même la plus libérale, il doit y avoir pour
tous les citoyens égalité de droits devant la loi, mais
jamais égalité de fonctions dans la vie sociale.

L'application de cette doctrine au corps médical est
facile.

Si nous voulons que le corps médical reste fort,
influent, qu'il ait dans la société la place et le rôle qui
lui sont dus, gardons-nous comme de la peste du
faux égalitarisme, du *désir de* « *nivellement universel* »
qui, comme dit mon ancien maître ALFRED FOUILLÉE, sont
« l'opposé du véritable idéal de la démocratie », qui
développent parmi les confrères l'envie, la suspicion,
la division, le dénigrement mutuel, alors que nous
avons tous tant d'intérêt à nous unir, à nous défendre
contre ceux qui pourraient être tentés de méconnaître
nos droits sociaux.

Quand nous nous réunissons en assemblées ou en
congrès, gardons-nous de demander à grands cris le
chambardement de toute l'organisation actuelle; gardons-nous de faire le jeu de ceux qui regrettent simplement d'être moins bien partagés que d'autres dans
la distribution des positions sociales. Étudions posé-
ment, tranquillement, utilement les réformes néces-

saires, les modifications à apporter aux institutions actuelles. Des savants comme les médecins doivent connaître et rechercher les *évolutions* qui conduisent à tout dans la voie du progrès, tandis que les révolutions ne conduisent qu'à la réaction et au recul.

Rappelons-nous, Messieurs, que nous nous devons tous mutuellement aide, protection, collaboration et affection. Secourons-nous et aidons-nous les uns les autres, chacun apportant à tous des capacités et des aptitudes particulières pour compléter les capacités et les aptitudes différentes de son confrère.

Forts de cette union et de cette entente, adressons-nous au gouvernement et à nos représentants au Parlement et demandons-leur énergiquement, tous, non la démolition de notre corps enseignant, mais son amélioration, l'extension des moyens mis à sa disposition.

Demandons l'amélioration du sort des agrégés, la prolongation de leurs fonctions (vraiment trop courtes pour l'énorme travail qu'elles supposent); surtout demandons l'agrandissement des cadres de l'agrégation.

Je vous l'ai dit : nous serons tous d'une justice et d'une impartialité irréprochables dans les jurys, le jour où le budget nous permettra de nommer agrégés tous ceux qui sont vraiment capables et dignes de l'être.

Au lieu de dénigrer l'enseignement médical en France, mettons donc en commun nos influences, professeurs et praticiens, pour obtenir tout ce qui nous manque.

Demandons, non le bouleversement de la constitution générale des universités françaises; mais, comme vient de le faire il y a huit jours, l'Association des membres du corps enseignant médical, reprenons la demande formulée par la Commission de réformes des études médicales, demandons la création d'un *Conseil supérieur de la médecine,* composé de membres élus, universitaires et praticiens, conseil qui, comme le demandait la Faculté de médecine de Paris, serait chargé « d'adresser directement au ministre, après examen, tous les vœux qui intéressent l'enseignement médical et de le renseigner sur les besoins et aspirations des Facultés et Écoles de médecine » (1).

Si nous donnons ainsi l'exemple de la collaboration féconde, nous pourrons tous, dans la même union de cœur et d'esprit, nous pourrons nous adresser ensemble aux *étudiants,* nos successeurs de demain dans l'enseignement et dans la profession, et leur dire avec une énergique conviction :

Mes chers amis, travaillez, travaillez encore et travaillez toujours.

Comme l'a dit un spirituel confrère, « le travail, en dépit de toutes les lois de repos édictées par nos utopistes, est encore ce que l'on a trouvé de plus propre à rendre la vie supportable et les hommes meilleurs ».

Vous vivez à une époque où, sans le travail, on n'arrive à rien, mais où le travail mène à tout et croyez-en ma vieille expérience, console de tout.

C'est le refuge de ceux qui, comme moi, passent leur vie à recevoir des horions, des Guelfes et des Gibelins, et qui, comme je crains bien de l'avoir fait aujourd'hui, réussissent, en contant une querelle, à mécontenter les deux camps.

(1) Récemment, le ministre de l'instruction publique a constitué une *commission supérieure de l'enseignement médical,* dont il a nommé tous les membres, parlementaires, universitaires et praticiens.

Travaillez et ne croyez pas ceux qui vous disent que la société est trop mal organisée pour récompenser votre travail et que le succès ne va au,ourd'hui qu'aux intrigants.

N'en croyez rien.

« Nous vivons dans un grand tumulte, dit ERNEST LAVISSE. Pas un jour ne passe sans que l'on entende dire à Paris, par des personnes qui d'ailleurs n'en perdent pas une bouchée « que nous nous décompo-« sons et que bientôt il ne restera plus de nous que je « ne sais quelle pourriture dont l'exhalaison attirera « les vautours. »

Mensonges que tout cela !

« La France est contente d'être et résolue à demeu-rer la France ». C'est « notre destinée de donner des exemples ». Soyons fiers de penser que toujours c'est notre « pays qui montre le chemin ».

Comment l'oublierions-nous à l'heure où nous avons, tous, les « têtes » et les « bras levés vers les grands oiseaux héroïques », qui méprisent les frontières, unis-sent les capitales et proclament que la France « montre le chemin, même dans les nuages du ciel ».

Ayez donc foi dans votre pays et préparez-vous à en accroître vous-mêmes, par vos travaux, la grandeur et la force.

Mais aussi ne croyez pas que tout commence avec vous et date de votre génération.

« Comprenez-moi bien, disait encore ERNEST LAVISSE aux écoliers de Nouvion-en-Thiérache, les choses que vous apprenez en quelques minutes, que vous récitez souvent sans y faire attention, il a fallu des siècles et des siècles pour les établir.

« Comprenez-moi bien : l'école doit au long travail d'ancêtres de tous les temps et de tous les pays les connaissances, les sentiments et les idées qu'elle vous enseigne sous la forme la plus simple. »

Votre individualité deviendra d'autant plus forte et plus féconde que vous la racinerez plus solidement dans le passé,

Aimez donc et respectez les traditions, tout en étant de fervents amoureux du progrès.

Respectez vos maîtres et ne salissez pas leur robe que vous ambitionnerez et serez un jour fiers de porter.

Respectez vos anciens dans la profession et pénétrez-vous de cette idée, votre stimulant et votre récompense, que tous les hommes, quelle que soit leur situation sociale, doivent toujours saluer bien bas, quand ils rencontrent un médecin vraiment digne de ce nom !

FIN

TABLE DES MATIÈRES

PARIS. — TYP. PLON-NOURRIT ET Cⁱᵉ, 8, RUE GARANCIÈRE. — 17719.

Imprimé en France
FROC031231010720
24394FR00011B/174

9 782329 422565